院前急救实用教程

刘家良　主编

徐　民　主审

山东大学出版社
SHANDONG UNIVERSITY PRESS

·济南·

图书在版编目(CIP)数据

院前急救实用教程/刘家良主编.—济南:山东
大学出版社,2022.10
ISBN 978-7-5607-7627-9

Ⅰ.①院⋯ Ⅱ.①刘⋯ Ⅲ.①急救－教材 Ⅳ.
①R459.7

中国版本图书馆 CIP 数据核字(2022)第 176764 号

责任编辑　蔡梦阳
封面设计　禾乙

出版发行	山东大学出版社
社　　址	山东省济南市山大南路 20 号
邮政编码	250100
发行热线	(0531)88363008
经　　销	新华书店
印　　刷	山东蓝海文化科技有限公司
规　　格	787 毫米×1092 毫米　1/16
	19 印张　388 千字
版　　次	2022 年 10 月第 1 版
印　　次	2022 年 10 月第 1 次印刷
定　　价	100.00 元

《院前急救实用教程》编审委员会

主　审　徐　民

副主审　成昌慧

主　编　刘家良

副主编　徐晓旸　鲁　涛　黄　珂　　任爱凤

编　委　（以姓氏笔画为序）

　　　　王　健　石　蕾　刘　颖　刘东兴　刘志刚　孙士县

　　　　李丕宝　沈建国　张　强　张　鹏　张颖颖　张新奇

　　　　周正勇　郑吉亮　赵文华　宫宁基　高　霞　高柏牲

　　　　郭　鹏　陶　远　桑锡光　菅向东　商德亚　董晓斌

　　　　韩　伟　蔡卫东

序

  院前急救作为急诊医疗服务体系和公共卫生保障体系的重要组成部分，在急危重症患者救治、突发公共事件紧急医疗救援、重大活动医疗保障等方面发挥着不可替代的作用。长期以来，济南市委、市政府高度重视院前急救事业的发展，在政策、资金、人才等方面给予了大力支持，使济南市院前急救网络体系不断完善，院前急救半径不断缩小，院前急救队伍不断壮大，急救服务能力不断增强，院前急救事业实现了从无到有、从小到大、从弱到强的华丽蜕变，也使济南市院前急救工作走在了全省乃至全国前列。面对繁重的日常急救和新冠病毒感染者转运双重任务，全市院前急救队伍做到了"召之即来、来之能战、战之能胜"，成为维护人民群众生命健康安全、保障经济社会和谐稳定发展的重要力量。

  为加快培养高素质的院前急救专业人才，建设一支作风过硬、技术精湛、稳定高效的院前急救队伍，打造具有济南特色的院前急救品牌，济南市急救中心审时度势，顺势而为，倾力组织数十位资深院前急救专家，全面总结自身院前急救工作经验，充分整合国内外先进的急救理念和技术，紧密结合院前急救工作实际和特点，编写完成了本培训教材。本书具有较强的针对性、创新性、理论性、实用性和可操作性，不仅为广大从事院前急救工作的医护人员提供了内容翔实的培训教程，也可为急救、急诊从业人员学习、考核、晋升提供了重要的参考。

  希望济南市急救中心充分发挥山东省院前急救培训基地的作用，以落实《济南市院前医疗急救条例》为抓手，聚焦健康济南建设目标任务，努力打造优势临床专科集群，不断强化院前急救医学支撑，切实肩负起维护泉城人民健康的院前急救重任，奋力推动全市院前急救事业高质量发展，为新时代社会主义现代化强省会建设筑牢健康屏障。

2022 年 6 月

目　录

第一篇

常见急危重症的院前诊断

第一章　非创伤性急危重症病情评估与转运

第一节　病情评估

一、概述

当患者突发急病时,急救医生赶赴现场后,需根据现场环境和患者具体情况,对患者目前病情进行快速、有效的评估,这对指导后续治疗具有重要意义。非创伤性急危重症病情评估的具体内容复杂,但必须突出"急"字。医生首先要判断患者是否存在威胁生命的疾病,并对威胁生命的疾病进行及时、准确、有效的干预和治疗。对于非创伤性急危重症病情评估的初步评估,可采用 ABC(A 代表气道,B 代表呼吸,C 代表循环)系统(或最新的 CABC)进行初步评估。ABC 系统是借鉴创伤性急危重症病情评估的初步评估,目前也可应用于非创伤性急危重症病情评估。其按照临床重要性和解剖区域特点有序进行评估,重复性好,可单人逐项完成,也可多人协作完成。在进行初级病情评估后,医生可行全面系统的病情评估。

二、评估内容

（一）初级评估

医生应对患者进行快速、系统的评估,以确定患者是否存在危及生命的情况。"一经发现,立即处理"是初级评估的原则。

1.意识

医生应首先确定患者意识状态,若经呼喊或拍肩后,患者无回应,可判断患者处于无意识状态,需优先紧急救治。意识清醒程度(AVPU)的判定如下:①A(awake):清醒。

②V（verbal-response）：有言语应答。③P（painful response）：疼痛刺激有反应。④U（unresponsive）：无反应。

2.气道

除灾难性的出血外，保护和开放气道优于其他的处理情况。保持呼吸道的通畅是维持呼吸运动的必要条件。因此，医生在急救现场如果发现患者呼吸困难，明确呼吸困难、呼吸停止的原因是非常重要的。其中，气道阻塞是导致呼吸困难最常见的原因。

气道阻塞的主要原因包括以下几个方面：①咽部：面部创伤、会厌等软组织肿胀，出现液体分泌物、血液、呕吐物，舌部肿胀、意识不清。②喉部：出现异物、水肿（如过敏反应、炎症、创伤、烧伤）、喉痉挛、喉外伤等。③声门下：出现异物、肿胀、细菌性气管炎。

气道评估步骤：①视诊：口腔内是否有异物、肿胀、出血或胃内容物，是否存在反常呼吸，辅助肌肉使用，胸骨上、肋间或锁骨上凹陷，气管摆动（吸气时气管向下运动）等情况。②听诊：是否存在打鼾声、气过水声、吸气相哮鸣音、没有呼吸音等情况。

3.呼吸

当完成气道开放后，在保持气道通畅的情况下，医生应检查患者呼吸是否存在或有无异常；维持开放气道位置，观察患者胸部有无起伏，感触患者气道是否存在无气体流出；评估患者是否有呼吸。

4.循环

医生对非创伤性急危重症患者评估完呼吸功能后，必须立刻评估循环功能；发现患者出现呼吸停止、大动脉搏动消失等情况，应立刻进行心肺复苏。

（二）次级评估

当初级评估结束，危及患者生命的病情稳定后，医生可行次级评估。次级评估是较系统地、全面地检查并评估患者的本次发病情况。次级评估可按照询问病史、症状，进行体格检查的顺序进行。

1.询问病史

当患者意识清晰、表达清晰时，医生可向患者询问具体情况；当患者意识不清时，可由现场相关人员叙述。询问病史时，首先要确定患者是因为自身疾病还是突发意外导致本次发病情况。询问病史主要包括患者的现病史和既往史。

（1）现病史：尽量详细叙述患者本次发病的具体情况。以腹部疼痛为例，医生需询问疼痛的具体部位，当患者叙述不清具体位置时，可用手粗略指示疼痛部位；询问疼痛的性质（间断性还是持续性，隐痛、钝痛还是锐痛）；询问有无诱发因素（暴饮暴食、饮食不洁食物、天气寒冷刺激、剧烈运动等）；询问什么方式会减轻（或加重）疼痛，是否受运动或呼吸的影响；询问伤员目前服药情况。另外，患者可能还会描述其他症状，如恶心、眩晕、发热、寒战或口渴。

（2）既往史：明确患者既往或现在患有什么疾病，以便能准确判断病情。

（3）从伤病者身上寻找得到的病史资料，如药品、复诊本或病历资料等；或患者可能随身携带药物，如治疗癫痫的苯妥英、治疗心绞痛的硝酸甘油喷雾剂，喷雾吸入器提示患者可能有哮喘，胰岛素笔说明患者有糖尿病。

2.体征

医生在询问病史的同时，可通过观察和接触患者发现其症状和表象，如肿胀、出血、变色、异味；通过视觉可发现患者的肢体的变形、肿胀、嘴唇发绀、外出血、皮肤上的针孔、皮下淤血、不正常的胸部起伏、痛苦的表情、出汗、肌肉痉挛等；通过听觉可发现患者的呻吟、骨折的摩擦声、不正常的呼吸等；通过嗅觉可发现酒精气味、丙酮气味、尿失禁等。这些发现对正确评估病情将起到很大的作用。

三、病情分类

如果发生集体性非创伤性急危重症病情，急救医生到达现场后，可对患者进行检伤分类。一般情况下，可将患者分为四级，以便按照优先等级分类处理转运。

（1）第一优先（红色，T1）：生命垂危，需要立即治疗，而且有望救活的患者，如呼吸心搏骤停、气道梗阻、休克、昏迷、颈椎受伤、导致远端脉搏消失的骨折、股骨骨折、严重胸腹腔创伤、腹部或盆骨压伤等。

（2）第二优先（黄色，T2）：生命没有立即的危险，需要紧急但不是立即处理的患者，如严重头部创伤但清醒、多发骨折、除颈椎以外的椎骨受伤、需用止血带止血的血管损伤、开放性骨折等。

（3）第三优先（绿色，T3）：需要或仅需要简单处理的患者，如不造成休克的软组织创伤，烧伤面积小于20％、低于Ⅱ度及并不涉及生殖器官的烧伤者，不造成远侧脉搏消失的肌肉和骨骼损伤，轻微流血等。

（4）第四优先（黑色，T4）：患者伤情超过目前的救治能力，当时当地无法救治或者复杂手术迫使医生不得不在这个患者和其他患者之间做出取舍。

第二节　救助措施

一、救助原则

救助原则是使患者迅速脱离危险环境，避免接触致病源或过敏原，维持生命体征稳定，积极对症治疗，寻找病因，达到平稳安全转运、积极防治并发症的目标。

二、具体措施

(1)确认施救现场安全,防止继发意外发生。

(2)根据 ABC 系统快速评估患者病情,如出现患者无反应且无呼吸及大动脉搏动消失的情况,应立即进行心肺复苏术。

(3)心肺复苏过程中及时评估患者的自主呼吸和心跳,如患者自主呼吸和心跳恢复,应及早进行高级生命支持;如患者自主呼吸和心跳尚未恢复,继续进行心肺复苏。

(4)及早建立静脉通道:静脉通道对休克的患者十分重要,一方面可以补充液体,维持有效循环血容量,另一方面可通过静脉通道注射有效的药物。

(5)心电监护:对于心搏骤停的患者十分必要,可根据心电监测结果分析患者心搏骤停的原因。

(6)人工气道的建立:当患者无自主呼吸或呼吸功能受抑制时,人工气道的建立可给患者提供足够的氧气供应。

(7)药物治疗:根据患者的具体情况选择合适的药物进行治疗,如糖尿病酸中毒患者,需合理应用胰岛素降低血糖;如休克患者,需合理应用血管活性药物;如消化道出血的患者,需合理应用止血药物;如中毒患者,需及时应用特异性解毒药物。

第三节　安全转运方法

一、概述

急救医生经过初步现场救援后,充分利用有限的院前医疗资源,将患者安全、快速地转运至更高级别的医疗机构,进行专业、专科医疗救治的过程称为安全转运。安全转运是衔接院前急救和专业医疗救治环境的重要环节。安全转运不是简单地从一个医疗机构转运至另一个医疗机构,而是在转诊方、接收方、院前急救人员有效地沟通和协调下,院前急救人员利用必要的医疗设备和运输工具,实现早期控制、延缓病情,及早地将患者转运至更高级别的医疗机构救治。其中,转运风险不应高于转运给患者带来的获益是转运的一个重要原则。

二、转运分类

一般情况下,转运可分为一级转运和二级转运。一级转运是指从呼救现场转运至医疗机构,二级转运是指从一个医疗机构转运至另一个医疗机构。

一级转运具有患者临床资料少、病情危重、病情发展迅速、需迅速转运至医疗机构的特点。一级转运的患者多位于家庭、户外以及工作场所，急救医生到达现场后，通过询问患者的病史、体格检查，简单评估病情，并迅速采取救治措施。一级转运需对患者采取最简化的急救方式，目的是将患者安全、迅速转运至医疗设备和资源充足的医疗机构进行救治。

二级转运具有患者临床资料相对较全面、病情更复杂、需要高级急救治疗与干预的特点。二级转运的患者已经在医疗机构就诊，患者的资料可从转诊医疗机构获取，因此患者的临床资料相对比较全面。但是，因医疗机构的设备或资源相对较低，患者病情持续恶化，或者医疗机构现有条件下不能明确诊断，导致病情不能控制，患者不得不转运至更高级别的医疗机构进行更高级别的救治。

三、转运方式

转运方式通常包括陆路（救护车）转运、空中转运和海运。转运的方式可根据交通状况、气候条件、转运的距离以及病情的急缓进行选择。

1.陆路（救护车）转运

陆路（救护车）转运因其具有快速、便捷以及受气候因素影响小的特点，是目前最主要的转运方式之一。目前救护车可配备担架、氧气、心电监护和除颤仪等急救医疗设备及急救药物，若患者在转运过程中出现病情变化，必要情况下可停止转运就地抢救，所以成为目前理想的转运工具。但是，陆路（救护车）转运也有一定的不足和局限：首先，不能进行中长距离的转运，以及可能会导致部分患者前庭功能障碍，引起恶心、呕吐等不适症状。其次，转运过程中的加速和颠簸，对血流动力学不稳定的患者具有不利因素，同时对心电监护仪器和其他设备具有一定的干扰。最后，转运过程中的噪声，可能会影响设备报警声音的辨别。

2.空中转运

空中转运具有速度快、效率高、舒适性高，以及不受道路和地形影响的特点。在某些特定条件（地形复杂和时间迫切）下，空中转运是唯一的选择。空中转运可进行中长距离的转运，并且速度快以及专业医疗资源配备充足，是其他转运工具无法实现的转运方式。但是，其转运费用非常高，使其无法广泛应用。另外，随着海拔的升高，空气中氧含量降低，对于心肺功能不全的患者会产生不利影响。

3.海运

海运因运送速度慢、舒适性差，目前在院前急救转运中的应用较少。

转运方式的选择需寻求患者的潜在利益与安全性、资源最优化利用之间的平衡。转运患者之前需考虑多种因素，综合评价之后，选择最佳的转运工具。其中，外部条件（转运的距离、现场道路地形、运送平台）、患者病情需要（诊断、紧急性、特殊需求）、医疗资源（技术人员配置）是选择转运方式必须考虑的因素。

第四节 途中监护

一、概述

非创伤性急危重症病情发展迅速,患者在转运途中随时都可能会出现病情的恶化,甚至危及生命。因此,如何安全、有效、快捷地将患者转运至医疗机构就诊,让急危重症患者及时得到专业的医疗救治是非常重要的。为了保证患者安全、快速地到达医疗机构,医生在转运途中对患者的病情进行监护是保证患者顺利到达医疗机构接受救治的必要条件。目前情况下,非创伤性急危重症主要包括心脏疾病、脑血管意外、呼吸系统急症、消化系统急症、内分泌系统急症以及毒物中毒。这些疾病多表现为意识丧失、心脏骤停、低通气低氧、低血容量、消化道穿孔或出血等。因突发疾病复杂多样,转运过程中需监护的内容同样较为复杂。但是,患者的瞳孔、意识、体温、血压(BP)、呼吸(含气道监护、血氧监护)、心率、脉搏(P)是转运过程中基本监护的内容。

二、监护内容

(一)瞳孔

医生应注意监护患者的瞳孔形状、大小、对光反射以及是否对称。患者双侧瞳孔散大提示颅内高压、濒死状态,瞳孔对光反射消失提示患者病情危重、深昏迷状态,单侧瞳孔缩小提示脑疝。在转运过程中,瞳孔的检查是患者监护的一项基本内容,可根据瞳孔的变化,及时采取必要的救治措施。

(二)意识

意识是指人对客观事物的感知、辨别、认识和反应的能力。当这种能力出现异常时,可称为意识障碍。意识障碍可分为嗜睡、昏睡、朦胧状态、意识模糊、昏迷以及一些特殊的意识障碍(瞻望、醒状昏迷)。昏迷患者对刺激无意识反应,疼痛或言语刺激均不能唤醒,此时患者大脑功能处于极度抑制的状态,提示患者病情危重,在转运过程中,随时会出现死亡的可能。转运过程中意识状态的变化预示着疾病的转归,即意识由昏迷转为清醒,提示救治方法有效,患者病情好转;意识由清醒转为昏迷,提示患者病情危重,并迅速恶化。

(三)体温

体温异常主要包括发热和低体温。由于各种病理因素状态下,导致机体的体温调节中枢功能障碍,不能维持产热和散热平衡,最终导致体温的异常情况。

1.发热

发热一般分为体温上升期、高热期和体温下降期。体温上升期多伴有肌肉酸痛、畏寒、寒战,可有体温骤升或缓升型两种表现形式。高热期多表现为皮肤潮红、呼吸加快,可持续数小时、数天、数周。体温下降期多伴有出汗、皮肤潮湿,可有骤降或渐降型两种表现形式。在转运过程中,须随时监护患者的体温,当患者出现体温过高(如 40 ℃)、高热伴休克、儿童高热时,必须采取紧急降温处理,避免因体温过高导致严重的并发症。

2.低体温

患者体温低于 35 ℃时,往往会出现心肌收缩力降低、心动过缓、低血压、意识障碍等临床表现,严重者甚至出现心脏骤停。因此,在转运过程中医生要密切观察患者的体温变化,尤其对血流动力学不稳定的患者,应及时进行保温处理。

(四)血压

血压是评价循环功能和有效循环血容量的重要指标。血压异常现象主要包括低血压和高血压。

1.低血压

各种致病原因引起心排出量(CO)不足或有效循环血容量降低,均可导致血压下降,伴有面色苍白、尿量减少等临床表现。其中,在非创伤性急危重症患者中,低血压致病原因主要为腹腔出血(动脉瘤、消化系统溃疡出血、静脉曲张出血)、脓毒症、心源性(心肌坏死)、过敏性(药物、食物过敏)。在转运过程中,如果患者血压持续下降,预示患者病情尚未控制。在治疗原发病的基础上,医生需合理应用晶体液和胶体液(心源性低血压慎重),维持患者组织器官的正常灌注,避免病情进一步加重。

2.高血压

高血压危象是在某些诱因的作用下,血压在短时间内急剧升高,伴或不伴有靶器官的损害。危象发生时,依据靶器官损失的不同,患者可出现头痛、出汗、心衰、肺水肿、尿量改变、眼底出血等临床表现。在转运过程中,医生应密切监测患者的血压状态,尤其是既往有高血压病史的患者,非创伤性急危重症患者处于应急状态,更容易发生高血压危象。一旦出现高血压危象,医生需立即合理应用降压药物。

(五)呼吸及气道

在院前急救中保证开放和保护气道是优先于其他处理的。同样,在转运过程中,监护气道的通畅是维持正常呼吸、保证组织器官氧气供应的必要条件。

呼吸功能异常主要包括频率、深度、节律的改变。呼吸频率改变表现为呼吸频率增快(心肺疾病、贫血、发热)和呼吸频率减慢(镇静类药物中毒),呼吸深度异常表现为呼吸深大(酸中毒)和呼吸浅快(癔症、肺炎、胸腔积液),呼吸节律改变表现为潮式呼吸(中枢神经系统疾病、中毒、临终患者)和间停呼吸(中枢神经系统病变)。除通过外部感官检查患者异常呼吸外,血氧检测也是反映急危重症患者呼吸功能的客观指标。监护患者的呼吸异常特征,不仅可以通过患者的呼吸特征为诊断患者的疾病提供一定的线索,还可及时发现并纠正低氧状态,保证患者的基本呼吸功能,维持组织器官正常氧气供应。

(六)心电监护

心电监护可以连续监测和记录患者的心电活动信息,在突发晕厥或有基础心脏疾病患者中尤其重要。心电监护可以观察患者是否存在心律失常现象、观察心律失常类型、观察 ST 段改变的形态以及程度。在转运过程中,医生对患者进行心电监护监,一方面可以观察病情变化,迅速处理危及生命的心律失常;另一方面可以记录患者发病时的心电活动,为后续的诊疗提供帮助。

第二章　创伤性急危重症病情评估与转运

创伤是当今人类死亡的重要原因之一,在全人类死亡原因中排第四位,在 45 岁以下青壮年人群中,创伤更是居于死亡原因的首位。导致创伤死亡的主要原因包括伤后早期严重出血、创伤性脑损伤,以及后期的脓毒症、多器官功能衰竭等。因此,如何进行创伤性急危重症病情评估与转运,是保证危重创伤患者安全到达医院、减少伤残率、提高抢救成功率的重要环节。

第一节　病情评估与评分方法

一、概述

院前急救是急诊医学的一部分。院前创伤急救是指对创伤患者在到达医院前所实施的紧急救护,包括现场紧急处理和监护转运过程,是创伤救治的第一环节,也是至关重要的环节。院前创伤急救的目的是在重症创伤患者的发病初期就给予及时有效的现场抢救,维持患者的生命,避免二次损伤,减轻痛苦并快速、安全、有效地转运到相应机构进一步地救治,减少创伤性急危重症的病死率和致残率。

创伤是指机体受到外界某些物理性(如高热、电击等)、化学性(如强酸、强碱、农药等)或生物性(如虫、蛇、犬等动物咬伤)致伤因素作用后引起的组织结构与功能的破坏,以及同时或相继出现的一系列功能障碍和精神障碍。狭义的创伤是指机械力能量传给人体后所造成的机体结构完整性的破坏和(或)功能障碍。

创伤分类是为了尽快地对患者进行正确的诊断,以便使患者得到及时、有效的救治,提高救治工作的有效性和时效性,同时也有利于日后的资料分析。根据不同的标准,创伤可以有多种分类方法。按致伤因素分类可分为刺伤、挫伤、烧伤、冻伤、挤压伤、坠跌伤、火器伤、冲击伤、化学伤、放射损伤及多种因素所致的复合伤;按伤后皮肤完整性分为开放性创伤和闭合性创伤；按致伤部位分为颅脑伤、颌面伤、颈部、胸(背)部伤、腹(腰)部伤、骨盆伤、脊柱脊髓伤、四肢伤和多发伤；按伤情分类分为轻伤(无生命危险、无需现场特殊处理)、重伤(暂无生命危险、生命体征平稳、需严密观察、力争伤后 12 小时内处理)、危重伤(有生命危险、需要紧急救命手术或治疗，生命体征表现：呼吸＜10 次/分或＞35 次/分，毛细血管充盈时间＞2 s，脉搏＞50 次/分或≥120 次/分，意识障碍严重)。常见的致命创伤包括车祸、高空坠落伤等。严重创伤是指危及生命或造成肢体残疾的创伤，或简明创伤分级≥3，或多发损伤严重程度评分≥16 分的创伤。根据德尔福研究的最新结果，严重创伤被定义为：严重损伤或高能量损伤或那些因年龄因素而变得易于受到伤害的低能量损伤，这是对原来低能损伤部分因为年龄因素引起严重创伤漏诊患者的修正。根据损伤严重度评分(injury severity score，ISS)法，将人体划分为头颈部、面部、胸部(含胸椎)、腹部或盆腔内容(含腰椎)、四肢或骨盆、体表六个区域。ISS 的评分根据是简化损伤评分(abbreviated injury scale，AIS)，此标准作为分类规范化系统，能从 1(轻度)到 6(几乎致死)分类损伤严重程度，每一处损伤有一个 AIS 分数且分到上述六大区域之一。

多处伤是指同一脏器或解剖部位有两处以上的损伤，多发伤是指同一致伤因素，使人体同时或相继有两个或两个以上解剖部位或脏器受到严重创伤，其中之一是致命的严重创伤或合并休克。多发伤具有损伤机制复杂，伤情重、变化快，生理紊乱严重，诊断困难、易漏诊误诊，处理顺序及原则矛盾，并发症多等特点。在三个损伤最严重的 ISS 区域中各选出一个最高的 AIS 分值，其平方和即为 ISS 评分。联合伤是指同一致伤因素所引起的两个相邻部位的连续性损伤，如胸腹联合伤、颅颈联合伤等。复合伤(combined injury)属于危重伤，指两种以上致伤因素同时或相继作用于人体所造成的复合损伤，往往伤因复杂、伤情严重、救治难度极大，相当一部分患者因在现场来不及抢救或急救条件有限而丧失生命。因此，加强医生对复合伤患者早期救治极为重要。

在致伤因素的作用下，机体迅速产生各种局部和全身性防御性反应，目的是维持机体自身内环境的稳定。局部反应和全身反应往往同时存在，但不同的损伤，机体的反应也不相同。局部反应是由于创伤直接造成的组织结构破坏、细胞变性坏死、微循环障碍、病原微生物入侵、异物存留及功能障碍，主要表现为局部炎症反应、细胞增生和组织修复。全身性反应则是致伤因素作用于人体后引起的一系列神经内分泌活动增强并由此而引发的各种功能和代谢改变的过程，表现为综合性的复杂过程，不仅包括体温变化、神经内分泌系统和物质能量代谢，还涉及凝血系统、免疫系统、重要的生命器官和一些炎症介质及细胞因子等。

二、临床表现及伤情评估

严重创伤患者除损伤相应临床表现外常伴有大出血、休克和严重的生理功能紊乱，如果得不到及时救治可危及生命。伤后数分钟内为第一死亡高峰期，约占死亡人数的

50％，死因主要是严重的脑或者脑干损伤、大出血等；在伤后 6～8 小时内为第二死亡高峰，约占死亡人数的 30％，死因多为颅内血肿、血气胸、肝脾破裂、骨盆骨折伴大出血等；在伤后数天至数周内为第三死亡高峰，约占死亡人数的 20％，主要死因为严重感染和多器官功能不全。伤后一小时是决定严重多发性创伤患者生死的关键时间，因此也被称为"黄金一小时"。在院前救治过程中应注意以下相关问题：

（一）外伤史

详细的受伤史对了解患者损伤机制和估计病情发展有重要价值，包括伤前情况、受伤当时的情况（如致伤原因、受伤时间地点以及受伤时体位等）和伤后病情演变过程等。

（二）症状、体征

机体在创伤后可表现出整体效应、脏器组织效应、细胞效应或分子水平效应上，也可表现在重要的病理过程中。不同的伤病阶段和不同的脏器损伤上，其复合效应的表现可不尽一致。如胸部损伤会出现胸廓畸形、胸痛、胸闷憋喘、呼吸困难等症状，胸廓挤压征呈阳性，听诊可闻及啰音甚至呼吸音消失等；腹部创伤会出现呕吐、腹痛、腹胀等症状，腹肌紧张、压痛反跳痛，移动浊音阳性，听诊肠鸣音减弱或消失等；神经系统损伤会出现瞳孔及意识改变、感觉异常、肢体功能障碍等情况。

（三）伤情评估

目前创伤性急危重症的救治除了要加强对原发性创伤的救治外，更需要监测继发性损害的发生，最大限度地减轻重要器官的"二次损害"，防治各种并发症。因此，对创伤性急危重症患者的病情评估越来越受到重视。现场评估是指在创伤现场接触患者之前进行的现场观察和采取的行动，主要是确定事件性质和致伤原因、确定环境安全，这是国际创伤生命支持中初步评估的第一步。国际创伤生命支持初步评估是指用简单的检查方法快速找出危及生命的情况，由现场评估、初始检查，以及快速创伤检查和局部检查两者中的一种组成。初级评估遵循 ABCDE 模式（A 为气道、B 为呼吸、C 为循环、D 为神经功能状态、E 为暴露），院前急救人员必须充分去除患者的衣服，以评估身体关键部位是否有明显和隐匿的损伤，患者转运途中每 10 分钟进行一次全身评估，如其意识状态或病情出现变化应随时再次评估。初步评估和稳定患者之后，院前急救人员应对患者整个身体进行一次快速但彻底的检查，称为二次评估，其目的是发现和酌情处理初次评估期间遗漏的任何损伤。

三、创伤评分

创伤评分是将患者的生理指标、解剖指标、诊断名称等作为参数进行量化和权重处理,再经数学模型得出分值,从而表达出患者伤情严重程度的方案。创伤评分利于创伤流行病学研究,是对创伤严重程度、结局与救治质量进行评估,以及指导创伤患者分类救治的客观手段之一。选用的指标包括伤后的生理变化、解剖部位的损伤严重度及将两者相结合的综合参数。目前创伤评分已达数十种,按其适用范围和目的可分为院前评分和院内评分两大类。前者指从受伤现场到医院确诊前这段时间内,医务人员对患者进行伤情定量判断的方法,主要用于现场急救和拣送,保证紧急救治急危重患者,其具有简便易行、适合急救、有一定的敏感性和不够准确的特点。后者指患者到达医院后,医务人员根据损伤类型和严重程度对其伤情进行评定估计的方法,用于急诊科和ICU病房患者的评分,可指导治疗、估计患者的预后和评估救治质量。尽管目前越来越多的院前创伤评分方法已被各种计算机软件所融合,直观、简单的操作代替了抽象、复杂的测量和计算,使得院前创伤评分方法的研究和应用有了巨大进步,但仍存在很多不足,相信它们会随着医学的不断发展而逐渐完善。

创伤院前评分包括创伤指数(trauma index,TI)、创伤评分(trauma score,TS)、修正创伤评分法(revised trauma score,RTS)、CRAMS评分法(circulation,respiration,abdomen,motor and speech scale,CRAMS scale)、院前分类指数(prehospital Index,PHI)、病伤严重度指数(illness injury severity index,IISI)、类选对照表(triage check list,TC)、类选指数(triage index)、类选评分法(triage score)、现场类选标准(field triage criteria)、医院前类选示意图(prehospital triage decision scheme),以及脉搏、呼吸、运动反应(PRM)和呼吸、收缩压(SBP)和运动反应(PSM)等。院内评分有简明损伤定级(abbreviated injury scale,AIS)、损伤严重度评分(injury severity score,ISS)、新损伤严重度评分(new injury severity score,NISS)、解剖要点法(anatomic profile,AP)、最高AIS值评分(maximal AIS,Max AIS)、基于国际疾病分类编码的损伤严重度评分(international disease classification codes based injury severity score,ICISS)、创伤及损伤严重程度评分法(trauma and injury severity score,TRISS)、创伤严重特征评估法(a severity characterization of trauma,ASCOT)和急性生理学与慢性健康状况(acute physiology and chronic health evaluation,APACHE)等。生理评分法包括TS、RTS、CRAMS评分、PHI、TI等,解剖评分法包括ISS、Max AIS、NISS、ICISS、APS等,综合参数评分法包括TRISS、ASCOT及APACHE等。一般来说,院前评分力求直观、省时、简单,以生理评分为主或结合简单的解剖指标,院内评分则多以解剖评分和综合参数评分为主。

(一)创伤指数(trauma index,TI)

TI由柯克帕特里克(Kirkpatrick)等于1971年提出,采用损伤部位、类型、循环、呼吸和意识状态五方面对患者评分,每项指标为4级记分(1、3、5、6分),积分相加为TI(见表2-1),总分越高伤情越重,其可能是创伤评分方法中对急危重患者的识别性能最好,赋予颅脑损伤的相关指标分值最高。TI≤9 分为轻或中度伤,10≤TI≤16 分为重度伤,TI≥17 分为严重创伤(约有 50% 的死亡率),TI>21 分时病死率剧增,TI>29 分时 80% 创伤的患者于 1 周内死亡。按照 TI 的分类标准,现场急救人员可将 TI>10 分的患者送往创伤中心或大型医院。TI 应用方便,但不十分精确,适宜现场检伤分类;同时引入了创伤部位及创伤类型两类指标作为评分依据,强调了解剖学指标对受伤严重程度的影响,增加了评分结果的稳定性,在识别急危重症患者方面,TI 具有较好的灵敏度和特异度。

表 2-1　创伤指数

指数	1 分	3 分	5 分	6 分
部位	四肢	躯干背部	胸腹部	头颈部
创伤类型	撕裂伤	刺伤	钝挫伤	弹道伤
循环	正常	BP<13.6 kPa,P>100 次/分	BP<10.6 kPa,P>140 次/分	BP、脉搏测不到
意识	倦怠	嗜睡	浅昏迷	深昏迷
呼吸	胸痛	呼吸困难	发绀	无呼吸

(二)院前指数(prehospital index,PHI)

PHI 以收缩压、脉搏、呼吸和神志状态四项生理指标作为评分参数,每项又分别记分为 0~5 分,四个参数得分之和为 PHI,胸或腹部有穿通伤再加 4 分;分数越高代表伤情越重,0~3 分为轻伤,4~20 分为重伤(见表 2-2)。Koehler 等研究分析发现,PHI 为 0~3 分的患者死亡率为 0%,需手术干预比率为 2%;PHI 为 4~20 分的患者死亡率为 16.4%,需手术干预比率为 49.1%。PHI 只适用于 15 岁以上的创伤患者,尤其适用于突发大批患者的合理处置,主要作用为评定创伤严重程度、提醒急救人员对严重创伤及早实施急救复苏和转送途中的监护治疗,分流处理创伤患者有助于患者运送优先权的确定和选择适当的确定性治疗单位,以及判断创伤患者的预后。此外,PHI 通过急救系统无线电通信为院内创伤救治提供有用信息,使院内事先做好救治准备,以利提高院内创伤救治成功率。在应用 PHI 对创伤患者评定过程中,应注意下列因素对院前指数的影响:①创伤后至完成 PHI 评定的时间对 PHI 的影响;②年龄对 PHI 可靠性的影响;③某些较重创伤可得出较低的 PHI 分值。

表 2-2　PHI 评分

收缩压		脉搏		呼吸		意识	
mmHg	计分	次/分	计分	程度	计分	程度	计分
>100	0	51~119	0	正常	0	正常	0

续表

收缩压		脉搏		呼吸		意识	
86～100	1	≥120	3	费力或浅	3	模糊或烦躁	3
75～85	2	≤50	5	<10次/分或需插管	5	言语不能理解	5
0～74	3						

（三）创伤评分（trauma score，TS）

TS 由钱皮恩（Champion）等于 1981 年提出，选择循环（SBP 和毛细血管再充盈）、呼吸（频率和幅度）、意识（GCS）等生理指标作为参数，每项记 0～5 分，分值相加为 TS（见表2-3）。生理学指标可变性较强，且与时间关系较密切，容易造成对急危重患者（如颅脑损伤、脊柱损伤等）的漏诊。TS 有效值为 1～16 分，分值愈低表示伤情愈重，1～3 分生理紊乱显著，死亡率＞96%；4～13 分生理紊乱，失治易死、治则活，抢救价值很高；14～16 分生理紊乱小，存活率为 96%。TS 的患者检伤分类标准为＜12 分，其准确率可达 98%。

表 2-3 TS 评分

呼吸		呼吸幅度		收缩压		毛细血管充盈		GCS 总分	
次/分	计分	等级	计分	mmHg	计分	等级	计分	分	计分
10～24	4	正常	1	＞90	4	正常	2	14～15	5
25～35	3	浅或困难	0	70～90	3	迟缓	1	11～13	4
＞35	2			50～69	2	无	0	8～10	3
＜10	1			＜50	1			5～7	2
0	0			5	0			3～4	1

（四）修正的创伤记分（revised trauma score，RTS）

1989 年，Champion 改进并简化检测指标，增加格拉斯哥昏迷评分的权重，特别针对头伤患者，取消了呼吸幅度及毛细血管充盈度的观察，仅保留了三个变量用于指导院前创伤患者分类，创立了 RTS。RTS 评分愈低代表伤情愈重。RTS＞11 为轻伤，RTS＜11 为重伤，当 RTS＜12 时即需要送往创伤中心。与 TS 比较，RTS 作为生理性评分系统，更为简单、直观、便捷，能快速判断患者的伤情，可提高伤势的正确判出率。

（五）CRAMS 评分

科密肯（Cormican）等 1980 年提出的一种用于创伤患者现场分类的方法，依据 C（循环）、R（呼吸）、A（腹部）、M（运动）、S（语言）五个参数，结合外伤及生理指标为患者提供早期的合理评估判断。其评分为 C＋R＋A＋M＋S,总分共 10 分,分值愈高表示伤情愈轻(见表 2-4)。CRAMS 评分＞7 分,死亡率为 0.15%,7～8 分为重伤,9～10 分为轻伤;CRAMS 评分＜7 分,死亡率为 62%,CRAMS 评分≤6 分为极重伤,CRAMS 评分≤8 为患者检伤分类标准。CRAMS 评分法能在询问病史和体格检查的简短过程中得出伤情评分,准确评估伤情严重程度,但其获取的生理指标会随着病情的变化而变化,同时也受精神因素和基础血压的影响;此外,CRAMS 评分法所需的评分资料在急诊科难以第一时间获得,评分也存在很大的主观性。

表 2-4　CRAMS 评分

指标	分值		
	2	1	0
循环(C)	毛细血管充盈正常 SBP＞100 mmHg	毛细血管充盈迟缓 SBP:85～99 mmHg	无毛细血管充盈 SBP＜85 mmHg
呼吸(R)	正常	费力,浅或＞35 次/分	无自主呼吸
胸腹(A)	无压痛	有压痛	连枷胸、板状腹或穿透伤
运动(M)	正常	只对疼痛刺激有反应	无反应
语言(S)	正常	言语错乱,语无伦次	说话听不懂或不能发音

(六)类选对照表(triage check list,TC)

TC 包括以下七项内容:①收缩压(SBP)＜90 mmHg,脉搏＞120 次/分,R＞30 次/分或＜12 次/分;②头、颈、胸、腹或腹股沟穿透伤;③意识丧失或不清;④连枷胸;⑤腕或踝以上创伤性断肢;⑥两处或两处以上长骨骨折;⑦3 米以上高空坠落伤。该法可迅速判别出重伤患者,凡符合以上一项或几项情况的患者应立即送创伤中心或大医院。鉴于某些创伤重伤患者短时间内症状表现不明显,建议用此法初选,把症状明显的危重患者选出来,然后用其他计分法对余下的患者再进行分类。单一使用任何一种创伤评分对急危重症患者进行评估,均不具备高灵敏度及特异度,容易造成分诊过度。

(七)格拉斯哥昏迷评分(Glasgow coma scale,GCS)

GCS 是由格拉斯哥大学的两位神经外科教授提出的,从睁眼反应、语言反应和肢体运动三个方面进行评估,三个方面分数相加总和即为昏迷指数,是医学上评估患者昏迷程度的指标(见表 2-5)。昏迷程度越重者 GCS 评分越低,正常人 GCS 评分为 15 分(满分),轻度意识障碍为 13～14 分,中度意识障碍(浅昏迷)为 9～12 分,重度意识障碍(昏迷)为 3～8 分,3 分多提示脑死亡或预后极差。

表 2-5　GCS 评分

睁眼反应		语言反应		肢体运动	
自主睁眼	4 分	正常交谈	5 分	按吩咐动作	6 分
语言吩咐睁眼	3 分	言语错乱	4 分	对疼痛刺激定位反应	5 分
疼痛刺激睁眼	2 分	只能说出单词	3 分	对疼痛刺激屈曲反应	4 分
无睁眼	1 分	只能发音	2 分	异常屈曲(去皮层状态)	3 分
		无发音	1 分	异常伸直(去脑状态)	2 分
				无反应	1 分

(八)快速急救医学评分(rapid emergency medicine score,REMS)

REMS 根据创伤患者的 GCS 评分、呼吸频率、氧饱和度、平均动脉压、心率和年龄六个指标计算相应的分值,总分 26 分(见表 2-6)。REMS 评分在急诊科应用较为广泛,是急诊快速判断患者预后的一种较为理想的评分系统,其与急诊抢救室急危重症患者的 48 小时病死率密切相关,尤其适用于创伤非手术患者,当 REMS 评分≥19 分时,患者病死率高达 73.68%。

表 2-6　EMS 评分

	0 分	1 分	2 分	3 分	4 分	5 分	6 分
年龄/y	<45		45～54	55～64		65～74	>74
平均动脉压/mmHg	70～109		110～129 或 56～69		>159 或≤49		
心率/(次/分)			110～139 或 55～69	140～179 或 40～54	>179 或≤39		
呼吸/(次/分)	12～24	25～34 或 10～11	6～9	35～49	>49 或≤5		
氧饱和度/%	>89	86～89		75～85	<75		
GCS 评分	14～15	11～13	8～10	5～7	3～4		

(九)急诊创伤评分(emergency trauma score,EMTRAS)

EMTRAS 采用年龄、GCS 评分、碱剩余和凝血酶原时间四个变量进行计算,相加得出 EMTRAS 评分,总分为 12 分(见表 2-7)。其评分法所需的信息在患者到达急诊科后 30 分钟内采集,是一种简单易行且准确率高的伤情评估方法,分值越低病死率越小,在创伤早期预测患者病死率上更优于其他常用的创伤评分方法。

表 2-7 EMTRAS 评分

项目	0 分	1 分	2 分	3 分
年龄/y	<40	41～60	61～75	>75
GCS 评分	13～15	10～12	6～9	3～5
剩余碱/(mmol/L)	>-1	-1 至-5	-5.1 至-10	<-10
凝血酶原时间/%	>80	50～80	20～49	<-20

四、院前可进行辅助检查

对严重多发性创伤患者最初几分钟的急救常常关系到患者的预后,应该十分重视现场和转运途中的急救,而高效、快速的院前辅助检查对于评估创伤患者病情和及时救治具有十分重要的作用。

（一）基本生命体征检查

体温和呼吸是重症患者最基本的监测指标。在创伤情况下,患者的体温和呼吸最易受影响,体温和呼吸的改变都提示机体可能存在异常情况。一般使用电子温度计测量体温,其具有精确、灵敏、数字显示以及可远距离测量的优点。同时,注意关注患者呼吸的节律和频率。心率监测的方法有触脉搏、心电图、心脏听诊等。创伤性急危重症患者及时使用生命体征监护仪监护,能够呈现患者的心电波型、心率、心律和血压的变化,为临床救治提供客观的信息资料。

（二）血气及酸碱平衡指标的监测

正常生理状态下体液 pH 值为 7.35～7.45,在创伤等病理条件下可能发生酸碱代谢和内环境紊乱。血气分析主要适用于低氧血症和呼吸衰竭的诊断、酸碱平衡紊乱的诊断、呼吸困难的鉴别诊断、昏迷的鉴别诊断和呼吸机的管理等。血气分析仪可直接测定的有动脉氧分压（PaO_2）、动脉二氧化碳分压（$PaCO_2$）、pH 值、电解质和血红蛋白等。在院前急救期间,医生给予血气分析检查可以及时了解患者内环境和贫血状况,为救治方向和时间提供重要保障。

（三）超声检测

创伤超声重点评估法（focused assessment with sonography in trauma,FAST）,是建

立在超声对腹腔内游离液体高度敏感性这一特点基础上的超声诊断方法,最早由罗畸(Rozychi)等提出并在 1996 年的一次国际会议中得到广泛认可,用于快速评估创伤患者体内脏器出血情况的床旁超声检查方法,并已逐步扩展应用到腹主动脉瘤、胆囊结石、急性阑尾炎等急腹症中,被誉为"可视的听诊器"。除较严重的开放性胸腹腔创伤外,其操作无其他禁忌证。该技术作为腹部创伤早期评估及诊断的首选方法,已经整合到美国外科医生学会创伤高级生命支持的培训课程中。FAST 的重点是探查腹腔、胸腔和心包腔有无积血,准确率近 80%。超声检查的影像质量依赖于操作者的技巧和经验,因皮下脂肪厚或是皮下气肿其观察可能受限,腹部空腔脏器损伤造成的游离气体也影响观察。完成 FAST 后,可以结合患者的临床具体情况,进行进一步的决策。2004 年,柯克帕特里克(Kirkpatrick)等人扩展了超声在创伤中的评估,E-FAST 通过增加检查双侧前胸、左右侧胸腔,可明显增加隐匿性腹部闭合性创伤的诊断率。E-FAST 主要适用于评估怀疑腹腔或胸腔内有游离积液,评估疑似心脏压塞,评估气胸等症状。多项研究结果证实了超声诊断气胸、腹腔积血和心包积液的有效性。E-FAST 有五个简单步骤:①E-FAST 右上象限视图;②E-FAST 左上象限视图;③E-FAST 骨盆视图;④E-FAST 心脏视图;⑤E-FAST 肺视图。E-FAST 超声检查在院前急救以尽可能缩短筛查出需要急诊干预的创伤患者的时间,可以提高创伤患者的治愈率、降低致残率,值得进一步广泛的临床推广。

（四）诊断性穿刺

腹腔穿刺是一种腹部疾病诊断和治疗的常规操作,通常被认为是低风险的,具有操作简单、迅速的特点。对于创伤患者,应尽快稳定生命体征,其中积极寻找患者出血来源并积极控制出血是关键。即使是 CT 检查,也在诊断小肠损伤中假阴性率达 15%～30%。有创的腹腔穿刺或诊断性腹腔灌洗(diagnostic peritoneal lavage,DPL)可以快速评估腹腔内损伤情况,不能被 FAST 和 CT 检查所取代,并且对于在创伤现场条件的急救具有不可替代的作用。还应注意避免腹腔穿刺相关并发症,如干抽、出血、感染、肠道出血、液体渗出和动脉损伤等。

（五）X 线和 CT 检查

X 线检查对于骨折、气胸及腹腔基本状况或游离气体都有很好的帮助。对于多发损伤,患者都应行从头至大腿中段的 CT 检查,最好是增强扫描。CT 检查除明确头、颈、胸部损伤外,还有助于明确腹腔游离气体或液体、活动性血液外渗等腹腔脏器损伤间接征象,也可直接显示腹部和盆腔实质性脏器的损伤和严重程度。有条件的救护车可用车载影像学装置进行相应的影像学评估,对患者的早期诊断、及时救治和改善预后具有重大意义。

五、诊断和鉴别诊断

根据受伤病史、查体和简单的辅助检查可以初步诊断,在救治过程中要反复地多维度的再评估,避免遗漏受伤部位,造成严重不良后果。

六、院前急救措施

及时、准确的院前急救为许多严重濒临死亡的创伤性急危重症患者赢得了抢救时机。院前急救人员必须迅速到达现场,除去正在威胁患者生命安全的因素。进行现场急救的关键是气道开放、心肺脑复苏、包扎止血、抗休克、骨折临时固定、气胸的处理及安全的运送等。当灾害性事故出现大量患者时,医生有组织、有效地进行抢救和分送患者,是减少死亡和致残率的关键。

(一)病情评估

创伤处理应该强调时效性,患者的结局直接与损伤至确切治疗这段过程的用时有关。因此,一小时内采取快速有效地评估和复苏措施,可以有效降低死亡率。创伤患者的早期病情评估包括初次评估与二次评估。初次评估采取 ABCDE 法依次进行快速评估,在这过程中如发现患者出现危及生命的情况医生应立即复苏,复苏与评估需同时进行。二次评估是指从头到脚的全面评估,医生根据评估结果进行进一步的检查确诊和处理。

1.气道

对创伤患者的初步评估应首先评估气道是否安全,创伤早期气道梗阻的原因一般包括误吸、吸入外来异物,以及颌面部与气管软骨骨折。此外,颅脑外伤等原因造成意识水平改变而致 GCS≤8 时也通常认为气道是不安全的。在整个治疗过程中频繁地反复检查气道是必须且尤为重要的。气道评估的同时,医生应时刻警惕患者创伤后颈椎损伤的可能性,患者出现钝性多系统创伤尤其伴有意识改变或锁骨以上平面损伤时,医生更应该警惕颈椎损伤的可能性。

2.呼吸

呼吸通畅并不能保证患者获得足够的通气,还需要有足够的气体交换能力才能实现充足的氧合和最大化的二氧化碳排出量,因此医生需要对患者的肺、胸壁以及膈肌功能进行快速的检查和评估。当存在通气和氧合问题时,医生应对患者颈胸部进行体格检查:充分暴露患者的颈部和胸部,评估颈静脉扩张性、气管位置、以及胸壁活动;听诊双肺呼吸音情况;视诊和触诊检查可发现引起通气不足的胸壁损伤情况;胸部叩诊也可发现异常,但嘈杂的环境可影响叩诊的准确性,因此叩诊结果并不可信。初次评估时医生应及时发现张力性气胸、连枷胸、大量血胸及开放性气胸等这些可严重影响通气功能的危险情况,并立即采取相应的处理措施。一些轻度的气胸或血胸、单纯肋骨骨折、单纯的肺挫伤等对通气功能影响相对较小的情况,可以在二次评估时得以明确。

3.循环

对于创伤患者来说,早期休克的首要原因为失血性休克,所以一旦排除张力性气胸或心脏压塞,休克原因必须首先考虑为出血引起的低血容量。因此,医生对患者的血流动力学进行快速准确的评估与处理是关键。通过意识水平、皮肤色泽与温度、毛细血管充盈时间、脉搏、血压、尿量等指标可判断患者的休克状态。血压正常不代表患者没有休克,一般脉搏先于血压出现变化。

4.神经功能

ABC 评估结束后则是对神经功能做快速地评估,可根据患者的意识水平、瞳孔大小与反应、神经定位、脊髓损伤平面进行综合判断。GCS 评分是判断意识水平快速简便的方法,当患者意识出现改变时,医生首先应立即对患者的氧合、通气、灌注状态进行重复评估,并排除低血糖、饮酒、麻醉剂等其他引起意识改变的因素。然而,一旦排除这些因素,医生应考虑患者意识改变是由于脑组织直接受到损伤导致的原发性脑损伤所引起,进而在二次评估中明确病因。

5.暴露与环境控制

评估时原则上需将患者完全暴露,除去衣物并给予翻身以便于进行完整的检查与评估。评估过程中及完成后都需要注意保护患者体温,预防低体温的发生。

(二)现场处置要点

在初次评估阶段,及时有效的复苏及致命性损伤的处理是最大化提高患者存活率的关键,复苏也遵循 ABC 的顺序与评估同时进行。

1.气道与颈椎

当患者存在潜在气道损伤时,医生必须给予气道保护,同时应尽可能保护颈椎。最初的临时干预医生可采用仰头提颏法或双手托颌法开放气道,如果患者无意识且无呕吐反射,可以暂时建立口咽气道;当怀疑患者存在失去维持安全气道能力的情况,如机械性因素、通气问题或意识障碍等,均应及时进行气管插管等确定性气道开放措施;如果存在插管禁忌或不能完成插管时应采取手术方式建立人工气道,如环甲膜穿刺、气管切开等。颈椎应予以颈托保护,避免头颈部过伸、过屈或夸张的左右旋转等颈椎过度运动。

2.呼吸

所有创伤患者均应给氧治疗,若没有插管可经面罩给氧以实现最佳的氧合状态。当发现或怀疑张力性气胸、连枷胸、大量血胸及开放性气胸等这些危险情况时,应及时采取胸腔闭式引流等有效措施。

3.循环

纠正失血性休克最关键的措施是控制出血,而判断出血部位是控制出血的首要任务。出血可分为显性出血和隐性出血。显性出血在初步评估过程中就需要控制,可采取直接压迫止血、止血带止血等。隐性的内在出血主要来源于胸腔、腹腔、腹膜后、盆腔以及长骨,可采用包括胸腔穿刺引流、骨盆包扎、夹板固定、介入栓塞、手术止血等方法治疗。充分的容量复苏虽然并不能取代确定性的止血,但规范的液体复苏在纠正休克时同样重要。容量复苏通常使用晶体液,如果对晶体液复苏无反应则应进行输血。整个复苏过程中同样也要关注预防低体温的发生,以及发现心脏骤停立即实施胸外心脏按压。

(三)转运注意事项

医生对患者进行初步处理后,在确保患者生命体征维持在相对稳定的状态下,需将患者从现场送到医院进一步检查和治疗。正确的搬运可减少患者痛苦,避免继发损伤,目前多采用担架或徒手搬运。

1.体位与搬运注意事项

患者应顺车体而卧,以减少汽车运行时对患者脑部血流的影响,将患者身体用安全带固定于车载担架上,防止转运途中碰撞及颠簸。对不同病情应采取不同体位,如对骨折患者,特别是脊柱损伤的患者,搬运时必须保持伤处稳定,切勿弯曲或扭动,以免加重损伤;搬运昏迷患者时,医生应将患者头偏向一侧或采用半卧位或侧卧位、置口咽管以保持呼吸道通畅;对于呕血、咯血有窒息可能者,可取轻度头低足高位及头偏向一侧位;胸部损伤有呼吸困难者应取半卧位;颅脑损伤者,可将其头部垫高,在头部两侧用软枕固定;颈椎损伤者,医生可用颈托固定,使患者头颈胸成一条直线等。需注意的是,转运过程中需根据病情调整适当体位以防患者体位不适。

2.监护

转运途中伤情稳定是转运成功的关键,医生应密切监护患者生命体征(血压、脉搏、呼吸)、面色、瞳孔、意识等变化,及时吸出呼吸道分泌物及呕吐物,注意患者保暖,保持各种管道通畅,及时准确地做好医疗记录,把握患者病情,发生病情变化及时采取措施。

3.急救用药

急救用药如表2-8所示。

表 2-8　常用急救药物

序号	药品类别	药品名称(通用名)	剂型	规格
1	循环系统用药	盐酸肾上腺素注射液	注射液	1 mg:1 mL
2		盐酸多巴胺注射液	注射液	20 mg:2 mL
3		硝酸甘油注射液	注射液	5 mg:1 mL
4		去乙酰毛花苷注射	注射液	0.4 mg:2 mL
5		异丙肾上腺素注射液	注射液	1 mg:2 mL
6		盐酸普罗帕酮注射液	注射液	35 mg:10 mL
7		盐酸胺碘酮注射液	注射液	0.15 g:3 mL
8		氯化钾注射液	注射液	1.0 g:10 mL
9		硫酸阿托品注射液	注射液	0.5 mg:1 mL
10		呋塞米注射液	注射液	20 mg:2 mL
11		盐酸利多卡因注射液	注射液	2%:20 mL
12		羟乙基淀粉注射液	注射液	15 g:250 mL
13		林格氏液	注射液	500 mL
14		硝酸甘油	素片	0.5 mg×24 片
15		阿司匹林	素片	100 mg×30 片
16	呼吸系统用药	尼可刹米注射液	注射液	375 mg:1.5 mL
17		盐酸洛贝林注射液	注射液	3 mg:1 mL
18		吸入沙丁胺醇溶液	雾化药	5 mg:2.5 mL
19		多索茶碱注射液	注射液	0.1 mg:1 mL
20	镇静用药	丙泊酚中/长链脂肪乳注射液	注射液	0.2 g:20 mL
21		地西泮注射液	注射液	10 mg:2 mL
22	止血用药	注射用血凝酶(冻干)	冻干粉	1 kU
23		氨甲环酸氯化钠注射液	注射液	0.5 g
24	解毒用药	亚硝酸钠注射液	注射液	0.3 g:10 mL
25	镇痛用药	盐酸吗啡注射液	注射液	10 mg:1 mL
26		云南白药气雾剂	气雾剂	50 g+60 g
27		注射用帕瑞昔布钠	冻干粉	40 mg
28	抗过敏用药	氯雷他定片	素片	10 mg×6 片
29		盐酸氮卓斯汀鼻喷剂	鼻喷剂	10 mg:10 mL

续表

序号	药品类别	药品名称(通用名)	剂型	规格
30	其他用药	碳酸氢钠注射液	注射液	12.5 g:250 mL
31		丁溴东莨菪碱注射液	注射液	20 mg:1 mL
32		地塞米松磷酸钠注射液	注射液	5 mg:1 mL
33		盐酸甲氧氯普胺注射液	注射液	10 mg:1 mL
34		盐酸异丙嗪注射液	注射液	25 mg:1 mL
35		盐酸消旋山莨菪碱注射液	注射液	10 mg:1 mL
36		20%甘露醇注射液	注射液	50 g:250 mL
37		骨髓腔穿刺封管液	液体	10 mL
38	溶剂	灭菌注射用水	注射液	2 mL
39		5%葡萄糖注射液	注射液	12.5 g:250 mL
40		50%葡萄糖注射液	注射液	20 mL:10.0 g
41		0.9%氯化钠注射液	注射液	2.25 g:250 mL
42	外用药	碘伏	液体	每瓶 500 mL
43		生理盐水	液体	每瓶 500 mL
44		沸石粉状敷料	—	50 g
45		烧伤凝胶	—	100 mm×100 mm
46		过氧化氢溶液	液体	每瓶 500 mL

(四)院前院后交接

(1)录入患者信息:①姓名、性别、年龄;②选择急救优先调度系统(MPDS)症状;③生命体征;④病情描述;⑤TI等相应创伤评分;⑥GCS评分;⑦必要时拍摄患者伤情照片;⑧必要时录音患者伤情描述;⑨选择患者预警信息(轻中重);⑩选择送患者到达医院。

(2)呼叫医院:向医院急诊科传输患者信息,到院后进行详细的交接班,及时清理和补充救护车上的用品和药品,并使其处于应急完好状态。

第二节 群发伤的伤情分类及其作用

一、概述

公共事件是指突然发生,造成或者可能造成严重社会危害,需要采取应急处置措施予以应对的自然灾害、事故灾难、公共卫生事件和社会安全事件。由自然灾害、事故灾难及社会安全事件等突发公共事件同时造成三人以上的受伤群体时称为群体伤。群体伤常见的原因为自然灾害(洪水、地震、台风、暴风雪、火山爆发、龙卷风、山崩/雪崩、陨石坠落等)和人为灾害(如火灾、爆炸、战争、踩踏、交通事故、工业事故、大规模杀伤性武器、建筑物倒塌等)。发生突然、时间急、患者多、伤情不确定、抢救难度大、社会影响大是群体伤的特点,医院需要在短时间内进行上下联动,保持组织有序,展开对全体患者的紧急救治工作,达到减少伤亡率和致残率,提高救治速度的目的,将社会影响降到最低。

二、检伤分类

(一)检伤分类原则

(1)患者无法进行全面病史采集和体检,只能根据简要的病史和体格检查进行判断,伤后的生理学改变比解剖性损伤更应受到重视。

(2)对每个患者都采取相同的、规范化的步骤进行检伤。

(3)分拣级别的确定不仅取决于伤情,还取决于灾难性质、救援环境、患者数量和救援资源等因素。

(4)灾难现场分拣一般不包括患者的治疗,除非伤情紧急且简单的手法即能缓解患者的紧急状态,可进行治疗。

(5)检伤应是一个动态的过程,重复检伤,持续评估是必要和重要的。对患者进行初次检伤分类后,必要的时候还要在不同时段对其进行反复检查和记录,并比较前后检查结果的动态变化,对伤情进行再评估,甚至再标识。

(6)检伤后患者应安置于不同的区域等待治疗和转运。

(7)对无存活希望的患者,分拣后可给予姑息性治疗;对无反应、无呼吸、无脉搏者直接标记为死亡,应尽快将其转移至远离分拣现场的尸体处理场所。

(二)检伤分类方法

按照国际规范,制定分类标识应该醒目、共识、统一,目前我们统一采用红、黄、绿、黑四种颜色的标签分别表示不同的伤情及获救轻重缓急的先后顺序(见表2-9)。现场群体性检伤常采用"五步检伤法"和"简明检伤分类法"。

表2-9 检伤分类

类别	程度	标志	伤情
第一优先	危重	红色	呼吸频率大于30次/分或小于6次/分;有脉搏搏动,毛细血管充盈时间大于2秒;有意识或无意识

续表

类别	程度	标志	伤情
第二优先	重	黄色	呼吸频率为 6～30 次/分；有脉搏搏动,毛细血管充盈时间小于 2 秒；能正确回答问题、按指令动作
第三优先	轻	绿色	可自行走动
死亡	致命	黑色	无意识、无呼吸、无脉搏搏动

1.简明检伤分类法

(1)行动检查:指引能行动自如的伤者到一指定区域(绿区),此类伤者均属第三优先,到不能行动自如的伤者处继续检查。

(2)呼吸检查:为所有不能行走的伤者进行呼吸检查,如有需要先保持气道畅通(须同时小心保护颈椎),可用提颏法等。

(3)血液循环检查:检查桡动脉或微血管血液循环回流时间,任何循环不足为红色(不能感觉到桡动脉跳动或微血管血液循环回流时间大于 2 秒),循环良好进行下一步。

(4)清醒程度检查:检查脑部有否受伤,检查瞳孔大小及对光反射,检查有无肢体运动功能障碍或异常;询问伤者简单问题或给予简单指令,能回答或按照指令行事为绿色,回答不确切为黄色,不能回答为红色。

(5)肢体挤压伤伤情判断:如大腿及胸腹部的挤压综合征。

2.五步检伤法

(1)气道检查:首先判定呼吸道是否通畅,有无舌后坠、口咽气管异物梗阻或颜面部及下颌骨折,并采取相应措施保持气道通畅。

(2)呼吸情况:观察是否有自主呼吸,呼吸频率、呼吸深浅或胸廓起伏程度,双侧呼吸运动对称性,双侧呼吸音比较以及患者口唇颜色等。如疑有呼吸停止、张力性气胸或连枷胸存在,应立即给予人工呼吸、穿刺减压或胸廓固定。

(3)循环情况:检查桡、股、颈动脉搏动,如可触及,则收缩压估计分别为80 mmHg、70 mmHg、60 mmHg 左右;检查甲床毛细血管再灌注时间(正常为 2 秒)以及有无活动性大出血。

(4)神经系统功能:检查意识状态、瞳孔大小及对光反射、有无肢体运动功能障碍或异常、昏迷程度评分。

(5)充分暴露检查:根据现场具体情况,短暂解开或脱去患者衣服充分暴露身体各部位,进行望、触、叩、听等检查,以便发现危及生命或正在发展为危及生命的严重损伤。

(三)检伤分类标准

1.第一优先(红色)

危重伤,随时可能导致生命危险,为急需进行抢救的伤者,及时治疗即有可能有生存的机会,如呼吸心跳骤停、重度休克、气道梗阻、中毒窒息、昏迷、颈脊髓损伤、开放性胸腹损伤、活动性大出血、骨盆挤压伤、严重多发伤、大面积烧伤等。

2.第二优先(黄色)

重伤,伤情严重,应及时抢救,有重大创伤但可短暂等候而不会危及生命或导致肢体残缺,如休克、开放性骨折、严重头部外伤但清醒、急性中毒、中毒烧烫伤等。

3.第三优先(绿色)

轻伤,伤者神志清楚,身体受伤但不严重,可自行走动,其损伤可延迟处理,大部分可在现场处置而不需送医院,如无脉搏消失的肌肉和骨损伤,轻度烧伤,轻微出血等。

4.第四优先(黑色)

死亡或无可救治的创伤,如没有呼吸及脉搏、没有生存希望的患者等。

三、检伤分类的作用

检伤分类可以合理利用事件现场有限的医疗救援人力、物力,对大量患者进行及时有效的检查、处置,挽救尽可能多的生命,最大限度减轻伤残程度,以及安全、迅速地将全部患者转运到有条件进行进一步治疗的医院。 如果现场患者不多,且有充足的医疗救护力量,医生应对所有患者同时进行检查、处理;如现场患者太多,又没有足够的医疗救护人力、物力时,医生必须先对全部患者进行快速检伤、分类,确定哪些患者有生命危险应最先获得救治,哪些可暂不救治,哪些即使立即救治也无法挽回其生命而不得不暂缓救治。

第三节　严重创伤的院前急救原则

一、常规急救原则

常规急救原则包括:选择最佳时机、最佳地点,确保自身安全,因地制宜,就地取材,尽可能多地救护患者;先救命,后治伤;先重伤,后轻伤;不可忽视沉默的患者;关怀患者,保护病患隐私。国际采用"急救 DRABC"(D 为危险,R 为反应,A 为气道,B 为呼吸,C 为循环)原则。

(一)危险(danger)

救助者要检查现场环境是否有危险,是急救的第一步,也是关键的一步,既可以确保救助者和患者的人身安全,还可以避免患者受到二次伤害。例如有人触电,就要拔掉危险物的电源;交通事故发生时,要立即设置交通故障标志;有人在地铁里晕倒,要迅速疏散周围人群。

（二）反应（response）

救助者要检查患者的反应、清醒程度，跪在患者右侧，判断患者的意识是否清楚；注意不可摇晃患者，而是要轻拍患者的两肩，在其两耳边询问。通过"一看、二听、三感觉"的判断后，若确定患者已经休克，应马上拨打"120"急救电话。

（三）气道（airway）

救助者应检查患者的通气道，要去除患者口中鼻中的异物（如假牙、痰液），有时舌头在不受控制的情况下也可能堵塞呼吸道，所以检查时要"压前额、抬下颌"，将患者的头向后仰，同时要注意患者颈椎的保护。

（四）呼吸（breathing）

必要时救助者应对患者进行人工呼吸、环甲膜穿刺、气管插管或气管切开。人工呼吸有三个步骤：捏鼻、吹气、松开。救助者将患者的鼻子捏住，用自己的双唇包住患者的嘴，往患者口内吹气，连续吹两次，中间间隔不要超过 1.5 秒。若患者为张力性气胸、连枷胸、大量血胸及开放性气胸时，应及时采取胸腔闭式引流等有效措施。

（五）循环（circulation）

救助者应控制患者出血情况，建立静脉通道，适当进行液体复苏等处理。患者呼吸心跳骤停时，救助者应进行胸外心脏按压。

（六）其他

除此之外，当患者有体腔开放伤口时，如开放性气胸，应立即用大块棉垫填塞、包扎固定变为闭合性气胸，并同时予以闭式引流；若患者出现颅脑开放伤脑膨出、腹部开放伤脏器脱出等现象，救助者不要将外露的脏器回纳，应用湿无菌纱布包扎。救助胸腰椎损伤者可用胸腹带或真空夹板固定，应用平板或铲式担架搬运，避免脊柱的任何扭曲；骨盆骨折者需用骨盆兜减少骨盆容积、控制出血；肢体骨折者需用夹板固定。离断指（肢）体、耳郭等宜用干净敷料包裹，有条件者可外置冰袋降温。若患者有刺入性异物，应将其固定后搬运，过长异物应设法锯断，不能在现场拔出。

二、院前损伤控制性复苏

严重创伤后失血性休克大多为非控制性出血休克，若医生对此类患者进行早期大量快速液体复苏可增加其血液丢失，引起稀释性凝血功能障碍和代谢性酸中毒；大量快速液体输注还可影响血管收缩反应，引起血栓移位。损伤控制复苏（damage control resuscitation,DCR)首次由霍尔库姆(Holcomb)教授在公开刊物上提出,是快速将失血性休克患者复苏至稳态的一种策略,更加重视早期纠正其凝血功能障碍和紊乱。DCR的内涵主要包括输注血液制品(尽可能是全血或接近全血的成分输血)、限制晶体液的使用,以避免稀释性凝血病、低血压性复苏直到出血控制、经验性使用氨甲环酸、预防酸中毒和低体温,以及尽早彻底控制出血。

(一)复苏液体选择

考虑到潜在危害和有限的资源,院前应限制容量复苏,特别是晶体液及胶体液,在此场合中,血液制品是失血性休克复苏的首选。院前液体复苏的优先顺序为:输全血(低滴度O型者优先),成分输血(按1∶1∶1比例),输红细胞和血浆(按1∶1比例)输血浆(含或不含输红细胞),仅输红细胞。可用于帮助大量输血决策的指标包括:收缩压<110 mmHg、心率>105次/分、红细胞压积<32%、pH值<7.25、损伤类型(膝部以上的外伤截肢,特别在合并骨盆损伤时;多处截肢;临床上明显的胸部或腹部穿透性损伤)、FAST>2处部位阳性、乳酸浓度>2.5。与其他胶体液相比,白蛋白(5%或25%)扩容更有效,但单独给予会导致血液稀释,有条件时,补充白蛋白的同时应考虑给予纤维蛋白原和抗纤溶药物(氨甲环酸)。应避免使用羟乙基淀粉类代血浆,因为这些产品会加重凝血功能障碍。高渗盐水不能改善失血性休克患者的病死率,仅适用于有颅脑损伤且颅内压增高证据的患者。在输注大约4 U枸橼酸盐储存的血制品后,应给休克患者补钙,血制品理想状况下应在输液管路中进行加热,目标温度为37 ℃。

(二)低血压性复苏

在没有中枢神经系统(CNS)损伤的患者中,在手术控制出血之前的复苏重点是维持相对较低的目标收缩压(70~90 mmHg),以通过最小化血管内静水压来减少再出血。这种在有限的时间(30分钟)内进行延迟复苏的方式对保证患者的生命安全是有利的。

(三)预防酸中毒与低体温

急性创伤引起的代谢性酸中毒是组织灌注不足致乳酸生成的结果,最好用全血或等比例成分血复苏;晶体液复苏可促成酸中毒,应予以避免。低体温为多因素相关,医生应对策略应尽可能解决已明确的因素,包括冷暴露、冷复苏液、严重出血、休克等。医生应用加温液体、液体保温毯和鼓风机等措施来纠正低体温。

(四)损伤控制手术

前线手术单元进行的损伤控制性手术应该只关注出血和污染的控制,仅实施绝对必要的操作。一般而言,应尽一切努力尽快将急危重患者送至条件允许下最高治疗水平的医学中心。

三、检查顺序

为最大限度地保证救治的高效和安全,建议医生检查顺序如下:

(1)观察患者呼吸是否平稳,头部有无出血。

(2)双手贴患者头皮触摸检查是否有肿胀、凹陷或出血。

(3)手指患者从颅底沿脊柱向下轻轻、快速触摸,检查是否有肿胀变形,检查不可过多移动患者。

(4)双手轻按双侧胸部,检查患者呼吸是否对称、胸廓是否有变形或异常活动。

(5)双手上下左右轻按患者腹部四个象限,检查腹部软硬、有无包块、有无压痛。

(6)注意患者骨盆、四肢活动及损伤情况。

四、转运护送原则及注意事项

(1)观察患者所处环境,先救治重伤者,后处理轻伤患者。

(2)先复苏、后固定,先止血、再包扎。

(3)先救治、后运送,搬运患者前,需要制订计划,避免盲目搬运。

(4)途中继续给氧,保持患者呼吸道、静脉通路通畅,密切监护患者生命体征变化并及时处理。

(5)对于有颅内血肿者还应其观察神志、瞳孔,必要时对患者头部降温。

(6)做好转运记录并向医院急诊科传输患者信息。

第四节 创伤性急危重症患者的安全转运方法

一、概述

据估计,我国每年大约有 70 万严重创伤患者需要紧急转运,且该数据在不断增长。重症患者转运分为原发转运(院前急救转运)和二次转运,前者是指在医院外对危重患者进行急救的过程,后者是指患者因治疗需要从一家医院转送至另一家医院的过程。院内转运属于二次转运的特殊形式,是由于诊治需要在院内的急诊科、ICU、特殊检查室(如CT室、磁共振检查室等)、手术室等不同部门之间转运。据报道显示,院内 70% 的医疗不良事件与患者的转运有关。针对急危重症创伤者救治,需要有组织、有计划地进行相应的准备工作,出现紧急病理生理障碍,需要进行紧急和持续有效的呼吸循环等生命支持手段,及时消除安全隐患和应对突发事件,实现转运安全管理工作的标准、目标和规范。

二、设施配备

为保证转运患者的安全,转运设施上应常规配备以下设备,且保证设备随时处于良好的工作状态,包括多功能担架、供氧系统、心肺复苏机、多参数监护仪、除颤仪、负压吸引器、气管插管用物、包扎、固定、止血用物、急救药品物品、多媒体可视电话等。

三、转运前准备

(一)人员准备

人员准备包括:成立转运临时小组、确立组长(至少应由两名医务人员护送转运,一名医生具备气道管理、高级生命支持及转运设备使用的经验,一名具备重症护理资格并经过重症患者转运专业训练的护士,还可配置一名呼吸治疗师或其他技术人员);确定转运方式与路线等;进行组内人员分工,携带必要的转运药品、仪器、设备等物资。

(二)评估伤情

医生在转运前应首先对患者进行现场评估,迅速判断有无威胁患者生命的创伤存在,达到避免二次损伤的目的。一般可使用创伤评分如 CRASHPLAN(C 为心脏、R 为呼吸、A 为腹部、S 为脊柱、H 为头部、P 为骨盆、L 为四肢、A 为动脉、N 为神经)的程序进行检伤并进行针对性的处理,如呼吸道梗阻、明显的外出血、休克、呼吸困难、反常呼吸、骨折等。病情稳定者,医生必须对转运路途中可能出现的病情变化做好充分的估计和准备后再转运。转运时间及急诊评估的疾病分级对转运途中的病情变化有积极意义,可为抢救争取时间,降低不良事件发生。

(三)知情同意

鉴于转运途中可能发生的风险,医生与家属的沟通是必要的。沟通的内容包括目前病情、初步诊断、转运目的、患者可能的利益和风险、途中可能出现的意外及准备情况等,取得理解并签署必要的院前病情告知书,再记入病历。情况紧急来不及完成知情同意程序(如危及生命的急诊)时,则要把转运指征和没有获取知情同意的原因记录在病历里。

(四)转运交流

转出科室或医院时,医生需与接收科室或医院充分交流沟通,接诊方应保证所有准备工作就位,一旦患者到达能及时进行监测治疗或检查。转运小组的所有成员(医生、护士、呼吸治疗师、转运工具操作人员)以及转运途中相关的人员都应被告知患者的转运情况。

医生应严格对患者病情(包括生命体征、意识、呼吸支持、循环支持、主要临床问题五方面)进行转运前风险评估,同时核查项目涉及患者准备、转运人员准备、去向准备、家属告知、物质准备等五方面,要保证其在时限内完成,并逐一对相关 15 个安全目标进行核查(见表 2-10),相应完成好对应的安全目标准备与措施防范工作;针对可能预发生的突发事件设立处置预案,并在演练与实践中查找不足,不断完善细节、末端环节,提升协同配合。研究发现,转运过程中应用转运确认单,可使技术性因素所致不良事件发生率显著降低。

表 2-10　危重创伤患者转运前简易核查单

核查项目	安全目标(需要完成√)	已完成√	特殊性说明
患者准备	管路 □		
	保温、约束 □	□	
	损伤保护 □		
转动人员准备	分配、分工 □		
	人员达成共识 □	□	
去向准备	转运时间 □		
	移动方式 □		
	去向、路径 □	□	
	请示汇报 □		
家属告知	告知(风险) □		
	签字 □	□	
物资准备	仪器、设备 □		
	药品 □	□	
	运输工具 □		
核查时限	转运前10分钟内完成	□	
评估者:	评估者:		

四、转运方式

转运方式的选择需要综合考虑患者疾病的特征、转运需求的缓急、现有的转运资源、动员时间、转运的距离、护送人数和携带设备、路况和天气状况、患者的经济承受能力等。

(一)陆路转运(救护车)

陆路转运(救护车)具有花费少、动员迅速、不易受不良天气状况影响、转运途中易于监测、患者发生生理紊乱的可能性更低、护送人员更熟悉转运环境等优点。救护车运送患者时多有明显的颠簸,因此必须妥善固定患者及车载担架,并酌情阶段性缓行。行车中通常难以进行有创治疗或心肺复苏术,必要时应停车操作。

(二)火车

火车运送患者一般比较平稳,多用于大批患者长距离转移,因此医生应对患者进行分类标记,重症患者应放置在下铺容易观察治疗的位置。因为火车运送时间长,患者的生活护理十分重要,必须给予足够重视。

(三)救护汽艇

救护汽艇适用于江湖水面或海上的救护,其内部装备与急救车相同,是急救车救护的补充。其缺点是可能造成患者晕船,容易引起恶心、呕吐,从而造成患者窒息,并严重污染舱内环境。因此,医生提前对患者用药防止晕船和及时发现呕吐者并给予相应处理是非常重要的。医生应对呕吐物进行及时清扫并适当通风换气,防止舱内污染和传染病的发生。

(四)飞机

空中转运更适合长程转运,当陆路通行困难或需要更短时间转运时可以考虑。与陆路转运相比,空中转运对患者的预后并无明显改善,而且飞行转运的准备时间明显长于陆路转运,易受气象条件的限制,途中同样可能引发患者晕机呕吐的情况。此外,机舱内压力的变化可以影响患者呼吸循环状态,并导致颅、胸、腹及受伤肢体内压改变,引起一系列严重后果。途中使用的输液袋、引流袋、气管导管及导尿管气囊等中空物品也都可能随舱内压力变化出现破溃溢液等问题。

五、转运监测与治疗

转运监测治疗的总原则是确保转运期间的监测治疗水平尽可能接近转运前的水平,并做到转运前后救治的无缝衔接。所有重症患者转运时必须监测心电图、脉搏氧饱和度、无创血压及体温。特殊患者可能会监测有创动脉血压、中心静脉压(CVP)、颅内压及肺动脉压。机械通气的患者在转运前对气管插管应记录深度并妥善保护,并监测呼气末二氧化碳分压、呼吸频率、潮气量、气道压力、呼气末正压通气(PEEP)及吸入氧气浓度。转运时必须配置具有 PEEP 调节功能的球囊呼吸阀以备转运呼吸机故障时应急使用,应配备注射泵输注特殊药物,所有电子设备都应配备备用电池以保证转运所需。转运药物的配备应能满足紧急抢救复苏用药以及能维持患者生命体征平稳。转运途中患者的情况及接受的治疗必须被全程记录并存入转出机构的医疗记录中,以及为接收方提供复印件。

六、转运后交接

当患者转运到达由另一组医疗人员接手治疗时,应通过"医生—医生及护士—护士"的交接形式以确保治疗的延续性。交接的内容包括病史、重要体征、实验室检查结果、影像学结果、治疗情况和转运途中有意义的临床事件等。

七、转运的质控与培训

制定转运的质控标准,以保证所有重症患者的转运质量。质量控制应包括建立审查制度及不良事件报告制度,并定期进行评估。所有参与重症患者转运的人员都有义务接受培训,通过学习重症患者转运相关课程,并接受临床培训,最终通过评估获得重症患者转运资质,保证转运质量。

第五节　创伤性急危重症患者的途中监护

一、概述

创伤急危重症患者的途中监护是院前转运的中间环节,转运过程中维持患者伤情稳定是转运成功的关键,也是决定患者能否及时得到救治,能否安全转运至医院继续抢救的关键环节。

二、转运体位

医生应根据不同伤情给予患者不同的体位,原则上是要妥善固定,减轻患者痛苦,避免再次损伤。陆路转运的患者应顺车体而卧,以减少汽车运行时对患者脑部血流的影响;空中转运时医生应尽量将患者垂直飞行方向放置或头后脚前位,防止飞机起飞时的惯性作用造成患者一过性脑缺血。对于骨折患者,特别是脊柱损伤的患者,医生搬运时必须保持伤处稳定,切勿弯曲或扭动,以免加重损伤;对于昏迷患者,医生应将患者的头偏向一侧或采用半卧位或侧卧位,置口咽管以保持其呼吸道通畅、预防误吸;对于呕血、咯血等有窒息可能者,可取轻度头低足高位及头偏向一侧位;对于颅脑损伤者可将头部垫高,在头部两侧用软枕固定;对于胸部损伤有呼吸困难者应取半卧位。需注意的是,转运过程中医生需根据病情调整适当体位以防患者体位不适。

三、呼吸道监护、管理

转运前医生应评估患者的气道安全性,重症患者不应在转运途中使用喉面罩,如有必要,需建立人工气道并维持其安全通畅,防止患者误吸、舌根后坠及窒息的情况,观察患者呼吸幅度及有无缺氧征象。出发前医生应对机械通气的患者标定气管插管深度并妥善固定,使患者充分镇静、镇痛,观察患者能否耐受转运呼吸机的机械通气条件并维持稳定。搬动气管插管患者时应小心操作,特别注意预防气管内导管移位。移动插管患者的恰当技术应包括:①搬动前限制过度通气、去除袋瓣罩装置;②整个搬动过程中医生应在患者嘴唇处牢牢握住导管,用清晰的口令来协调搬动过程;③搬动后立即重新连接上袋瓣罩装置,一旦完成搬动便重新评估气管内导管放置情况。

四、保证各管道的连接及通畅

医生在转运途中需注意检查各种管道,防止扭曲、滑脱及引流物反流;建立并确保至少两条通畅的大口径静脉通路,如有必要,需安置中心静脉导管及动脉置管。低血容量状态应该进行积极的液体复苏,必要时医生需使用强心药及血管活性药物维持患者循环功能稳定。急救用药中,医生下达口头医嘱,护士执行时要做到三清一复核(听清、问清、看清,与医生复核药品的名称、剂量、浓度),暂时保留用药空瓶以便再次核对。输液过程中,护士应确保输液通畅、确认输液量及速度是否合适、患者局部有无肿胀等,切忌输液外渗造成不良后果。

五、转运时禁饮食

若患者伤情重且复杂,转运过程中医生无法明确患者有无消化系统损伤,禁饮食即可预防呕吐、误吸、消化道穿孔的发生,也可为紧急手术做好术前准备。如患者口唇干燥,医生可用湿纱布湿润;如果患者张口呼吸,医生可将湿纱布打开盖在其口腔上,并使用面罩给氧。

六、严密监护病情变化

向医院转运期间,医生应不断重新评估患者的生命体征和临床状态直至抵达医院,途中应严密观察患者的意识、面色、瞳孔、肢体活动、末梢循环及受伤部位等情况变化,持续进行三联心脏监测和脉搏血氧监测。对于气管插管患者,医生应持续监测呼气末二氧化碳(CO_2)读数以帮助维持恰当的通气,及时发现问题,根据患者病情制定突发事件处理预案,实施早期处理对转运成功至关重要。

七、做好患者心理护理

转运过程中,医护人员必须始终守护在患者身旁,对清醒患者主动关心、安慰,尽量满足其合理要求,使患者降低恐惧感。护理人员进行各项操作处置时,应细心、轻柔、准确,给予患者安全感及信任感。

八、记录及交接

转运途中,医护人员应详细、准确地记录所监测患者的生命体征、意识状态、病情变化及治疗措施,及时将患者情况通知医院相关科室,使其进行相应急救准备,为院内诊治提供参考。

第三章 常见急危重症患者的院前急救

第一节 休克

休克是机体遭受强烈的致病因素侵袭后,由于有效循环血量锐减,机体失去代偿,组织缺血、缺氧,造成神经—体液因子失调的一种临床综合征。其主要特点是重要脏器组织中的微循环灌流不足,人体代谢紊乱和出现全身各系统的机能障碍。简言之,休克就是人们对有效循环血量减少的反应,是组织灌流不足引起的代谢和细胞受损的病理过程。多种神经—体液因子参与休克的发生和发展。所谓有效循环血量,是指单位时间内通过心血管系统进行循环的血量。有效循环血量依赖于充足的血容量、有效的心搏出量和完善的周围血管张力,当其中任何一个因素的改变超出了人体的代偿限度时,即可导致有效循环血量的急剧下降,造成全身组织、器官氧合血液灌流不足和细胞缺氧,从而发生休克。在休克的发生和发展中,上述三个因素常都累及,且相互影响。

一、病因

(一)低血容量性休克

低血容量性休克为血管内容量不足,引起心室充盈不足和每搏输出量减少,如果增加心率仍不能代偿,可导致心排血量降低。

(1)失血性休克:因大量失血,迅速导致有效循环血量锐减而引起周围循环衰竭的一种综合征。一般 15 分钟内失血少于全血量的 10% 时,机体可代偿;若快速失血量超过全血量的 20%,即可引起休克。

(2)烧伤性休克:大面积烧伤伴有血浆大量丢失,可引起烧伤性休克。休克早期与疼痛及低血容量有关,晚期可继发感染,发展为感染性休克。

(3)创伤性休克:发生与疼痛和失血有关。

(二)血管扩张性休克

血管扩张性休克通常是由于血管扩张所致的血管内容量不足,其循环血容量正常或增加,但心脏充盈和组织灌注不足。

(1)感染性休克:是临床上最常见的休克类型之一,临床上以革兰氏阴性杆菌感染最常见,根据血流动力学的特点又分为低动力休克(冷休克)和高动力性休克(暖休克)两型。

(2)过敏性休克:已致敏的机体再次接触到抗原物质时,可发生强烈的变态反应,使容量血管扩张、毛细血管通透性增加并出现弥散性非纤维蛋白血栓,血压下降、组织灌注不良可使多脏器受累。

(3)神经源性休克:交感神经系统急性损伤或被药物阻滞可引起影响的神经所支配的小动脉扩张,血容量增加,出现相对血容量不足和血压下降。这类休克预后好,常可自愈。

(三)心源性休克

心源性休克是指由于心脏泵功能受损或心脏血流排出道受损引起的心排出量快速下降,使代偿性血管快速收缩不足所致的有效循环血量不足、低灌注和低血压状态。心源性休克包括心脏本身病变、心脏压迫或梗阻引起的休克。

二、临床表现

休克早期的患者在以原发症状体征为主的情况下,会出现轻度兴奋征象,如意识尚清,但烦躁焦虑、精神紧张,面色苍白、口唇甲床轻度发绀、心率加快、呼吸频率增加、出冷汗、脉搏细速,血压变化(可骤降,也可略降,甚至正常或稍高)、脉压缩小、尿量减少。

休克中期的患者表现为烦躁、意识不清、呼吸表浅、四肢温度下降、心音低钝、脉细数而弱,以及血压进行性降低(可低于 50 mmHg 或测不到),脉压小于 20 mmHg,皮肤湿冷、发花,尿少或无尿。

休克晚期的患者表现为弥散性血管内凝血(DIC)和多器官功能衰竭:

(1)DIC 表现:顽固性低血压,皮肤发绀或广泛出血,甲床微循环淤血,血管活性药物疗效不佳,常与器官衰竭并存。

(2)急性呼吸功能衰竭表现:吸氧难以纠正的进行性呼吸困难,进行性低氧血症,呼吸促,发绀,肺水肿和肺顺应性降低等表现。

(3)急性心功能衰竭表现:呼吸急促,发绀,心率加快,心音低钝,可有奔马律、心律不齐。如患者出现心律缓慢,面色灰暗,肢端发凉,也属心功能衰竭征象,中心静脉压及脉肺动脉楔压升高,严重者可有肺水肿表现。

(4)急性肾功能衰竭表现:少尿或无尿、氮质血症、高血钾等水、电解质和酸碱平衡紊乱。

(5)其他表现:意识障碍程度反映脑供血情况;肝衰竭可出现黄疸,血胆红素增加,由于肝脏具有强大的代偿功能,肝性脑病发病率并不高;胃肠道功能紊乱常表现为腹痛、消化不良、呕血和黑便等。

三、检查

(1)应当尽快进行休克的实验室检查并且注意检查内容的广泛性,一般应注意的项目包括:①血常规;②血生化(包括电解质、肝功能等)检查和血气分析;③肾功能检查以及尿常规及比重测定;④出血、凝血指标检查;⑤血清酶学检查和肌钙蛋白、肌红蛋白、D-二聚体等;⑥各种体液、排泄物等的培养、病原体检查和药敏测定等。

(2)血流动力学监测:主要包括中心静脉压、肺毛细血管楔压(PWAP)、心排出量和心脏指数(CI)等,使用漂浮导管进行有创监测时,还可以抽取混合静脉血标本进行测定,并通过计算了解氧代谢指标。

(3)胃黏膜内 pH 值测定:有助于判断内脏供血状况、及时发现早期的内脏缺血表现为主的隐性代偿性休克,也可通过准确反映胃肠黏膜缺血缺氧改善情况,指导休克复苏治疗的彻底性。

(4)血清乳酸浓度:正常值 0.4～1.9 mmol/L,血清乳酸浓度与休克预后相关。

(5)感染和炎症因子的血清学检查:通过血清免疫学检测手段,检查血中降钙素原(PCT)、C-反应蛋白(CRP)、念珠菌或曲霉菌特殊抗原标志物或抗体,以及脂多糖(LPS)、肿瘤坏死因子(TNF)、血小板活化因子(PAF)、白细胞介素-1(IL-1)等,有助于快速判断休克是否存在感染因素、可能的感染类型和体内炎症反应紊乱状况。

四、诊断

有典型临床表现时,休克的诊断并不难,重要的是要在其早期能及时发现并处理。

当患者有交感神经—肾上腺功能亢进征象时,即应考虑休克的可能。早期症状诊断包括:①血压升高脉压减少;②心率增快;③口渴;④皮肤潮湿、黏膜发白、肢端发凉;⑤皮肤静脉萎陷;⑥尿量减少(25～30 mL/h)。

临床上延续多年的休克诊断标准包括:①有诱发休克的原因;②有意识障碍;③脉搏细速,超过 100 次/分或不能触知;④四肢湿冷,胸骨部位皮肤指压阳性(压迫后再充盈时间超过 2 秒),皮肤有花纹,黏膜苍白或发绀,尿量少于 30 mL/h 或尿闭;⑤收缩血压低于 80 mmHg;⑥脉压小于 20 mmHg;⑦原有高血压者,收缩血压较原水平下降30%以上。凡符合上述第①项,或第②③④项中的两项,或第⑤⑥⑦项中的一项者,可诊断为休克。

五、治疗

休克是临床上常见的紧急情况,医生应该抓紧时间进行救治。在休克早期进行有效的干预,控制引起休克的原发病因,遏制病情发展,有助于改善患者的预后。

(一)一般紧急治疗

一般将患者取平卧位,必要时将其头和躯干抬高 20°～30°、下肢抬高 15°～20°,以利于患者呼吸和下肢静脉回流,同时保证脑灌注压力;保持患者呼吸道通畅,并可用鼻导管法或面罩法使患者吸氧,必要时建立人工气道,呼吸机辅助通气;维持比较正常的体温,低体温时注意保温,高温时尽量降温;及早建立静脉通路,并用药(见后)维持血压;尽量保持患者安静,避免人为的搬动,可用小剂量镇痛、镇静药,但要防止患者出现呼吸和循环抑制的情况。

(二)病因治疗

休克几乎与所有临床科室都有关联,各型休克的临床表现及中后期的病理过程也基本相似,但引起休克的原因各异,根除或控制导致休克的原因对阻止休克的进一步发展十分重要,尤其对于某些外科疾病引起的休克,大多需手术处理原发病灶。因此,休克的治疗原则应该是尽快恢复患者为有效循环血量,对原发病灶进行手术处理。即使有时患者的病情尚未稳定,为避免延误抢救时机,仍应在积极抗休克的同时进行针对病因的手术。

(三)扩充血容量

大部分休克治疗的共同目标是使患者恢复组织灌注,其中早期最有效的办法是补充足够的血容量,除补充已失去的血容量外,患者因毛细血管床扩大会引起的血容量相对不足的情况,因此往往需要过量的补充,以确保心输出量。即使是心源性休克,有时也不能过于严格地控制输入量,可在连续监测动脉血压、尿量和 CVP 的基础上,结合患者皮肤温度、末梢循环、脉率及毛细血管充盈时间等情况,判断所需补充的液体量,当然最好在漂浮导管监测肺动脉楔压的指导下输液。

目前补充血容量的液体种类很多,休克治疗的早期,输入何种液体当属次要,即使大量失血引起的休克也不一定需要全血补充,只要能维持红细胞压积大于 30% 即可,大量输入晶体液、血浆代用品可以维持适当的血液稀释,对改善组织灌注更有利。随着休克的逐渐控制,输入液体的种类即显得有所讲究,主要目的是防止水电解质和酸碱平衡的紊乱,防止系统和脏器并发症,维持能量代谢、组织氧合和胶体渗透压。

如何正确选择扩容剂,首先应遵循的原则是,时刻考虑使用液体的目的,做到"缺什么补什么"，按需补充。其次，还要同时兼顾晶体及胶体的需求及比例。羟乙基淀粉（HES）作为临床常用的胶体之一，虽早期剂型存在对凝血及肾功能的影响，但随着新产品（如 HES 130/0.4 等）的出现，提高了其在容量复苏中的使用价值。白蛋白在复苏中的作用，并没有随着研究的深入而发生根本的改变。此外，血浆绝不能作为容量复苏的胶体选择，其适应证应为补充凝血因子。

（四）纠正酸中毒

患者在休克状态下，由于组织灌注不足和细胞缺氧常存在不同程度的代谢性酸中毒。这种酸性环境对心肌、血管平滑肌和肾功能都有抑制作用，应予纠正。但在机体代偿机制的作用下，患者产生过度换气，呼出大量 CO_2，可使患者的动脉血 pH 值仍然在正常范围内。由此可见，对于休克患者盲目地输注碱性药物是不妥的。因为按照血红蛋白氧离曲线的规律，碱中毒环境不利于氧从血红蛋白释出，会使组织缺氧加重。另外，不很严重的酸性环境对氧从血红蛋白解离是有利的，并不需要去积极纠正，而且机体在获得充足血容量和微循环得到改善之后，轻度酸中毒常可缓解而不需再用碱性药物。但重度休克经扩容治疗后仍有严重的代谢性酸中毒时，仍需使用碱性药物，医生在用药后 30～60 分钟应复查患者的动脉血气，了解治疗效果并据此决定下一步治疗措施。乳酸钠因需要在肝脏代谢才能发挥作用，所以休克时不应首选，因为休克可导致肝脏功能下降；5％碳酸氢钠可以直接中和血液中的氢离子，但要依靠肺肾的功能最终纠正酸中毒，可以静滴 200 mL 左右；三羟甲基氨基甲烷（THAM）不仅直接中和血液中的氢离子，而且不增加血钠，一次可以静滴 7.28％THAM 40～80 mL（加 5％葡萄糖液稀释），但要注意呼吸抑制、低血糖、恶心、呕吐等不良反应，还要防止外漏出血管，导致组织坏死。

（五）血管活性药物的应用

血管活性药物主要包括两大类，即缩血管药和扩血管药。

缩血管药物目前主要用于部分早期休克患者，以短期维持重要脏器灌注为目的，也可作为休克治疗的早期应急措施，不宜长久使用，用量也应尽量减小。常用的药物有间羟胺（阿拉明）、多巴胺、多巴酚丁胺、去氧肾上腺素（新福林）、去甲肾上腺素等，使用时应从最小剂量和最低浓度开始。

扩血管药物主要扩张毛细血管前括约肌，以利于组织灌流，适用于扩容后 CVP 明显升高而临床征象无好转，临床上有交感神经活动亢进征象，心输出量明显下降，有心衰表现及有肺动脉高压者。常用的药物有异丙基肾上腺素、酚妥拉明（苄胺唑啉）、苯苄胺、妥拉苏林、阿托品、山莨菪碱、东莨菪碱、硝普钠、硝酸甘油、异山梨酯、氯丙嗪等。在使用扩血管药时，前提是必须充分扩容，否则将导致患者血压明显下降，用量和使用浓度也应从最小开始。

第二节 昏迷

一、概述

昏迷是最严重的意识障碍,表现为意识完全丧失,对外界刺激无意识反应,随意运动消失,生理反射减弱或消失,出现病理反射,是临床上常见的急症之一,患者死亡率高,应及时判断和处理。

二、临床表现

(一)不同程度昏迷的分级及临床表现

临床上判断患者是否昏迷和昏迷的程度,主要根据患者对声、触、压、疼痛等刺激的言语、行为运动反应,以及各种反射障碍的表现来决定。

(1)嗜睡:为早期表现,患者持续处于睡眠状态,但能被唤醒,能基本正确回答问题,检查也能配合,但停止刺激后即又入睡。

(2)昏睡:只能被较重的痛觉或较响的言语刺激唤醒,回答问题模糊、不完全,刺激停止后即又入睡。

(3)浅昏迷:患者意识大部分丧失,无自主运动,对声、光刺激无反应,对疼痛刺激尚可出现痛苦表情或肢体退缩等防御反应,角膜反射、瞳孔对光反射、眼球运动、吞咽等脑干反射可存在,肢体可呈伸直性去脑强直,出现病理反射,呼吸、脉搏、血压等尚无显著改变。

(4)深昏迷:自发性动作完全消失,对任何外界刺激均无反应,角膜反射、瞳孔对光反射及腱反射均消失,巴宾斯基征持续阳性,生命体征也常有改变。

(二)几种特殊类型的意识障碍及其临床表现

1.去皮质综合征

去皮质综合征见于缺氧性脑病,其次为皮质损害较广泛的脑血管病及外伤。其表现为无意识地睁眼、闭眼,眼球可活动,瞳孔对光反射、角膜反射有反应,四肢肌张力增高,病理反射阳性。但患者无自发动作,对外界刺激不能产生有意识的反应,大小便失禁,有觉醒和睡眠周期,保持上肢屈曲,下肢伸性强直状态。

2.无动性缄默症

无动性缄默症又称"睁眼昏迷",系脑干上部或丘脑的网状激活系统有损害导致。患者能注视周围人物,貌似觉醒,但不能言语和活动,肌肉松弛,大小便失禁,刺激不能使之清醒。

3.闭锁综合征

闭锁综合征又称"去传出状态",见于脑桥基底部受损。患者表现为脑桥以下脑神经及四肢瘫痪,能以眼球上下运动表达意志,意识清楚,但身体不能动,不能言语,常被误认为昏迷。

4.心因性昏迷

心因性昏迷也称"假昏迷",是强烈的精神创伤导致反应性精神病。这些患者即使在昏迷的状态下,呼吸正常或过度换气,两眼故意紧闭,两侧瞳孔可缩小但是对光反射正常,用手捏患者的鼻子会出现张口呼吸,眼前庭反射正常,肌肉张力正常或时紧时松。

5.意志缺乏症

患者处于清醒状态并能意识到自己的处境,但却不讲话,无自主活动。虽然其感觉和运动通路仍完整,而且患者对自身和环境的记忆仍存在,但对刺激无反应、无欲望,呈严重淡漠状态,多见于双侧额叶病变患者。

(三)不同原因的昏迷及分类

1.病因学

严重昏迷都提示大脑半球、间脑和(或)上脑干的功能障碍。小脑幕上结构的局灶性病变可广泛地损害两侧大脑半球,也可以通过严重的脑水肿使半球结构压迫到间脑的激活系统与中脑,引起经小脑幕切迹的脑疝导致脑干损伤。原发的小脑幕下(脑干或小脑)病变可压迫或直接损伤自中脑中部至间脑(通过向上的压迫)之间任何部位上的网状结构。代谢性或感染性疾病可通过血液成分的改变或直接的毒素的存在抑制大脑半球和脑干的功能。脑血流量的减少(如晕厥或严重心力衰竭)或脑的电活动的改变(如癫痫发作)也都能造成意识障碍。脑震荡、抗焦虑药物和麻醉剂可以引起意识障碍而不伴有可被察觉的脑部结构性变化。

2.病因学分类

昏迷发生的病因较为复杂,可牵涉多个学科的一系列疾病。由于患者不能与医生有效合作,因此查询昏迷患者的病因,常很棘手。目前临床尚无统一的病因分类方法,一般分为两大类:

(1)颅内疾病:①颅内感染性疾病。②脑血管病:脑出血、大面积脑梗死、蛛网膜下腔出血等。③颅内占位性病变。④闭合性颅脑损伤:脑震荡、脑挫裂伤、颅内血肿等。⑤颅内压增高综合征。⑥癫痫。

(2)全身性疾病:①重症急性感染性疾病:病毒感染、细菌感染、立克次体感染、螺旋体感染等全身性感染引起的感染中毒性脑病。②内分泌及代谢障碍性疾病:垂体性脑病、甲状腺危象、黏液水肿性昏迷、肾上腺皮质功能减退性昏迷、尿毒症性脑病、肺性脑病、肝性脑病、低血糖性昏迷、高血糖性昏迷、妊娠中毒症。③心源性脑病:见于阵发性心动过速、房室传导阻滞、病态窦房结综合征引起的阿-斯综合征(Adams-Stokes 综合征)。④水、电解质平衡紊乱及酸碱中毒:稀释性低钠血症、高氯性酸中毒、低氯性碱中毒。⑤外因性中毒:工业毒物(如一氧化碳、四氯化碳、氯甲烷、甲醛)中毒、农药(如有机磷等)中毒、药物(如安眠药、麻醉药、抗精神病药等)中毒、植物类(如毒蘑菇等)中毒、动物类(毒蛇、河豚等)中毒、酒精中毒。⑥物理性及缺氧性损害:高温中暑(热射病、日射病)、触电、淹溺、高山病。

三、昏迷的诊断与鉴别诊断

患者来诊后病因往往不明,诊断需有序的步骤,首先要保持患者呼吸道通畅,检查呼吸、血压、脉搏、心电图,了解基本情况后,再进行其他检查。诊断主题包括鉴别患者是否昏迷、诊断其昏迷的程度及昏迷的病因。

(一)病史

(1)昏迷起病的缓急:急性起病多见于脑血管病、外伤和中毒性疾病;亚急性起病常见于各类脑炎,脑膜炎、肝性脑病,尿毒症性脑病等;逐渐发生者多见于颅内肿瘤和慢性硬膜外血肿;阵发性昏迷多见于肝昏迷。

(2)注意昏迷是突然出现,还是在病程中出现:以眩晕等为首发症状者,应考虑椎基底动脉供血不足;以剧烈头痛、恶心、呕吐为首发症状者多为急性脑血管病;由急性颅内感染或颅外感染性疾病所致昏迷者,昏迷前多有发热等。

(3)有无外伤、毒物接触史及患者所处的环境:如有无一氧化碳中毒、中暑、电击伤等。

(4)有无引起昏迷的内科疾病:如有无糖尿病、有无肝性脑病、肺性脑病或尿毒症性脑病所致昏迷。

(5)短暂昏迷者应询问癫痫病史。

(二)体格检查

1.体温

(1)高热见于重症感染如肺炎、败血症、脑膜炎等。

(2)脑部病损侵及下丘脑体温调节中枢可出现高热,多见于脑出血。

(3)夏季患者高热至 41 ℃或以上,在高温环境下出现昏迷者应考虑中暑。

(4)体温过低可见于各种代谢性或中毒性昏迷,也见于休克、黏液性水肿与冻伤等。

2.脉搏

(1)脉率显著减慢至每分钟 40 次以下,应考虑房室传导阻滞。

(2)心搏减慢合并潮式呼吸、血压增高则提示颅内压增高。

(3)脉(心)搏消失则是心跳骤停的表现。

(4)脉搏增快见于急性全身感染,颠茄类和吩噻嗪类等药物中毒,休克,心脏异位节律等。

3.呼吸

(1)呼吸明显减慢见于吗啡类、巴比妥类等药物中毒所致的呼吸中枢抑制。

(2)脑出血时呼吸深而粗,出现鼾声。

(3)代谢性酸中毒时(如糖尿病与尿毒症昏迷)常出现库斯莫(Kussmaul)呼吸,呼吸深大而规律,频率正常。

(4)呼气带氨臭味见于尿毒症。

(5)呼气带烂苹果香味见于糖尿病酸中毒。

(6)酒精中毒时患者呼气带浓酒气味。

(7)有机磷中毒时患者呼气带大蒜气味。

(8)呼气出现肝臭者提示为肝性脑病。

(9)周期性潮式呼吸(Cheyne-Stokes 呼吸)见于双侧大脑半球疾病或间脑病变,不规则的呼吸形式(延长的或共济失调性吸气)则见于桥脑下部或延髓上部的病变。

(10)过度换气通常反映代谢性或肺部疾病,如甲状腺功能减退症、慢性肺心病合并二氧化碳潴留时可出现换气不足,但有时候也反映桥脑上部或中脑的损害。

4.血压

(1)严重高血压常见于高血压脑病、脑出血等。

(2)麻醉剂与安眠药中毒、内出血、心肌梗死、革兰氏阴性杆菌败血症、慢性肾上腺皮质功能减退症等疾病时血压降低。

5.皮肤

(1)面色苍白见于休克、尿毒症昏迷。

(2)面色潮红见于酒精、颠茄类中毒、中暑、肺性脑病,脑出血等。

(3)皮肤黏膜黄疸可见于重症肝病、脑型疟疾、败血症等。

(4)皮肤呈樱桃红色须注意一氧化碳中毒。

(5)皮肤有出血点应注意败血症、伤寒、感染性心内膜炎、血液病等。

(6)皮肤有色素沉着可见于慢性肾上腺皮质功能减退症。

6.脑膜刺激征

(1)患者首先表现为颈项强直,医生将患者头部做前后屈曲时出现抵抗感,左右旋转时则无抵抗感,深昏迷时脑膜刺激征可不出现。

(2)蛛网膜下腔出血患者有时应经 24～48 小时颈强直才明显,此时脑脊液检查呈血性,有诊断价值。

7.瞳孔

(1)肉毒毒素中毒,子痫、癫痫发作时,颠茄类、巴比妥类、可待因、奎宁、氰化物、麻黄碱、乌头碱、可卡因等中毒或缺氧时可见双侧瞳孔扩大。

(2)小脑幕疝或颈内动脉与后交通动脉连接处的动脉瘤压迫动眼神经常见一侧瞳孔扩大。

(3)吗啡、毛果芸香碱、新斯的明、有机磷、苯胺、乙醇、水合氯醛等中毒时瞳孔缩小。

(4)脑桥出血时双侧瞳孔缩小如针尖但对光反射保存。

(5)对光反射障碍最常见于脑顶盖前部病变。

(6)若对光反应变化不定,提示为中毒、代谢性疾病或颅内压不稳定。

(7)固定而散大的瞳孔常由于严重的器质性病变所致。

(8)当中脑受损,或发生严重过量的安眠药中毒时,瞳孔呈中等大小,反射消失;在大多数代谢性疾病、半球疾病或心因性意识反应消失病例中,瞳孔对光反射都正常。

8.眼底

(1)颅脑损伤或颅内出血后12~24小时内可出现视乳头水肿。

(2)若视乳头水肿非常严重,常提示慢性颅内高压,由颅内占位性变所引起。

(3)玻璃体下出血可见于蛛网膜下腔出血。

9.眼球运动

(1)脑干病变可出现各种眼肌与眼睑瘫痪。

(2)眼脑反射检查(头旋转时的眼反射运动和冰水刺激内耳的前庭眼反射运动)有助于脑部病变的定位诊断。在下丘脑疾病,在半球受到抑制的病例中,外耳道灌注冷水引起的前庭眼球反应显示出可向双侧的强直性同向性偏斜,哪一侧外耳道接受冷水灌注双眼球就向该侧同向偏斜。脑干受损时前庭眼球反应消失或出现非同向的眼球偏斜,在心因性反应丧失病例中只见轻微眼球震颤或随机的不规则眼球活动。

10.瘫痪

(1)观察肢体的位置,对疼痛的刺激反应,肌张力、腱反射的改变和病理反射的出现,可确定瘫痪的存在。

(2)在半球病变中,偏瘫的肢体对疼痛刺激不起运动反应。

(3)去大脑强直(颈项与背脊后仰,四肢伸直,牙关咬紧)见于间脑—中脑功能障碍;脑桥延髓脑干障碍则引起四肢松弛性瘫痪。

(4)对称的运动障碍,往往包括扑翼样震颤或多灶性肌阵挛在内,见于代谢性疾病,特别是缺氧,以及药物中毒引起的弥漫性神经元异常,或克-雅脑病(Creutzfeldt-Jakob 病)。

(5)去脑强直与去皮质强直:去脑强直呈颈、躯干与四肢的伸直性强直,可见于中脑出血、肿瘤或炎症性病变。去皮质强直表现为上肢呈屈曲性、下肢呈伸直性强直,可见于急性或亚急性双侧大脑半球病变(缺血缺氧性脑病、大脑皮质广泛损害的脑血管疾病、脑炎、脑外伤、丘脑出血等)。

(6)不随意运动:颜面、躯干及四肢细小而急速的肌阵挛运动可见于脑炎、尿毒症等。昏迷伴局部性抽搐要注意脑肿瘤、蛛网膜下腔出血等,有全身抽搐者可见于尿毒症、低血糖、一氧化碳中毒、肝性脑病、中毒性昏迷、子痫、癫痫等。扑翼样震颤可见于肝性脑病,舞蹈样运动可见于风湿性脑脉管炎。

四、院前急救措施

(一)病情要点

昏迷作为严重的意识障碍,不论病因如何,通常代表许多疾病危重期,可致命并使原发病加重。治疗原则:尽力维持生命体征;进行周密的检查,确定意识障碍的病因;应避免对各内脏尤其脑部进一步损害;尽快明确病因,给予早期干预即对症治疗和病因治疗。

(二)现场处置要点

现场处置原则为先救命、后辨病。

1.紧急处理

(1)清理患者呼吸道,保持其呼吸道通畅,防止患者因呕吐导致窒息。

(2)吸氧,必要时应将患者气管切开或插管行人工辅助通气。

(3)维持患者的有效血循环,给予强心药物、升压药物,纠正休克。

2.对症治疗

(1)控制颅高压,使用降颅压药物如甘露醇、呋塞米、甘油果糖等。

(2)抗感染及控制过高体温。

(3)控制高血压。

(4)纠正休克:升压药物和中枢兴奋药。

(5)处理伤口:有开放性伤口时应及时止血、扩创、缝合、包扎,并应注意有无内脏出血。

(6)用安定、苯巴比妥等控制抽搐。

3.病因治疗

对于一旦病因得以明确,尽快病因治疗。对低血糖昏迷患者应该立即静脉注射葡萄糖溶液;对水、电解质紊乱的尽快纠正水、电解质紊乱;对各种中毒患者应该尽快清除毒物,促进毒物的排出,解毒治疗等。

(三)转运注意事项

(1)体位与搬运注意事项:颅内压高者宜采取头高位;有呕吐倾向患者,应将其头部偏向一侧，防止误吸。

(2)注意监护患者的生命体征变化，及时对症处理。

(四)院前院后交接

院前急救医生一定要将导致患者昏迷的原因或各种可能性向院内医生详细交接，将病情程度、所用药物及剂量、病情进一步的进展可能及治疗建议向院后医生详细交代。

第三节　眩晕

一、眩晕定义

布莱恩(Brain)认为空间定位觉障碍产生的一种运动的幻觉或错觉，是患者主观空间定向觉错误，能明确叙述自身转动(自动性)或环境转动(他动性)称眩晕(vertigo)，vertigo 一词来源于拉丁文"Vertere"，为旋转之意。眩晕亦可认为是人与周围环境之空间关系在大脑皮质的反应失真。大多数学者认为，眩晕具有环境或自身的运动幻觉，包括旋转、滚翻、倾倒、摇摆、浮沉等感觉，与头昏、头晕、头重脚轻等感觉不同。严格来说，头晕包括眩晕，而眩晕不能反过来说成是头晕(dizziness)，现国外文献仍眩晕将 vertigo 与 dizziness 混用，国内将 dizzlness 译为头晕，将 vertigo 译为眩晕。

二、眩晕的病理生理学基础

人体维持平衡主要依赖于由前庭系统、视觉、本体感觉组成的平衡三联。前庭系统是维持平衡、感知机体与周围环境相关的主要器官，其末梢是三个半规管之壶腹嵴及前庭两个囊斑，分别感受直线及角加速度刺激，冲动通过前庭一级神经元(即 Scarpa 神经节)传到二级神经元(即位于延髓的前庭神经核)，再通过前庭脊髓束、网状脊髓束、内侧纵束、小脑和动眼神经诸核，产生姿势调节反射和前庭—眼反射。大脑的前庭代表区为颞上回听区的后上半部、颞顶交界岛叶的上部。从末梢感受器到大脑前庭中枢的整个神经通路称为前庭或静动系统，将头动驱使内淋巴流动的机械能转换成控制体位、姿势或眼动的神经冲动，故每个前庭毛细胞等于一个小型换能器。本系统病变或受刺激不能实现机械能到生物电能的转换则引起眩晕。视觉、本体感觉也是平衡三联的组成部分，不仅本身负有传送平衡信息的作用，而且与前庭系统在解剖和生理上有密切联系，此两系统引起眩晕的程度轻、时间短，常被视觉、本体觉障碍症状所掩盖。三种定位感觉之一受损，发出异常冲动均可引起眩晕。最常见的是前庭功能紊乱，所输入的信息不代表其真实的空间位置，与另两个平衡感受器输入的信息发生矛盾。平衡皮质下中枢可能在前庭神经核平面,其综合的空间定位信息与原先输入中枢的信息迥异,皮质下中枢不能自动调节便反映到大脑,大脑则感到空间定位失误而产生眩晕。

从心理生理机制角度看,在发育过程中人体逐渐将身体各部的关系协调起来,能察觉躯体所占的空间,布莱恩(Brain)将此感觉整合结构定名为躯体图(body schema),人体周围空间结构定名为环境图(environ-mental schema)。人体运动过程中此两者同时改变,故运动时能识别周围景物。当前庭系统障碍,感觉信息不完整时,自身运动误认为是周围物体运动,或周围物体运动误认为是自身运动,此种躯体图的领悟障碍可视作定位障碍的心理生理学基础。随着时间的推移及前庭中枢的代偿,尽管两侧前庭功能仍不对称,这种"不熟悉"的信息逐渐被接纳,转变为"熟悉"的信息,使异常空间定位信息转变为寻常空间定位信息纳入贮储过程,则平衡功能恢复,眩晕消失。故前庭受损后,通过前庭训练恢复平衡,也称"习服治疗"。据诺尔(Norre)报道,前庭习服治疗眩晕的有效率可达 90% 以上。

(一)眩晕与平衡功能

平衡功能指人体维持静息状态和正常空间活动的能力。各种姿势,如坐、卧、立、跑、跳及旋转等活动,依赖于视觉、本体觉和前庭系统各种不相同感受器,经网状结构连接、整合,最后统一完成人体在空间的定位觉,当感受到平衡失调时,将"情报"向中枢神经系统传入,经过大脑皮质和皮质下中枢的整合,再由运动系统做出适当的动作,纠正偏差,稳定躯体达到新的平衡。这是一连串复杂的反射过程,可归纳为三个重要环节:

(1)接收与传递信息:信息来自视觉、本体觉和前庭终器,三者是发生位向感受的基本器官。由视觉得知周围物体的方位,自身与外界物体的关系;本体觉使人时刻了解自身姿势、位置;前庭感受器辨别肢体运动方向,判别躯体所在空间位置。

(2)效应或反应:躯体重心一旦发生位移,平衡状态发生变化,平衡三联立即将变化"情报"传入中枢,由运动系统传出适当的动作指令,使伸肌、屈肌、内收肌、外展肌的协调弛张及眼肌反位性移动达到新的平衡。

(3)协调与控制:初级中枢在脑干前庭神经核和小脑,高级中枢在颞叶,其对末梢反应起调节抑制作用;维持平衡既靠潜意识的协调反射,也靠有意识的协调运动;任何参与平衡的末梢感受器病变或中枢与末梢之间的联系破坏,都可造成平衡失调。

(二)眩晕与平衡的关系

眩晕是主观症状,平衡失调是客观表现,眩晕可诱发平衡失调,平衡失调又可加重眩晕,两者的关系有几种可能性。

(1)眩晕与平衡障碍两者在程度上一致:前庭末梢性病变,如梅尼埃病急性期、浆液性迷路炎,眩晕与平衡障碍的程度相符合,随着病情的好转,眩晕与平衡障碍都恢复,两者的进度一致。

（2）眩晕轻而平衡障碍重：见于中枢性眩晕,脑桥小脑角之听神经瘤及脑膜瘤,颅颈结合部畸形如颅底凹陷症、阿诺德-奇阿（Arnold-Chiari）畸形者平衡功能障碍明显,而眩晕不重。本体感受器疾病如脊髓空洞症患者,会出现走路蹒跚,闭眼无法站立,只有轻度眩晕,许多学者将此总结为"病变越接近前庭终器,眩晕越重"。

（3）眩晕重而平衡功能正常：官能症或精神因素为主的疾病往往有明显眩晕而平衡功能正常。诊断精神性眩晕应持慎重态度,洛德·布莱恩（Lord Brain）曾强调,对所有眩晕患者,不论其精神因素多大,均应检查迷路功能;对所有眩晕患者不论其器质因素有多大,勿忘记检查其精神性反应。

三、眩晕的分类

为了明确诊断和有效治疗,对眩晕症进行分类是有必要的,几种不同分类法各有一定价值。

（一）根据解剖部位或病变器官分类

1.德韦斯（DeWeese）分类法

按疾病解剖部位分为前庭系统性眩晕（vestibular systematic vertigo）或称系统性眩晕,以及非前庭系统性眩晕（non vestibular systematic vertigo）或称非系统性眩晕。一般而论前庭系疾病多为眩晕,非前庭系疾病多为头晕,这只是大体上概括,并非绝对。某些非前庭系疾病,但累及前庭终器,如动脉硬化所致迷路卒中,会引起发作性眩晕;听神经瘤虽属前庭系疾病,但很少引起旋转性眩晕,以引发听力下降及平衡障碍为主。

2.爱德华（Edward）分类法

此法将眩晕分为颅内和颅外两大类：

（1）颅内病变所致眩晕：包括中枢性位置性眩晕、颅内占位性病变、癫痫、脑缺血、颅脑外伤等。

（2）颅外病变所致眩晕：外耳道耵聍、各种中耳急慢性炎症、中耳癌、颈静脉球体瘤、良性位置性眩晕、梅尼埃病、耳硬化症、迟发性膜迷路积水、颞骨骨折等。

3.根据病变器官分类法

（1）耳源性眩晕包括外耳、中耳和内耳疾病。

（2）血管性眩晕。

（3）中枢性眩晕。

（4）颈源性眩晕。

（5）视性眩晕。

（6）心血管性眩晕。

（7）癔症性眩晕或精神性眩晕。

此三种分类法之缺点是只能定位，不能定性，亦不能说明发病机制。

（二）根据眩晕性质分类

霍伊特-托马（Hojt-Thomas）将眩晕分为真性眩晕和假性眩晕。真性眩晕是由眼、本体觉或前庭系统疾病引起的，有明显的外物或自身旋转感。由于受损部位不同，又可分为眼性、本体感觉障碍性和前庭性眩晕。眼性眩晕可以是生理现象，也可以是病理性的，例如在高桥上俯视脚下急逝的流水，会感自身反向移动及眩晕；在山区仰视蓝天流云会觉得自身在移动；在列车上可出现眩晕及铁路性眼震，即眼震快相与列车前进方向一致，这些都是视觉和视动刺激诱发生理性眩晕，脱离其境症状就消失。眼视动系统疾病，如急性眼肌麻痹因复视而眩晕，遮蔽患眼眩晕可消失。本体感觉障碍引起之眩晕称姿势感觉性眩晕，见于后索病变，例如脊髓空洞症、梅毒患者因深部感觉障碍和运动失调而引起眩晕。由于视觉和本体觉对位向感受只起辅助作用，故此两系统疾病引起之眩晕都不明显，临床上有视觉和本体觉病变者，其本系统症状远远大于眩晕，即眩晕是第二位乃至第三位的症状，很少以眩晕为主诉就医。

假性眩晕多由全身系统性疾病引起，如心血管疾病、脑血管疾病、贫血、尿毒症、药物中毒、内分泌疾病及神经官能症等，几乎都会引起轻重不等的头晕症状，患者会感到"飘飘荡荡"，但没有明确转动感。前庭中枢性病变也可表现为假性眩晕范畴。

此种分类笼统，没有明确的定位定性价值。

（三）眩晕症的定位分类法和定性分类法

此种分类是既有解剖部位又有疾病性质的分类法，符合神经耳科学诊断原则，有临床实用价值。

1.前庭系统性眩晕

（1）前庭末梢性眩晕：①有耳蜗症状的眩晕分迷路内病变和迷路外病变：迷路内病变，如梅尼埃病[勒莫耶兹（Lermoyez）综合征]、迟发性膜迷路积水、突发性聋、外淋巴瘘、急慢性中耳炎与胆脂瘤骨迷路破坏、耳毒性药物中毒性眩晕[丹迪（Dandy）综合征]、内耳供血不足、耳硬化症、迷路震荡，大前庭水管综合征；迷路外病变，如脑桥小脑角肿瘤（听神经瘤）、拉姆齐-亨特（Rasmay-Hunt）综合征、颞骨横行或纵行骨折。②前庭病变无耳蜗症状的眩晕：前庭神经炎和前庭神经供血不足，无耳蜗症状的眩晕；良性阵发性位置性眩晕，包括嵴顶结石症和半规管结石症。③运动病。

（2）前庭中枢性眩晕：①血管性：外侧延髓综合征（PICA阻塞）或瓦伦贝格综合征（Wallenberg syndrome），后循环缺血的患者，$50\% \sim 75\%$会有眩晕症状；小脑出血常以眩晕为首发症状。②非血管性：脑干肿瘤、颅颈结合部畸形（扁平颅底、阿-基脑畸形、寰椎枕化、寰枢脱位或融合、颈椎融合）、脑干脑炎、癫痫小发作。

2.非前庭性眩晕

(1)眼疾病:眼肌病、青光眼、屈光不正。

(2)本体感觉系疾病:脊髓结核、慢性乙醇中毒、糙皮病、恶性贫血。

(3)全身系统疾病:心血管、脑血管、血液、内分泌及消化系统疾病均可引起眩晕。

(4)颈源性眩晕:由颈部不同疾病引起之综合征,有椎动脉受压学说和颈部交感神经受刺激引起椎动脉痉挛学说,颈深部感受器受刺激经颈1至颈3神经到前庭神经核引起眩晕。根据不完全统计就诊于耳鼻咽喉科的眩晕至少半数为颈源性眩晕。颈部各种疾病引起的眩晕,可能是最常见的眩晕,其可属前庭性亦可属非前庭性眩晕,目前尚难严格区分。颈部病变亦可能是膜迷路积水和位置性眩晕的原因。

四、诊断和定位

(一)目前存在的问题

(1)近20年来,国内外对眩晕症十分重视,虽有大量病例报道,但许多问题尚未解决,如眩晕的病理资料少,疾病的命名、诊断标准至今不统一,病因及发病机制仍处于推理阶段。

(2)眩晕症涉及面广,应由有关科室共同解决,虽已有神经耳科学成立,但仍有较多各科独立研究。耳科着重研究前庭性眩晕,神经科致力于中枢神经系统性眩晕,内科侧重心血管系统疾病引起的眩晕,由于研究途径、思考方法不同,对诊治结论各异。

(3)同一疾病,因发生于前庭系统不同部位引起不同形式眩晕;同一部位病变,病因不同表现不一,如限于内听道听神经瘤与生长到脑桥小脑角突然压迫或不压迫内听动脉肿瘤的临床表现及检查结果有很大差异;同一患者患几种可诱发眩晕之疾病,主次难分,抓不住要害,治疗效果不好。

(4)诊断眩晕症的手段有很大发展,如眼震电图、姿势图、胃电图进展很快,从无到有,由定性走向定量,但仍不能满足临床之需要,不但检查方法烦琐,患者反应重、不愿接受,而且结论模棱两可,检查方法及诊断结果无统一标准。所以前庭系疾病的检查尚需进一步改善,目前前庭系疾病的诊断尚处于襁褓时期。

(二)确诊应了解的病史

眩晕体征很少也很难捕捉,医生很大程度是根据病史进行诊断,故正确搜集病史甚为重要,在无暗示和诱导情况下,应询问清楚以下问题。

1.眩晕发作前的情况

患者发病前有否颅脑外伤、烟酒过度、精神情绪不稳、劳累失眠等情况,问清患者是头晕还是眩晕,有时患者将头晕、眼花、头蒙笼统归之为眩晕。若自身或周围环境有旋转、漂浮、偏斜等动感多为前庭系统病变,无动感多为非前庭系统或中枢病变。

2.眩晕发作情况

眩晕发作情况要问清:①夜间还是晨起犯病,突然发病还是缓慢发病,首次发病还是反复发病;②何种情况下发病,如在体位改变、扭颈,或某种特殊体位的情况下发病;③眩晕的形式是旋转还是非旋转性的;④强度能否忍受,意识是否清楚;⑤睁眼、闭眼时眩晕是减轻还是加重,声光刺激、变换体位时眩晕是否加重。

3.眩晕伴发症状

医生应问清以下伴发症状发生于眩晕之前、之中,还是之后:

(1)自主神经症状:是眩晕症的客观表现,前庭末梢病变的自主神经反射重于中枢病变。据报道,前庭末梢病变有恶心者占50%、呕吐者占34%、脉搏增快者占20%,因每人神经类型不同,有脉搏加快、血压升高、交感神经占优势者,亦可有脉搏减慢、血压下降、迷走神经占优势者,有些患者还有出汗、面色苍白、腹泻等情况。

(2)耳部症状:发病前是否出现耳聋、耳鸣、耳闷等情况,或原有耳蜗症状明显加重现象。

(3)眼部症状:眼前发黑,复视,视物模糊。

(4)颈部症状:有否颈项部或肩臂疼痛,有否上肢麻木、活动受限。

(5)中枢神经系统症状:如头痛、意识障碍、知觉丧失、抽搐、平衡失调、感觉及运动障碍,特别注意有否面部麻木、言语及构音障碍、吞咽困难等症状。

4.既往史

了解患者的职业、生活习惯、烟酒嗜好,是否有耳部疾病及手术史、用药史、脑外伤、晕车史等。通过病史粗略分析出眩晕类型,即前庭性或非前庭性眩晕,前庭中枢病变还是末梢性病变,只有明确诊断,治疗才有方向。

(三)体格检查

按一般常规进行全身检查,病史中有系统性疾病可疑者则重点检查。检查包括血液各项生化指标,经颅多普勒超声、脑 CT 及 MRI、耳鼻咽喉物理检查、听及前庭功能检查等。

(四)诊断和鉴别诊断

诊断眩晕患者首先要确定是真性眩晕或假性眩晕,判断为真性眩晕后再确定病变在中枢还是在末梢。

五、眩晕症治疗原则

眩晕不是一种疾病,而是某些疾病的综合症状。引起眩晕之疾病涉及许多临床学科,包括神经内外科、眼科、耳鼻咽喉科、骨科、内科及小儿科。据图佩(Toupet)统计,绝大多数(92.3%)眩晕患者为周围性眩晕,只有 7.7% 的患者为中枢性眩晕,故眩晕的诊治需要有关科室协商确定处理原则。

（一）病因治疗

以眩晕为主要表现的数十种疾病中,病因治疗是根本,应根据病因及前庭功能损害状况,初步判断预后及治疗效果,可归纳为以下三种情况。

(1)前庭功能尚属可逆损害性眩晕:这一类预后良好,如浆液性迷路炎、良性阵发性位置性眩晕、过度换气综合征、科斯滕(Costen)综合征、运动病等,眩晕是激惹或反射引起的,前庭中枢及末梢尚无不可逆性损害,治疗应针对病因,一旦病因解除、眩晕消失,前庭功能即可恢复。

(2)前庭功能一次性损害不可逆转的眩晕:如流行性腮腺炎、化脓性迷路炎、突发性聋、Rasmay-Hunt 综合征、前庭神经元炎、内耳震荡、颞骨骨折等。这类疾病的病因可消除,但会造成患者的迷路或前庭神经功能完全破坏,前庭功能不能恢复,须依靠前庭中枢代偿消除眩晕。

(3)前庭功能波动性损害或不可逆损害:如梅尼埃病、动脉硬化或高血压性眩晕、颈椎病、听神经瘤等,此类疾病疗效差,眩晕不定期复发,这些难治性眩晕症经非手术治疗无效者可行外科治疗。

（二）对症治疗

1.眩晕发作时的非手术治疗

医生应使患者选择最舒适体位,避免声光刺激,使患者安静,解除思想顾虑,树立信心。患者眩晕急性发作,自主神经症状明显时,在排除严重循环系疾病基础上,医生可用阿托品 0.5 mg 对其进行皮下注射,可缓解患者的严重恶心、呕吐症状,使患者安静,便于询问病史及检查。其他常用药物如下:

(1)前庭神经镇静药:异丙嗪(非那根)、地西泮(安定)、赛庚啶、巴比妥类、地芬尼多(眩晕停)。

(2)防止呕吐制剂:阿托品、氢溴酸东莨菪碱、山莨菪碱(654-2)。

(3)利尿药及脱水药:呋塞米、甘露醇、氢氯噻嗪(双氢克尿噻)、50%甘油、氨苯蝶啶、乙酰唑胺(Diamox)。

(4)血管扩张药:银杏叶提取物、丹参、川芎嗪、5%碳酸氢钠、腺苷三磷酸(ATP)、罂粟碱、氟桂利嗪(西比灵)、丹参注射剂、倍他司汀等。

(5)激素类:泼尼松、地塞米松。

(6)维生素类:维生素 C、维生素 P,有改善毛细血管脆性的作用。

(7)吸氧:一般用高压氧或5％的二氧化碳混合氧吸入治疗。若已排除中枢性眩晕,尚未明确哪种末梢性疾病引起之眩晕,急性期可按梅尼埃病治疗方案处理,缓解期边检查边治疗,明确诊断后,按病因或根治性治疗。

2.手术治疗

眩晕症病因复杂,牵涉学科广泛,若进行手术治疗必须有明确的定位诊断和适应证,盲目行事后果不佳。

第四节　发热

发热是指人的体温因为各种原因超过正常高限。一般成人正常体温是腋表 36.5 ℃、口表 37.1 ℃、肛表 37.5 ℃,24 小时内温度差波动在 1 ℃以内。妇女月经期、妊娠期或剧烈运动时,体温会稍高于正常。

一、病因

临床上引起发热的原因很多,主要有感染性疾病和非感染性疾病。

(1)感染性疾病:包括各种细菌、病毒、真菌、衣原体、立克次体、螺旋体或寄生虫等引起的急性或慢性传染病,以及急性或慢性感染性疾病。

(2)非感染性疾病:包括变态反应与过敏性疾病、血液系统疾病、结缔组织病、理化因素所致疾病、急性肿瘤、内分泌及代谢障碍引起的疾病,体温调节中枢障碍所致疾病。

二、发热类型

(一)按体温热型分类

(1)稽留热:体温持续在 39～40 ℃,持续数日或数周,24 小时体温波动范围不超过 1 ℃,临床常见于伤寒、大叶肺炎、急性传染病的高峰期。

(2)弛张热:体温在 39 ℃以上,但波动幅度大,24 小时内体温差达 2 ℃以上,最低时仍高于正常水平,临床常见于败血症、风湿热、重症肺结核、化脓性炎症等疾病。

(3)间歇热:高热与正常体温交替出现,体温恢复正常后数小时或数日内再次出现高热,临床常见于疟疾、急性肾盂肾炎等疾病。

(4)不规则热:发热无一定规律,持续时间不定,临床见于恶性肿瘤、流行性感冒、亚急性细菌性心内膜炎等疾病。

(5)双峰热:两次高峰,临床见于恶性疟疾、败血症等疾病。

(6)回归热:体温恢复正常 1～2 天后再度升高,临床见于回归热、鼠咬热等疾病。

(7)波状热:在数天内日逐渐上升至高峰然后逐渐下降至常温或微热状态,不久又再发,呈波浪式起伏,临床见于布鲁氏菌病、恶性淋巴瘤、周期热等疾病。

(8)消耗热:体温在24小时内波动极大,达3~5 ℃。临床见于重度结核、败血症等疾病。

(二)按发热程度分类

(1)低热为37.4~38 ℃。

(2)中度发热为38.1~38.9 ℃。

(3)高热为39~40 ℃。

(4)超高热为40 ℃以上。

三、急救措施

(一)一般措施

(1)定时测体温:一日测4次,高热患者4小时测量1次,一般体温恢复正常3天后改为每日测量2次,同时注意呼吸、心率、血压以及瞳孔的变化。

(2)观察发热时伴随的症状及临床体征。

(3)了解发热原因。

(4)对比治疗前后疗效。

(5)准确记录饮食量、治疗量以及尿量和体温。

(二)物理降温法

(1)局部冷疗:临床常用于体温达39 ℃者,给予其冰袋、冰帽、冷毛巾等,在头部、腋下和腹股沟处冷敷。

(2)全身冷疗:见于体温高达39.5 ℃的患者,通常采用酒精擦浴、冰水灌肠等方法。

(3)补充营养和水分:发热时机体消耗量大,注意给予患者水和盐的补充,防止虚脱,患者的饮食应清淡、易消化、包含多种维生素及高蛋白。

(三)药电动冰毯降物降温法

医生可酌情使用解热剂使机体散热,达到降温目的。

第五节 呼吸困难

呼吸困难是一种严重的临床症状,患者主观上有空气不足或呼吸费力的感觉,而客观上患者呼吸肌和辅助呼吸肌均参与呼吸运动,通气增加,呼吸频率、节律、深浅度、呼吸型、呼气相和吸气相比等有不同程度异常改变的状态。呼吸困难一般是由于患者心血管系统和呼吸系统疾病所致,神经系统、运动系统、内分泌系统和造血系统出现异常亦有可能造成呼吸困难。

一、分类

呼吸困难的病因临床上可分为肺源性呼吸困难、心源性呼吸困难、中毒性呼吸困难、神经精神性呼吸困难及其他原因引起的呼吸困难。

根据发病的急缓又分为急性和慢性呼吸困难。急性呼吸困难常病情紧急、危重,应急诊处理。

二、临床特点

（一）临床表现

1.起病方式

突然发作的呼吸困难多见于自发性气胸、肺水肿、支气管哮喘、急性心肌梗死和肺栓塞等疾病。夜间阵发性呼吸困难以急性左心衰最为常见,慢性阻塞性肺疾病（COPD）患者夜间可因痰液聚积面引起咳喘,被迫取端坐体位。慢性支气管炎肺气肿患者的呼吸困难表现可随肺功能减退而加重。急性呼吸窘迫综合征（ARDS）患者多在原发病起病后 5日内（而约半数者在 24 小时内）出现呼吸加快情况,随后呈进行性呼吸困难或呼吸窘迫。

2.伴随症状

呼吸困难患者可伴有发热、咳嗽、咳痰、胸痛等症状。

3.呼吸困难类型

（1）吸气性呼吸困难:多见于喉、气管狭窄（炎症、水肿、异物或肿物压迫）,表现为喘鸣,吸气时胸骨和锁骨上窝及肋间隙凹陷,称"三凹征"。

（2）呼气性呼吸困难:多见于支气管哮喘、COPD 患者,表现为呼气延长伴有喘鸣音。

（3）混合性呼吸困难:见于重症肺炎、肺间质纤维化、大量胸腔积液和气胸。

（4）潮式呼吸和间歇呼吸［毕奥（Biots）呼吸］:见于中枢神经系统疾病及糖尿病酮症酸中毒、急性中毒等疾病。

（二）辅助检查

1.影像学检查

胸部 X 线检查在鉴别心肺疾病引起的呼吸困难中仍是比较简便、快捷的方法,可清楚地显示心脏大小、形态,肺部及胸部病变,尤其在肺淤血、肺水肿、肺炎、气胸等疾病快速诊断中起重要作用,有助于发现各种心肺及胸腔疾病。对急危重症患者行床边 X 线检查时尽量取半卧体位。必要时可对患者进行 CT 扫描、薄层 CT 扫描,MRI 放射性核素扫描,这有助于明确心肺血管系统病变。

2.动脉血气分析

动脉血气分析通过 PaO_2、$PaCO_2$、酸碱指标来判断病情。

3.血常规、生化检查

(1)血清脑利钠肽(BNP)、N 末端 B 型利钠肽前体(NT-proBNP)水平:血清 BNP、NT-proBNP 水平升高是快速诊断患者发生心源性呼吸困难的标记物。

(2)肌钙蛋白(T 或 I):肌钙蛋白 T 或肌钙蛋白 I 对于诊断急性心肌梗死具有重要意义,尤其是急性失代偿性心衰患者中,肌钙蛋白 T 或股钙蛋白 I 可增高。

(3)D-二聚体:D-二聚体是血栓性疾病的诊断指标,主要用于鉴别肺栓塞。若 D-二聚体<0.5 mg/L,基本可排除肺栓塞;当 D-二聚体>0.5 mg/L 时,则高度怀疑肺栓塞,但是否诊断肺栓塞还要依据患者病史和其他检查结果综合判断。

4.心电图

心电图对于心肌缺血、心肌梗死、心律失常等的检查较为敏感,若为这类疾病诱发心功能不全导致的呼吸困难,心电图可为诊断提供一定的依据。

5.超声心动图检查

心脏超声可准确评估心脏的大小、结构、瓣膜形态、活动度、心脏收缩和舒张情况、心功能等,对于心脏疾病的诊断鉴别具有重要作用,且简便易行。肺脏超声在鉴别心源性和肺源性急性呼吸困难中具有重要意义。当在胸部前外侧处进行肺部扫描时,如果广泛检测到声像图,即可诊断为弥散肺间质综合征,则提示即将发展为急性肺水肿。

6.肺功能检查、心肺运动试验

肺功能检查可针对病情并非危急的患者,以帮助医生判断患者呼吸功能障碍的程度和性质,以及肺部疾病的严重程度和预后。但肺功能检查项目较多,医生应按病情需要及患者的耐受能力选择检查。心肺运动试验可监测呼吸困难的程度,客观评估呼吸困难的原因,有助于鉴别心血管疾病、呼吸疾病等所致的呼吸困难。

7.肺动脉造影、肺动脉 CT 血管造影技术(CTPA)、放射性核素通气/血流扫描

怀疑患者患有肺栓塞、肺梗死时可选用,梗死部位可出现相应的稀疏缺损区。心脏核素扫描可精确定位心肌缺血部位,为明确心脏病因进行诊断,同时可精确得出心功能的诊断,辅助判定是否为心源性呼吸困难。

8.其他

患者出现深大呼吸、吸气有烂苹果味时考虑酮症酸中毒,可查血酮和血气分析。医生怀疑患者出现血液相关疾病时,可查血常规及凝血功能、骨髓穿刺检查等;怀疑患者出现尿毒症或化学毒物引起呼吸困难,可查肾功能及相关毒素检查;怀疑与脑部疾病相关

时,可进行神经系统检查等。

三、鉴别诊断

呼吸困难需鉴别病因与评估其危重程度,包括心脏疾病、代谢性疾病、感染性疾病、神经—肌肉性损害、创伤以及血液系统疾病。

四、治疗原则

急性疾病导致的呼吸困难,具有起病急、进展快,症状明显的特点。治疗原则是保持呼吸道通畅,纠正缺氧和(或)二氧化碳潴留,纠正酸碱平衡失调,最终改善呼吸困难取决于病因治疗。

(1)保持呼吸道通畅:①开放气道,必要时快速建立人工气道;②清除气道内异物及分泌物;③如存在支气管痉挛现象,可静脉给予支气管扩张药物,如 β_2 肾上腺素受体激动剂、糖皮质激素、茶碱类药物等。

(2)纠正缺氧:一般经鼻导管或面罩供氧,吸氧浓度可根据呼吸困难(缺氧)的程度调整,使动脉血氧分压>60 mmHg或动脉氧饱和度(SpO_2)>90%。

(3)支持疗法:纠正酸碱平衡失调及电解质紊乱,同时给予心、脑、肾等重要器官功能支持。

(4)病因治疗:呼吸困难的基础病因很多,针对不同病因采取相应的治疗措施是解除呼吸困难的根本方法。

第六节　窒息

窒息是指患者喉或气管的骤然梗阻,造成吸气性呼吸困难,如抢救不及时会很快发生低氧、高碳酸血症和脑损伤,最后导致心动过缓、心跳骤停而死亡。窒息一旦发生,病情非常危急,几分钟内即可引起死亡,故如患者发生呼吸困难或窒息,急救人员应迅速判明原因,采取相应措施,积极进行就地抢救。窒息的主要症状为呼吸困难、胸闷难耐、神情紧张、烦躁不安、咳嗽似犬吠状、眼结膜点状出血、失音、声嘶哑。窒息救治的关键是早期发现与及时处理,对于病因不明的患者,医生应努力缓解气道的梗阻,改善和维持患者的气体交换。

一、病因

(一)疾病因素

(1)机械性窒息:由于气道异物、胸部外伤、急性喉痉挛、急性喉头水肿、气管内肿瘤、气管内膜结核、气管软骨病变、声带瘫痪、声门狭窄,气管受外压(甲状腺肿大、纵隔肿瘤)等因素导致呼吸道内阻塞、呼吸道受压、不能进行正常呼吸运动等,从而引起呼吸障碍。

(2)病理性窒息:如支气管哮喘和肺炎等引起的呼吸面积的丧失。

(3)相关疾病:气道异物、胸部外伤、急性喉痉挛、急性喉头水肿、气管内肿瘤。

(二)非疾病因素

(1)中毒性窒息:如一氧化碳中毒,一氧化碳可与血红蛋白结合成碳氧血红蛋白,阻碍氧与血红蛋白的结合与解离,造成组织缺氧,可导致窒息。

(2)新生儿窒息及空气中缺氧的窒息:其症状主要表现为二氧化碳或其他酸性代谢产物蓄积引起的刺激症状和缺氧引起的中枢神经麻痹症状交织在一起出现。

(3)缢、绞、扼颈项部等动作也可引起窒息。

二、症状

(一)典型症状

窒息的发生非常迅速,主要呈吸气性呼吸困难,轻度仍能呼气。患者往往表现为突然出现的胸闷难耐、神情紧张、烦躁不安、咳嗽似犬吠状、眼结膜点状出血、失声、声音、嘶哑、"三凹征"呈阳性等情况,血压先升后降,心脏跳动由快至慢,心律失常,直至心跳、呼吸停止。

(二)伴随症状

肋骨骨折患者可能出现窒息,同时还可能出现血气胸、胸腹矛盾运动等症状。一氧化碳中毒患者可能出现窒息,同时还可能出现头晕头痛、眼花、恶心呕吐等症状。

(三)并发症

缺氧缺血性脑病是新生儿窒息后的主要并发症,由于窒息缺氧时血—脑屏障受累,血浆蛋白和水分经血管外渗引起脑水肿,肿胀的细胞压迫脑血管,使血流量减少,造成组织缺血,加重缺氧,最终导致脑组织神经元坏死。在缺氧时还常伴有高碳酸血症,导致pH值下降,脑血管调节功能紊乱,动脉血压降低,引起供血不足,造成脑白质梗死。由于缺氧时影响传导系统和心肌,所以患者轻症时房室传导延长、T波变平或倒置,重症时心律不齐或缓慢,常能听到收缩期杂音。酸中毒时患者心肌收缩力减弱而输出量减少,血压下降,进一步影响了冠状动脉和脑动脉的灌注,最后出现心力衰竭。

三、辅助检查

(1)体格检查:一般患者出现呼吸困难、喘息、气促现象,甚至张口抬肩、鼻翼翕动、不能平卧,吸气时可见肋间隙、胸骨上窝、锁骨上窝凹陷(三凹征),口唇及甲床青紫,肺部听诊可闻及哮鸣音。

(2)血常规:可通过白细胞、中性粒细胞计数等指标的变化初步判断患者是否存在感染性疾病,帮助诊断窒息的病因。

(3)血气分析:多有氧分压下降、二氧化碳分压升高、乳酸升高等表现,可了解患者有无呼吸衰竭、低氧血症、酸碱失衡等情况,可评估其严重程度。

(4)组织病理学检查、肿瘤标记物检查:对肿瘤疾病的诊断具有重要意义。

(5)胸部影像学检查:胸片、胸部 CT 对气道异物、肺炎、肺部、纵隔肿瘤等疾病的诊断具有重要意义。

(6)肺功能检查:通过检测可了解呼吸道是否存在气流受限,还可了解肺容量的大小;通过支气管舒张或激发试验可准确诊断支气管哮喘,对慢性阻塞性肺疾病、支气管哮喘等肺、气道病变等诊断具有重要意义。支气管哮喘时,舒张试验或激发试验常为阳性。

(7)喉镜:可了解是否有急性喉痉挛、急性喉头水肿、喉癌等疾病。

(8)纤维支气管镜:可直观的明确有无气道异物、气道肿瘤,且可通过纤维支气管镜取出异物、切除肿瘤,开放气道。

四、诊断标准

医生通过临床表现,即患者出现呼吸困难、胸闷难耐、神情紧张、烦躁不安时可初步确诊。

根据目前相关指南,医生可根据以下表现评估窒息的严重程度:

(1)轻度窒息:面部与全身皮肤青紫,呼吸浅表或不规律,心跳规则,强而有力,心率 80~120 次/分,对外界刺激有反应,肌肉张力好,喉反射存在。

(2)重度窒息:皮肤苍白、口唇暗紫,无呼吸或仅有喘息样微弱呼吸,心跳不规则,心率<80 次/分、且弱,对外界刺激无反应,肌肉张力松弛,喉反射消失。

五、鉴别诊断

(1)呼吸肌麻痹:多种疾病使呼吸肌或支配呼吸肌的脊髓、周围神经、神经—肌肉接头处受累,引起呼吸肌肌力减退或丧失,导致通气功能障碍,造成机体缺氧与二氧化碳潴留,甚至呼吸衰竭的临床综合征。由于患者无法进行正常的呼吸运动,也可导致其出现呼吸困难、发绀等症状,但多表现为胸廓动度减弱、腹式呼吸减弱、胸腹矛盾运动等,一般不会出现“三凹征”等表现,行肌电图后可以确诊。

(2)潮式呼吸:特点是呼吸逐步减弱以至停止和呼吸逐渐增强两者交替出现,周而复始,呼吸呈潮水涨落样。多见于中枢神经疾病、脑循环障碍和中毒等患者。潮式呼吸周期可长达 30 秒至 2 分钟,暂停期可持续 5~30 秒。由于其存在呼吸暂停,故亦可导致机体缺氧,引起发绀、烦躁等表现,但一般不会出现"三凹征"阳性,胸部影像学常无明显异常,医生可结合患者病史进行鉴别。

六、治疗

窒息治疗的原则是紧急实行对症治疗和病因抢救,并保持呼吸道的畅通,提高患者体内含氧水平,其治疗的关键在于早期发现与及时处理。

(一)家庭处理

对于病因不明的患者,一般处理为努力缓解气道的梗阻,改善和维持患者的气体交换。对于有哮喘史,哮喘发作的患者,应立即吸入备用气雾剂。如果家庭处理无效,及时拨打 120 急救。因血块及分泌物等阻塞咽喉部的患者,家属应迅速用手掏出或用塑料管吸出阻塞物,同时改变患者体位,采取侧卧或俯卧位,继续清除分泌物,以解除窒息。

(二)急救处理

若为异物卡住导致窒息,患者无法咳嗽,也不能说话,但意识清醒,家属应马上开始实施急救。

(1)针对成人:用双臂从身后将气道异物患者拦腰抱住,同时右手抱拳,顶住其上腹部,左手按压在右拳上(不要按到胸骨最下端位置)用力向上、向后,迅速地挤压其上腹部,压后随即放松,连续进行 5~6 次,如果异物仍然没有吐出,可以重复以上动作。

(2)针对 1 岁以下幼儿:让儿童趴在救护者膝盖上,头朝下,托住胸部,用力拍儿童背部 5 次,使儿童咳出异物;如果拍背不成功,将婴儿翻过来,用两个手指按压胸部正中 5 下;重复拍背和按胸,直到异物排出。

(三)到院治疗

由于病情变化迅速,许多患者无法坚持到医院,所以应特别强调现场的及时判断和处理。如果医生发现患者有烦躁不安、面色苍白、鼻翼扇动、"三凹征"、口唇发绀、血压下降、瞳孔散大等呼吸困难或窒息症状时,则应争分夺秒进行抢救。对于病因不明的患者,医生应努力缓解气道的梗阻,改善和维持患者的气体交换,予以吸氧、生命体征监护、血气分析、胸片等检查,必要时应及早给予气管插管或切开气管的处理,保证患者气道通畅,同时给予机械辅助通气,或给予洛贝林、尼可刹米等呼吸兴奋剂,改善患者呼吸功能以及其机体缺氧现象,纠正呼吸衰竭。

对于阻塞性窒息的患者,应根据具体情况采取下列措施:因血块及分泌物等阻塞咽喉部的伤员,医生需迅速用手掏出或用塑料管吸出阻塞物,同时改变患者体位,采取侧卧或俯卧位,继续清除分泌物,以解除窒息。

对于舌后坠而引起窒息的患者,医生应在舌尖后约 2 cm 处用粗线或别针穿过全层舌组织,将舌牵拉出口外,并将牵拉线固定于绷带或衣服上;同时,将患者的头偏向一侧或采取俯卧位,便于分泌物外流。

对于上颌骨骨折段下垂移位的患者,医生在迅速清除口内分泌物或异物后可就地取材,采用筷子、小木棒、压舌板等,横放在两侧前磨牙部位,将患者的上颌骨向上提,并将两端固定于患者的头部绷带上。通过这样简单的固定,即可解除窒息,并可达到部分止血的目的。

对于咽部肿胀压迫呼吸道的患者,医生可以通过患者的口腔或鼻腔插入任何形式的通气导管,以解除患者的窒息。如情况紧急,又无适当通气导管,医生可以用 15 号以上粗针头由环甲筋膜刺入气管内;如仍通气不足,可同时插入 2～3 根针头,随后做气管造口术;如遇窒息濒死,可能会紧急切开环甲筋膜进行抢救,待伤情缓解后,再改做常规气管造口术。

对于吸入性窒息的患者,医生应立即对患者进行俯卧拍背、压腹、体位引流等,必要时行紧急气管插管,通过气管导管,迅速吸出血性分泌物及其他异物,恢复呼吸道通畅。这类患者在解除窒息后,需要严密注意防治肺部并发症。

七、病情监测

医生应密切关注患者的血氧分压、氧合指数、生命体征、神志、瞳孔、面部表情以及口唇发绀的情况变化,若有异常及时实施急救措施。

八、预防

护理人员日常应加强对高危患者的护理,预防患者误吸、呛咳、胃内容物反流进入气道,加强患者安全意识,避免误食异物阻塞气道是至关重要的预防措施。

预防措施包括:评估患者误吸的高危因素,如意识障碍、吞咽咳嗽反射障碍、呕吐物不能有效排除、鼻饲管脱出或食物反流、头颈部手术、气管插管或气管切开、进食过快等;学习预防误吸的知识,避免使用容易引起误吸的玩具和食物。患者呕吐时,应弯腰低头或头偏向一侧,及时清理呕吐物。

第七节　急性胸痛

胸痛是一种常见的临床症状,病因繁杂,涉及多个器官和系统,是急诊常见的主诉症状,占急诊患者总数的 5%～20%,在三级医院中可达 20%～30%;病情复杂多样,有些胸痛病情来势凶险,短时间内危及生命。引起胸痛的病因较多,主要为胸部疾病,如胸壁疾病、心血管疾病、呼吸系统疾病及纵隔疾病等。急性胸痛是一种临床症状,但通常是一些致命性疾病的主要临床表现,如急性冠脉综合征(acute coronary syndrome,ACS)、主动脉夹层(aortic dissetion,AD)、肺栓塞、张力性气胸、心包炎致心脏压塞以及食管损伤等。胸痛是发于胸部或由躯体其他部位放射到胸部的疼痛,原因复杂,涉及多个器官和系统,病情程度轻重不一,以急性胸痛、胸部不适为主。因此早期识别胸痛,找出病因,对挽救生命有着重要的意义。

一、胸痛的分类与常见病因

胸痛按严重程度分高危性胸痛和低危性胸痛。高危性胸痛,如急性冠状动脉综合征、主动脉夹层、肺栓塞、气胸等,这些疾病中有些具有发病急、病情变化快、死亡率高的特点,如果能早期快速诊断,及时治疗,可以显著改善预后。低危性胸痛,包括颈椎病、胸壁本身疾病(肋软骨骨膜炎、肋间神经痛、带状疱疹)、食管病变(食管原性功能性胸痛、胃食道反流病)、呼吸系统疾病(胸膜炎、自发性气胸、大叶肺炎)、心脏神经官能症等。

胸痛按病因分心源性和非心源性两大类。心源性胸痛包括主动脉夹层、急性肺栓塞、肺动脉高压等,非心源性胸痛包括肺脏及纵隔疾病、消化系统疾病、肌肉骨骼疾病等。

二、病因及鉴别诊断

胸痛常表现为范围广、性质不确切,由于心肺、大血管及食管的传入神经进入同一个胸背神经节,通过这些内脏神经纤维,不同脏器疼痛会产生类似的特征及相近的部位,通常都被描述为烧灼感、针刺样、刀制样或压榨性疼痛。由于背神经节重叠了自上而下 3个节段的神经纤维,因此,源自胸部的疾病可表现为范围较广泛的疼痛,可上自颌部,下至腹部,疼痛可放射到颌面部、上肢、上腹以及肩背等部位。

胸痛的主要原因多来自胸部疾病,常涉及胸壁疾病(如带状疱疹、肋间神经炎、肋软骨炎、多发性骨髓瘤等),胸、肺疾病(如肺栓塞、张力性气胸.肺炎、胸膜炎、肺癌等),心血管疾病(如急性心肌梗死、主动脉夹层、心脏压塞、肥厚型心肌病等),纵隔疾病(如纵隔炎、纵隔肿瘤等),食管疾病(如食管撕裂、食管裂孔疝、食管癌等),其他(如过度通气等)。对胸痛进行鉴别诊断对进一步的针对性治疗有指导作用。

常见高危胸痛的诊断及鉴别诊断要点如表 3-1 所示。

表 3-1　常见高危胸痛的诊断及鉴别诊断要点

疾病	部位	性质	时期	加重或缓解因素	相关特征或伴随症状
静息或不稳定心绞痛	胸骨后,可放射至颈部、下颌、上腹部、肩部或上肢(常常在左侧)	压迫感、烧灼感、挤压感、沉重感	通常为3～5分钟,很少超过30分钟	过劳、激动、便秘等	一过性第三及第四心音,或胸痛时有乳头肌功能不全杂音,可出现短暂性心力衰竭
急性心肌梗死	胸骨下,可能像心绞痛样放射	沉重感,压迫感,烧灼感,紧缩感	不定,通常超过30分钟	休息和硝酸甘油不能缓解	气短、出汗、乏力、恶心、呕吐
肺栓塞(胸痛常不出现)	胸骨下或肺梗死涉及的区域	胸膜性(与肺梗死相关)或心绞痛样	突然发作,持续几分钟到几小时	呼吸可能加重	呼吸困难、呼吸频率增快、心动过速,低血压,大面积栓塞时急性右心衰和肺动脉高压的体征;啰音、胸膜摩擦感、咯血
主动脉夹层	前胸痛,可向背部放射	撕裂样、刀割样	突然发作,持续不断的疼痛	常见于高血压或有易患因素,如马方综合征	主动脉瓣关闭不全杂音、脉搏或血压不对称,神经功能缺失
张力性气胸	单侧	非常尖锐,胸膜性	突然发作,持续数小时	呼吸痛	呼吸困难,烦躁不安、发绀、出冷汗、脉速,甚至意识不清、呼吸衰竭,患侧呼吸音减弱或消失,气管向健侧移位

三、临床表现与体格检查

急性胸痛的临床表现差异大、病因多样复杂、危险性差异大、时间依赖性强。临床上如何对其进行快速判断,无疑是一个挑战。对急性胸痛患者,医生需要无遗漏采集患者病史。胸痛问诊要点包括:①疼痛的部位和放射痛;②疼痛的性质;③疼痛诱发因素;④疼痛的时限;⑤疼痛缓解的因素;⑥疼痛的伴随症状等。这对诊断和鉴别诊断具有非常重要的意义。

对主诉胸痛就诊的患者,医生的首要任务是快速检查患者的生命体征,同时简要收集与胸痛相关的病史,随即快速查体,迅速判别是否存在危险性或者具有潜在的危险性,以决策是否需要立即对患者实施抢救。对于生命体征异常的胸痛患者,包括出现神志模糊和(或)意识丧失、面色苍白、大汗及四肢厥冷、低血压(血压<90/60 mmHg)、呼吸急促或困难、低氧血症(SpO_2<90%)等现象,则提示高危,需紧急处理。无上述高危临床特征的胸痛患者,需警惕潜在危险。

此外,医生还需要进行必要的辅助检查,包括血常规、大便潜血、心肌酶学、心电图、X线、肌钙蛋白、腹部B超、心脏超声、主动脉螺旋CT、动脉血气和冠状动脉造影等,化验检查包括血、尿、便常规,肌酸激酶(CK),肌酸激酶同工酶(CK-MB),肌钙蛋白和其他血气分析,电解质、血糖、肝肾功能等也是必要的。

四、辅助检查

(一)心电图

所有患者在首次医疗接触后应尽快完成常规12导联心电图,必要时需加做后壁、右室导联并根据病情及时复查。心电图是诊断ACS的主要检查手段,建议患者在首次医疗接触后10分钟内完成心电图并需根据临床情况及时复查。部分气胸患者心电图可表现为顺钟向转位、左胸导联QRS低电压现象。右侧气胸最突出的表现是QRS电压与呼吸周期呈一致性变化,通常称"电压交替"。

(二)实验室检查

即时检验(POCT)是急性胸痛急诊诊疗的重要工具之一。

(1)心肌损伤标志物:目前诊断缺血性胸痛常用的心肌损伤标志物包括心肌肌钙蛋白(cTn)、CK-MB和肌红蛋白(MYO)。肌红蛋白1~3小时开始升高,6~9小时达到峰值,24~36小时恢复正常,是早期排除急性心肌梗死的(AMI)重要指标;高敏cTn(hs-cTn)的敏感度更高,常用来早期筛查及排除诊断AMI,4~6小时开始升高,24小时达到峰值,3天恢复正常。当不能测定cTn时,可选择CK-MB作为诊断AMI的重要指标,3~6小时开始升高,10~12小时达到峰值,5~15天恢复正常。

(2)心脏功能标志物:利钠肽在急性胸痛的鉴别诊断、危险分层和预后判断等方面也具有重要作用。BNP和NT-proBNP是目前最重要的心脏功能标志物。

(3)血标志物:D-二聚体可作为诊断急性肺栓塞(APE)的首选筛查指标,D-二聚体<500 $\mu g/mL$的可疑病例,如无法进行影像学检查,应动态检测D-二聚体水平。D-二聚体检测还可用于AD的筛查和排除,研究发现以500 $\mu g/mL$作为临界值,其检测敏感度为97%,阴性预测值为96%,特异性为56%,阳性预测值为60%。

(4)胸痛相关炎性标志物:在 AMI 的患者中,CRP 高峰可持续 48 小时,且高峰值与心肌梗死面积有关。同时,CRP>7.9 mg/L 时还预示着 AMI 后心脏收缩及舒张功能障碍,左室充盈压力的升高,远期心力衰竭发生率及病死率的增高。髓过氧化物酶(MPO)升高提示冠状动脉易损斑块炎症反应,可作为稳定型缺血性心脏病和 AMI 的标志物。降钙素原(PCT)主要用于鉴别患者是否并发感染。

(5)动脉血气分析:对于高危胸痛患者,医生可通过血气分析快速评估患者循环灌注情况,指导是否进行紧急处理,并可根据电解质水平及时对症处理,预防恶性心律失常的发生。动脉血气分析常用来鉴别 APE,多数 APE 患者 PaO_2<80 mmHg,伴 $PaCO_2$ 下降。

(6)血生化:包括血清内各种离子、糖类、脂类、蛋白质,以及酶、激素和机体的多种代谢产物。部分临床药物的应用需根据肝肾功能调整方案,钾离子(K^+)、镁离子(Mg^{2+})等电解质水平与恶性心律失常风险相关,胆固醇的基线水平将指导调脂药物的使用。

(7)生物标志物联合应用:如果患者存在高危胸痛的危险因素及发病特征,且出现以下三种情况中的至少一种时,即血流动力学不稳定、心电活动不稳定或心力衰竭,应及时对症处理,且尽早联合检测心肌损伤标志物、BNP/NT-proBNP 及 D-二聚体。如果没有上述三种情况,可根据具体病因考虑,有针对性地检测一类或两类指标,来完成疾病的诊断或鉴别诊断,确诊后再联合其他检测指标实现危险分层和预后判断。

(三)床旁超声心动图

床旁超声心动图能清晰显示心脏、大血管的结构和功能,为胸痛的鉴别诊断提供重要信息。

(1)急性心肌梗死:超声心动图可判断心肌是否存在节段性室壁运动异常,有助于 ACS 的鉴别、诊断。超声心动图能评估发生缺血的心肌的范围、程度,还能发现心肌缺血引起的一系列并发症,如缺血性二尖瓣反流、乳头肌断裂、室间隔穿孔及室壁瘤、附壁血栓等,同时还能评估心脏的功能。

(2)急性主动脉夹层:超声表现为主动脉腔内出现飘摆颤动的线性回声,剥脱的内膜将管腔分为真腔与假腔两个部分。超声可直观显示内膜剥离的范围、程度、破口位置、主动脉内径。除此之外,还可以显示 AD 相关并发症,包括重度主动脉瓣反流、心包填塞等,有助于临床医生选择最佳的手术时间及手术术式。

(3)急性肺栓塞超声:直接征象为发现肺动脉近端或右心腔血栓;间接征象多是右心负荷过重的表现,主要为右室和(或)右房的扩大、室间隔运动异常、三尖瓣反流、肺动脉压力增高及肺动脉主干和分支扩张等。如果二维超声心动图没有发现右心功能负荷过重或功能紊乱,一般不考虑严重的急性肺栓塞。下肢血管超声检查有助于筛查肺栓塞的栓子来源。

（四）X线检查

X线检查是诊断气胸最常用的方法,可显示肺萎缩程度、胸膜黏连、纵隔移位及胸腔积液等。气胸侧透明度增强,无肺纹理,肺萎缩于肺门部,和气胸交界处有清楚的细条状肺边缘,大量气胸时纵隔可向健侧移位,尤其是张力性气胸更显著;少量气胸则占据肺尖部位,使肺尖组织压向肺门;如有液气胸则见液平面。

（五）CT及CTA检查

(1)气胸:可通过CT检查明确诊断,CT对胸腔内少量气体的诊断较为敏感。对反复发作的气胸、慢性气胸患者观察肺边缘是否有造成气胸的病变,如肺大疱、胸膜带状黏连,肺组织牵拉、裂口不易闭合等。气胸表现为胸膜腔内出现极低密度的气体影,伴有肺组织不同程度的压缩。

(2)急性主动脉夹层:可通过CTA明确诊断,敏感性达90%以上、特异性接近100%,主要表现包括血管直径增大征或巨大的夹层动脉瘤,血管内膜征,主动脉管腔内发现动脉内膜片提示夹层或壁间血肿,钙化点征,正常主动脉钙化点一般在主动脉外周,当血管内出现内移的钙化点,提示内膜片内移。CTA检查可显示主动脉真、假腔和血管直径,还包括内脏动脉位置和假腔内血栓情况,是临床最常用的辅助检查方法。

(3)肺栓塞:可通过CTA明确诊断,但对于亚段及外周肺动脉的栓子其敏感性有限。资料显示,CTA对于肺栓塞诊断的敏感性为53%~100%,特异性为78%~100%。

五、诊断及鉴别诊断

(1)按发病年龄:青少年发病多见于流行性胸痛、心肌炎,青壮年发病多见于胸膜炎、肺炎、自发性气胸、心肌炎等,中老年发病多见于冠心病、肺癌、主动脉夹层、胸膜间皮瘤等。

(2)按疼痛发生的部位:若是心前区疼痛多见于心绞痛、急性心肌梗死、心包炎、心肌炎、夹层主动脉瘤,胸骨后疼痛多见于心绞痛、急性心肌梗死、心包炎、心肌炎、食管疾病、纵隔疾病等,一侧的胸痛则多见于肺炎、胸膜炎、肺癌、气胸、膈下脓肿,后背痛见于脊柱疾病、夹层动脉瘤、胆囊炎,放射痛多见于心绞痛、急性心肌梗死、夹层动脉瘤。

(3)按疼痛的性质:可分为持续性痛、阵发性发作性疼痛,刀割样、针刺样剧痛,胀痛、闷痛、酸痛和压榨样疼痛。

(4)按发病的缓急:骤然起病见于夹层动脉瘤、气胸、胸外伤等,突然起病见于急性心肌梗死、急性肺梗死、食管破裂,慢性起病见于肺炎、胸膜炎、心肌炎、心包炎、肺癌等。

(5)按疼痛的时限:瞬间或15秒之内见于肌肉骨骼神经疼痛、食管裂孔疝、功能性疼痛,2~10分钟多见于心绞痛,10~30分钟见多于不稳定心绞痛,30分钟或持续数小时见多于 AMI、心包炎、主动脉夹层、带状疱疹、肌骨骼痛等。

（6）发病诱因和缓解因素：劳累、饮食、情绪激动等诱发因素，多见于心绞痛、急性心肌梗死；与咳嗽，深呼吸有关多见于胸膜疾病、胸部肌肉及肋骨疾病；吞咽诱发多见于食管及纵隔疾病；休息和含服硝酸甘油减轻见于心绞痛；转动身体疼痛加剧见于脊神经后根疾病所致；运动后减轻多见于心脏神经症。

（7）伴随症状的评估：胸痛伴苍白、大汗、血压下降或休克多见于 AMI、主动脉夹层、主动脉瘤破裂或非栓塞，胸痛伴咳血见于肺栓塞、支气管肺癌，胸痛伴发热见于肺炎、胸膜炎、心包炎，胸痛伴呼吸困难提示病变累及范围较大，如 AMI、肺栓塞、大叶性肺炎、自发性气胸、和纵隔气肿，胸痛伴吞咽困难见于食道疾病，胸痛伴叹气、焦虑或抑郁见于功能性胸痛。

六、急性胸痛的处理原则

处理时首先要快速排除最危险、最紧急的疾病，对于危及生命的胸痛一旦确诊，即应纳入快速通道；对于不能明确诊断的患者应常规留院观察，严防发生离院后猝死等恶性事件。医生应剔除低危胸痛，避免患者盲目住院。

（一）急性非创伤性胸痛急诊分诊策略

（1）胸痛且伴有下列任一情况者，应当立即进入监护室或抢救室：①意识改变；②$SaO_2 < 90\%$，呼吸衰竭；③血压显著异常；④影响血流动力学的严重心律失常；⑤既往有冠心病史，此次发作使用硝酸酯类药物不缓解；⑥既往有马方综合征，伴有严重高血压；⑦伴呼吸困难，患侧胸廓饱满。

（2）胸痛且伴有下列任一情况者，应当尽快进行监护，并完善相关检查：①长期卧床、长途旅行者，突发胸痛且持续不缓解；②确诊肿瘤、下肢静脉血栓者突发胸痛且持续不缓解；③既往无冠心病史，突发胸痛伴有喘憋；④伴咯血；⑤近 4 周内有手术，并有制动史；⑥合并多种心血管病高危因素；⑦长期高血压控制不佳。

（3）下列胸痛患者可常规就诊：①不伴有上述情况的胸痛；②有胸壁压痛的胸痛；③与呼吸相关的胸痛；⑤超过一周的轻度胸痛。

（二）致命性胸痛的判断与救治

接诊胸痛患者后，除关注患者血流动力学、心脏电活动外，还应注意胸痛持续时间，结合病史、症状、查体、辅助检查等快速识别高危 ACS、急性主动脉夹层（AAD）、APE、张力性气胸等致命性胸痛疾病。

1.急性冠脉综合征

（1）急性 ST 段抬高型心肌梗死（STEMI）：怀疑 STEMI 的患者要尽快完成心电图、

POCT、床旁超声等辅助检查，并应根据病情复查心电图、POCT等。明确STEMI的患者可根据现实条件选择合适的再灌注策略，包括直接经皮冠状动脉介入治疗PCI（PPCI）、转运PCI或静脉溶栓治疗、溶栓后转运PCI和溶栓－介入序贯再灌注治疗等。

（2）非ST段抬高的急性冠脉综合征（NSTE-ACS）：由于NSTE-ACS患者的病情严重程度差异大，应建立基于危险分层的治疗策略，根据病情危险程度分层施治，常用的评分模型包括全球急性动脉事件注册（GRACE）风险评分和心肌梗死溶栓治疗（TIMI）风险评分。初步评估或再次评估明确为极高危的患者，应在2小时内实施紧急介入治疗，对高危患者指南建议选择24小时内行早期介入治疗，对于症状或缺血反复发作的中危患者可在72小时内选择介入治疗。一旦NSTE-ACS进展为STEMI，应立即按STEMI再灌注治疗流程执行后续治疗。评估为高危或中危的患者，需按规定时间内接受早期或延迟介入治疗或及时转运。

（3）ACS合并急性心力衰竭（AHF）的早期预警：推荐高危ACS患者采用"急性心衰早期预警SUPER-Score评分系统"，即以氧饱和度（S）、小时尿量（U）、心率（P）、情绪状态（E）和呼吸频率（R）这五个指标组成的SUPER-Score评分模型为指导，动态监测高危患者病情变化，总分为10分。建议高危患者每小时评分1次，理论上可提前2～6小时预测患者急性心衰发作，以此为指导可以开展急性心衰的早期预警、提前干预。

2.急性主动脉夹层

经临床初步评估高度怀疑AAD的患者，应立即进入胸痛诊间进行监护，限制活动，并尽快完成体格检查。同时，医生需尽快完成血常规及血型、血气分析、心肌损伤标志物、凝血功能和血生化等检测，以辅助诊断并为手术治疗进行准备。医生应尽快给予患者有效镇痛（可适当肌注或静脉应用阿片类药物），以控制患者心率和血压（建议静脉应用β受体阻滞剂），控制夹层发展，降低主动脉夹层破裂的风险，理想控制目标为心率60～80次/分和收缩压100～120 mmHg。患者尽快完成床旁心电图、超声心动图等辅助检查，在有效镇痛、心率血压控制稳定后，尽快完成主动脉CTA检查，使医生明确急性主动脉夹层的分型及受累范围，为手术方案的选择提供依据。

3.急性肺栓塞

APE患者入院后应尽快完成心电图检查，并行血气分析、D-二聚体、BNP、cTn等检测。有条件的医院应尽快指导患者完成肺动脉CTA，以明确诊断并危险分层。根据肺栓塞的临床可能性评分（Wells评分）或PESI分级等评估手段动态评估患者，对于高危肺栓塞患者，应尽快完成床旁超声检查，尽快进行抗凝治疗；对于排除溶栓禁忌证的患者，及时给予静脉溶栓治疗；对于有溶栓禁忌证者应考虑导管碎栓、溶栓或手术取栓，连续动态监测血压，限制活动；对于中低危组的患者应进行抗凝治疗，并密切观察、动态评估病情，依据凝血指标调整抗凝药物的剂量，既保证抗凝药物的有效性，又尽量减少患者出血现象。

4.张力性气胸

所有考虑张力性气胸的患者,均应当立即进入胸痛诊间或抢救室,待确诊后应立即对其施行胸腔穿刺术(穿刺位置常为患侧锁骨中线第 2 肋间,可使用粗针头穿刺排气),予紧急排气、减压。在进行穿刺减压同时应进行床旁 X 线或胸部 CT 检查,若条件允许,亦可先行胸腔闭式引流术,再行相关检查。若医疗机构不具备胸腔闭式引流术条件,应当对张力性气胸患者实施紧急胸腔穿刺减压后转诊。

第八节　急性腹痛

一、定义

急性腹痛(AAP)是一种急诊常见的临床症状,是指由非创伤性因素引起的腹部疼痛,持续时间不超过 5 天。急性腹痛不仅是机体的一种防御反射,还是一种刺激源,可能会对机体产生严重损害,导致心率增快和心肌氧耗增加,进而诱发心肌细胞缺血和血压升高;严重时可显著抑制患者血管活动中枢,导致全身微循环障碍,甚至休克。

二、病因筛查

对急性腹痛患者需要进行紧急评估病情,识别出需要紧急处理的心血管源性腹痛。急性腹痛病因筛查主要依据病史、体格检查和辅助检查结果,要首先确定患者有无急性腹膜炎体征,是否为外科急腹症。急性腹痛患者病因暂时难以确定时,应遵循定性、定位和定因三原则进行病因筛查。

三、诊断

(一)根据腹痛部位诊断

(1)胃肠道:①感染/炎症:急性胃(肠)炎、急性出血坏死性肠炎、结肠憩室炎、Meckel 憩室炎、炎症性肠病、急性阑尾炎、急性肠系膜淋巴结炎。②穿孔/破裂:消化性溃疡穿孔、胃癌穿孔、急性肠穿孔。③梗阻/扭转:急性肠梗阻、急性胃扭转。

(2)肝脏、胆道、胰腺、脾脏:①感染/炎症:急性肝炎、肝脓肿、急性胆囊炎、急性胆管炎、急性胰腺炎、胰腺脓肿。②穿孔/破裂:肝脏破裂/出血、脾脏破裂/出血。③梗阻/扭转:胆道蛔虫症、胆石绞痛、急性胆囊扭转、急性脾扭转。

(3)泌尿系统:①感染/炎症:急性肾盂肾炎。②梗阻/扭转:肾、输尿管结石。

(4)妇产科疾病:①感染/炎症:急性输卵管炎、输卵管积脓、子宫内膜炎。②穿孔/破裂:异位妊娠破裂、卵巢囊肿破裂、子宫破裂。③梗阻/扭转:卵巢扭转、妊娠子宫扭转。

(5)腹壁、腹膜:急性腹膜炎、急性盆腔炎。

(6)腹部血管:肠系膜动脉急性阻塞、肠系膜动脉粥样硬化、肠系膜静脉血栓形成、急性门静脉血栓形成、急性肝静脉血栓形成、脾梗死、肾梗死、腹主动脉瘤、夹层动脉瘤。

(7)胸部疾病:肋间神经痛、隔胸膜炎、急性心肌梗死、急性心包炎、急性右心衰、下叶肺炎、气胸、肺梗死。

(8)血液系统:急性溶血、镰状细胞危象、急性白血病。

(9)神经系统:带状疱疹、脊髓痨、神经根压迫、腹型癫痫。

(10)代谢障碍:糖尿病酮症酸中毒、低血糖状态、阿狄森氏(Addison)病危象、尿毒症、急性血卟啉病、原发性高脂血症、低钙血症与低钠血症。

(11)变态反应及结缔组织病:复型过敏性紫癜、复型风湿热、结缔组织病。

(12)药物相关性:铅中毒、铊中毒、麻醉药物戒断。

(二)根据腹痛特点诊断

1.腹痛的节律

(1)持续性:各种原因的腹腔内炎症或脏器穿孔、破裂出血等。

(2)阵发性:空腔脏器急性梗阻或痉挛引起的绞痛,如机械性肠梗阻、肾输尿管结石、胆道蛔虫症。

(3)持续性伴阵发性加剧:既有炎症又有梗阻。

2.腹痛的程度

梗阻及化学性刺激引起的腹痛最为剧烈,如脏器的穿孔、胰腺炎、肾输尿管结石、胆道蛔虫症。出血性腹痛次之,如肝脾破裂、宫外孕。最次为急性炎症。

3.腹痛的放射

腹痛的放射部位对某些疾病的诊断有特定参考价值,如急性胆囊炎、胆石症时痛疼会放射至右肾或背部,急性胰腺炎时会放射至左腰背部,尿路结石时会下腹部及会阴部放射痛。

4.腹痛的伴随症状

(1)呕吐:腹痛明显时可反射性引起恶心呕吐,不需特殊处理。明显呕吐为肠梗阻表现;呕吐物呈酸性胃液、胆液为高位梗阻;呕吐物有粪臭,则为低位梗阻,常伴腹胀、无排气。

(2)发热:提示有炎症存在,先发热后腹痛的症状以内科疾病为主,先腹痛后发热的症状以外科疾病为主;此外,发热也可见于急性胆道感染、胆囊炎、肝脓肿、腹腔脓肿,以及腹腔外感染性疾病。

(3)腹泻:可见于急性胃肠炎、急性中毒、阑尾炎、盆腔炎。

（4）脓血便：可见于菌痢、肠套叠、绞窄性肠梗阻、急性出血性坏死性肠炎、缺血性结肠炎、腹腔内大血管急性阻塞。

（5）血尿：可见于泌尿系统结石或感染。

（6）休克：同时有贫血者可能为腹腔脏器破裂（如肝、脾或异位妊娠破裂），无贫血者见于胃肠穿孔、绞窄性肠梗阻、肠扭转、急性出血坏死性胰腺炎、腹腔脏器扭转等。

5.腹腔外疾病

一些腹腔外疾病也可引起急性腹痛，如急性心肌梗死。

（三）急性腹痛的诊断流程

医生应对急性腹痛进行定性诊断和定位诊断。

引起急性腹痛的原因很多，不同疾病可表现为不同部位的腹痛，还可根据腹痛的常见病因及病变性质，将急性腹痛归纳为以下七类：

1.炎症性腹痛：腹痛＋发热＋压痛或腹肌紧张

急性阑尾炎早期可为脐周疼痛，数小时后转移到右下腹，伴恶心、呕吐等症状；右下腹麦氏点附近固定性压痛，可有腹肌紧张及反跳痛，患者的白细胞及中性粒细胞明显升高。

急性胆囊炎则常发生于饱餐后或夜间，患者可表现为右上腹或剑突下疼痛，放射到右肩背部，常伴恶心、呕吐和体温升高；右上腹部可以有压痛，但常无明显的肌紧张和反跳痛，莫氏征阳性或可触及肿大胆囊。

急性胰腺炎常在酗酒或饱食后数小时突发，上腹部剧痛，呈持续性，伴阵发性加剧，常伴频繁呕吐。患者呕吐后疼痛不减轻，发热至 $38\sim39$ ℃，出现呼吸急促、烦躁不安、神志模糊、谵妄等，血尿淀粉酶升高。腹部 CT 检查可见患者胰腺肿大、边缘不清、胰周积液。

急性坏死性肠炎起病急，表现为高热、腹痛腹泻、血便并伴频繁呕吐及腹胀，全腹压痛、肌紧张和反跳痛。

急性盆腔炎腹痛部位取决于炎症部位。急性子宫内膜炎腹痛位于中下腹部，急性附件炎位于病侧髂窝处。急性盆腔腹膜炎位于下腹部，可有阴道分泌物增多，伴有臭味；妇科体检可见感染累及的子宫、附件或宫颈处会有不同程度的触痛，个别子宫直肠凹内有炎性积液的体征；化验检查白细胞总数增多，超声检查可以发现盆腔积液和包块。

2.脏器穿孔性腹痛：突发的持续性腹痛＋腹膜刺激征＋气腹

该种腹痛类型多见于胃、十二指肠溃疡穿孔，表现为突然发生的剧烈腹痛，如刀割样，始于上腹部并迅速扩散到全腹，有明显压痛、反跳痛及肌紧张而呈"板状腹"；肝浊音界缩小或消失，肠鸣音消失；立位腹部 X 线平片可有膈下游离气体征。伤寒肠穿孔好发于夏秋季节，患者常伴有 1～2 周发热、头痛、腹泻病史；腹痛常突然发作，并迅速扩展到整个腹部；腹部体征为弥漫性腹膜炎，肠鸣音消失；下胸部、上腹部皮肤常有玫瑰疹；X 线腹透可见膈下游离气体,发病 1～3 周内做血、尿、便培养,常可以发现沙门伤寒菌,部分患者肥达反应试验为阳性。

3.梗阻性腹痛:阵发性腹痛＋呕吐＋腹胀＋排泄障碍

肠梗阻临床表现为阵发性腹痛到持续性腹痛,阵发性加重,伴呕吐、腹胀,停止排气、排便,腹部 X 线检查可发现胀气的肠袢和气液平面。

肠套叠好发于婴幼儿,突发无明显诱因的大声哭闹,往往蜷起双腿或紧抓自己的腹部,可安静 15～30 分钟后又开始哭闹,类似症状反复发作;肛门不排气及果酱样稀软便,或指检时指套上有果酱样血迹,右中、上腹实性的长条形或腊肠样的包块,部分患儿腹部可以闻及高调的肠鸣音;应对可疑患儿行 X 线检查和空气灌肠检查。

小肠扭转多见于青壮年,有饱食后剧烈活动等诱因,儿童患者常与先天性肠旋转不良等有关。小肠扭转表现为突然发作剧烈腹部绞痛,多在脐周围,为持续性疼痛阵发性加重。

乙状结肠扭转则多见于老年男性,患者常有便秘习惯,表现为左腹部明显膨胀,可见肠型,叩呈鼓音,压痛及肌紧张均不明显;X 线平片显示马蹄状巨大的双腔充气肠袢,立位可见两个液平面。

嵌顿性腹股沟疝多见于男性,有右侧腹股沟区可复性肿物病史,表现为突然出现腹股沟区肿物不能还纳、体积增大,伴剧烈疼痛,患者可同时或在发病后数小时内出现腹痛、呕吐腹胀、停止自肛门排气排便等完全肠梗阻症状。

胆道系统的梗阻以肝内、外胆管结石为代表,表现为上腹部剑突下偏右方剧烈疼痛,并向右肩背部放射,常合并频繁恶心、呕吐、寒战、高热,出现巩膜、皮肤的黄染,剑突下和右上腹部有压痛、肌紧张,可触及增大之胆囊;肝胆超声检查可以发现肝外胆管系统扩张,胆管腔内有强回声光团。

胆道蛔虫病则表现为骤然发作的剑突下方偏右侧的剧烈绞痛,呈钻顶样,向右肩放射。患者疼痛发作时,喜弯腰、屈膝、辗转不安、大汗淋漓,甚至会出现四肢厥冷、面色苍白等休克症状;腹痛可突然缓解,疼痛发作数天后,可以出现皮肤、巩膜黄染、寒战、高热等急性胆道梗阻感染症状,腹痛程度重而体征轻,所以症状与体征两者不符是本病的特点;腹部超声在胆总管内可以发现有蛔虫条状回声影。

肾、输尿管结石多为运动后突然发作的剧烈的患侧腹部绞痛,可放射到会阴部或患侧腹股沟区,严重者合并较频繁的恶心和呕吐;腹痛发作后患者可出现血尿,患侧腹部输尿管走行处可以有深压痛;尿常规检查绝大多数患者发现镜下血尿,超声检查示患侧有肾盂积水的征象,X 线检查有结石的高密度影像。

4.出血性腹痛:腹痛＋隐性出血或显性出血＋失血性休克

异位妊娠破裂出血发生于育龄妇女,有停经史,患者表现为突然的腹痛和虚脱,常有脉搏细速、血压下降等。

腹主动脉瘤破裂出血时,表现为突发的腹部和腰背部"撕裂"样疼痛,常有濒死感,患者迅速发生休克,血压急剧下降,出现面色苍白、发绀、全身冷汗、心动过速等;腹部有明显的压痛,可触及明显的搏动性肿块。

胆道出血者表现为突发性的右上腹阵发性绞痛,随后出现呕血或便血(黑便)及皮肤、巩膜的黄染,即"腹痛、出血和黄疸三联征";类似症状可以在1~2周后重复出现.呈"周期性"发作合,并胆道感染者可出现寒战和高热,剑突下和右上腹部有较明显的压痛肌紧张和反跳痛;肝胆超声可发现肝脏内外胆管系统扩张,选择性肝动脉造影可以发现出血部位。

肝癌的自发性破裂出血多有外力、腹腔内压力增高或轻度腹部外伤等诱因,患者表现为突然发作的剧烈腹痛,伴腹胀、恶心、呕吐、面色苍白、冷汗、心悸等内出血的症状,严重者可发生休克;腹部有明显的压痛,肌紧张和反跳痛,并且范围较广泛;腹部叩诊发现移动性浊音阳性,诊断性腹腔穿刺可抽出不凝血样的腹腔液,腹部超声可发现肝脏内有低密度不规则的占位性病灶。

5.缺血性腹痛:持续腹痛+随缺血坏死而出现的腹膜刺激征

肠系膜血管缺血性疾病包括急性肠系膜上动脉闭塞、非闭塞性急性肠缺血、肠系膜上静脉血栓形成和慢性肠系膜血管闭塞缺血四种情况。

急性肠系膜上动脉闭塞是肠缺血最常见的原因,患者有冠心病或心房颤动史,初始即发生剧烈的腹部绞痛,难以用一般药物缓解。

症状重、体征轻是急性肠缺血的特征,非闭塞性急性肠缺血的患者多有心脏病,有肝肾疾病、休克、利尿引起血液浓缩等潜在诱因。因过度而持久地血管收缩使血管塌陷,继而累及黏膜及肠壁的深层,病变广泛,可累及整个结肠与小肠;早期症状重体征轻;发生肠坏死后,腹膜刺激症状明显,伴有呕吐、休克,常有腹泻及血便。

肠系膜上静脉血栓形成多继发于血液凝血病,如真性红细胞增多症、抗凝血酶Ⅲ缺乏、C蛋白缺乏、镰形细胞病等,患者常有其他部位静脉血栓形成,表现为逐渐加重的腹部不适、腹胀、食欲缺乏与大便习惯改变,可持续1~2周,然后突发剧烈腹痛、呕吐、腹泻与血便。

慢性肠系膜血管闭塞缺血多发生在中老年人,患者常伴有冠状动脉硬化、脑血管硬化、周围动脉闭塞疾病、主动脉瘤等病,表现为进食后的弥漫性腹部绞痛,餐后15~30分钟出现,2~3小时后达到高峰,可向背部放射,腹痛严重程度和持续时间长短与进食的量有关系。

育龄妇女突然发生的剧烈腹痛应考虑卵巢囊肿蒂扭转的可能,一般呈持续性绞痛。患者常出现四肢发凉、面色苍白、脉搏细速等类似休克的症状;下腹部可触及压痛性肿块,如果卵巢囊肿破裂,则出现急性腹膜炎的体征。

6.损伤性腹痛:外伤＋腹痛＋腹膜炎或内出血症候群

医生对有明确的外伤史与损伤部位疼痛及体征的患者诊断多无困难,但对腹部损伤应强调动态观察,应详细了解受伤史,包括受伤时间、地点致伤条件、伤情,受伤至就诊之间的伤情变化和就诊前的急救处理等;还应考虑是哪一类脏器受损(实质性或空腔脏器),并进一步确定损伤的具体脏器;注意可能为多发损伤,如:①腹内某一脏器有多处破裂;②腹内有一个以上脏器受到损伤;③除腹部损伤外,尚有腹部以外的合并损伤;④腹部以外损伤累及腹内脏器。

7.功能紊乱性或其他疾病所致腹痛:腹痛无明确定位＋精神因素＋全身性疾病史

医生排除常见病因引起的急性腹痛后,要考虑患者全身疾病或罕见疾病引起的急性腹痛,如肠易激综合征、结肠肝(脾)曲综合征胆道运行功能障碍慢性铅中毒腹型癫痫、急性溶血、糖尿病酮症酸中毒以及腹型紫癜等。

第二篇

非创伤性疾病的院前急救

第四章　心脑血管系统急症

第一节　急性心肌梗死

一、概述

急性冠脉综合征(acute coronary syndromes,ACS)是指冠状动脉内不稳定的粥样硬化斑块破裂或糜烂继发新鲜血栓形成所导致的心脏急性缺血综合征。其涵盖了 ST 段抬高型心肌梗死(ST elevation myocardial infarction,STEMI)、非 ST 段抬高型心肌梗死(non ST elevation myocardial infarction, NSTEMI)和不稳定型心绞痛(unstable angina,UA)。

ACS 的发病率在我国依然呈逐年增加的态势,而且绝大多数 ACS 患者首诊于急诊科。

二、临床表现

(一)症状

ACS 患者主要表现为胸痛或胸部不适,其特点包括胸痛,患者表现为憋闷、压迫感、紧缩感和针刺样感等,疼痛变化可逐渐加重,可间歇缓解却不能完全缓解;疼痛可向肩背、左上肢或下颌等部位放射;疼痛可反复发作,并较前发作频繁,与原有的缓解方式不同或持续不缓解。患者描述胸痛部位时,要注意其身体语言,如握拳或手掌按压胸部,大多与心肌缺血有关。

同时医生应注意伴随症状,如呼吸困难、出冷汗、恶心、呕吐、头晕目眩和焦虑等,不典型胸痛多见于高龄患者,或只表现为胸闷、呼吸困难及眩晕;还应注意患者是否有冠心病家族史、吸烟、高血压、糖尿病、高脂血症等危险因素。

（二）体征

绝大多数 ACS 患者无明显体征，医生应注意其神志变化，皮肤灌注状况，动脉血压变化；检查肺部注意湿性啰音及出现部位［作为急性心肌梗死所致的心力衰竭分级（Killip 分级）评估依据］、颈静脉是否怒张、心率和心律的改变；第三心音改变，可变的二尖瓣收缩期杂音等常提示心肌收缩力的改变。

三、院前可进行的辅助检查

（一）心电图

心电图一直用作心肌缺血损伤及心律失常的重要辅助诊断工具，也是决定溶栓、PCI或药物干预治疗的一项重要标准。心电图表现 ST 段抬高为 STEMI，而 ST 段下降的大多数患者最终诊断为非 ST 段抬高型急性冠脉综合征（NSTEM-ACS）。有 ST 段抬高的患者中，82%～94% 为 STEMI，但也存在无心肌缺血的情况，如患有左室肥大、心包炎或早期复极。

1.急性心肌梗死的心电图演变

心电图最早变化为 R 波和 T 波振幅增加，所谓超急性期心电图表现为 T 波高尖，之后 ST 段迅速抬高至最大限度，多数患者在最初 12 小时内 ST 段逐渐恢复；R 波降低和异常 Q 波在 STEMI 最初 2 小时内可见，通常 9 小时（4～14 小时）内完成衍变；ST 阶段抬高导联常出现 T 波倒置，下壁 STEMI 的 ECG 衍变比前壁 STEMI 更快。患者梗死后持续数周或数月仍有 ST 段抬高表明可能室壁瘤形成，STEMI 的急性期再度出现 ST 段抬高表明可能发生梗死扩展。

2.相关冠状动脉梗死部位的心电图特征（见表 4-1）。

表 4-1　冠状动脉致梗死部位的心电图特征

梗死部位	相关冠状动脉	相应导联
前壁	左冠状动脉前降支	V1～V4
前间隔		V1、V2
前壁＋侧壁	左冠状动脉前降支近端	V1～V6、Ⅰ、aVL
下壁	右冠状动脉，左冠状动脉回旋支	Ⅱ、Ⅲ、aVF
下壁＋右室	右冠状动脉近端	Ⅱ、Ⅲ、aVF、V1、V2、V3R～V5R

续表

梗死部位	相关冠状动脉	相应导联
下后壁	右冠状动脉,左冠状动脉回旋支	Ⅱ、Ⅲ、aVF、V1、V2、V7～V9
后壁	右冠状动脉,左冠状动脉回旋支	V1、V2、V7～V9
侧壁	左冠状动脉前降支	V5、V6、Ⅰ、aVL
前侧壁	左冠状动脉前降支,左冠状动脉回旋支	V3～V6、Ⅰ、aVL
下侧壁	左冠状动脉前降支,左冠状动脉回旋支	Ⅱ、Ⅲ、aVF Ⅰ、aVL、V5、V6
后侧壁	左冠状动脉前降支,左冠状动脉回旋支	V1、V2、V7～V9, V5、V6、Ⅰ、aVL

3.ST 段压低

心电图 ST 段代表心脏复极过程,ST 段压低提示心内膜下有损伤电流,心内膜下 ST 向量指向心室腔远离对应心内膜表面的导联,产生对应性的 ST 段压低。在 NSTE-ACS 和 STEMI 对应导联会出现 ST 段压低。心肌无缺血出现的 ST 段压低包括通气过度、左室肥厚、洋地黄影响和高钾血症。

4.T 波倒置

T 波倒置可能发生在心肌缺血所致的心肌复极延迟。不稳定型心绞痛患者心前区导联(V1～V4)T 波深倒置是一个重要的亚群,表示冠状动脉前降支高度狭窄,被称为左前降支 T 波综合征,而成功的冠状动脉再灌注会使 T 波恢复正常,并可提高左心室功能。T 波倒置也可由 NSTEM-ACS 引起或出现在 STEMI 演变期后。非缺血性心脏疾病,如脑血管意外,ECG 也表现为 T 波倒置。

(二)心肌损伤标志物

1.磷酸肌酸同工酶(CK-MB)

CK-MB 升高表示患者有心肌坏死,对 AMI 诊断灵敏性可达 98%,如 CK-MB 较正常升高 2 倍,可证实心肌发生坏死。CK-MB 一般在患者症状出现后 6 小时开始升高,18～24 小时达峰值,对指导非典型心电图变化心肌梗死的早期再通治疗有其局限性。

2.心肌肌钙蛋白:肌钙蛋白 T(cTnT)和肌钙蛋白 I(cTnI)

cTnT 和 cTnI 比 CK-MB 具有更高的特异性和敏感性,特别是在心肌损害后 2～4 小时即在患者外周血中升高,并可维持较高水平 2～3 周。cTnT 和 cTnI 升高提示患者心肌损伤坏死,并提供危险分层信息,对 ACS 患者预后判断有指导意义。

POCT(piont-of care testing)为"在患者医疗现场因实施医疗措施所需而进行的即时检验"。基于 POCT 具有仪器小型化、操作简单化、结果报告即时化、不受时间与地点限制的特点,医生应充分认识其在 ACS 诊治时效性方面的特殊意义,建议在院前(救护车)、急诊科(室)推广使用并加强管理。

(三)超声心动图

急诊超声心动图检测可发现心肌缺血时节段性运动减弱,甚至消失;可观察到受损心肌的收缩功能减退,以及左室射血分数下降,心肌受损亦可导致心室舒张功能障碍。超声心动图对主动脉夹层、肺栓塞、肥厚型心肌病以及心包积液等有重要的鉴别诊断价值。

四、诊断及危险分层

STEMI 的世界卫生组织(WHO)诊断标准:①胸痛持续＞20 分钟,处理后不缓解;②心电图特征性演变;③心肌损伤标志物升高。

而 NSTE-ACS 患者表现 ST 特征性变化不明显,故心肌标志物检测意义更大;UA 心肌标志物不升高或轻微升高,这两种属于 ACS 中严重程度不同的临床类型。

临床指标也可评估冠状动脉病变的可能性和由不稳定型心绞痛恶化为严重心脏事件的危险性,见表 4-2。

表 4-2　心电图及缺血性胸痛患者危险程度的可能性

高危组(＞1)	中危组(＝1)	低危组(＜1)
患者有心肌梗死病史,致命性心律失常晕厥,已诊断为冠心病	青年人心绞痛	可疑心绞痛
患者确定为冠心病	老年人可能心绞痛	一个危险因素、无糖尿病
患者伴有症状的 ST 改变	可能有心绞痛糖尿病和另外三个危险因素	T 波倒置＜1 mm
患者前壁导联 T 波明显改变	ST 段压低≤1 mm,R 波直立导联 T 波倒置≥1 mm	正常心电图

五、急诊处理

(一)预防心脏骤停

院前急救应注重"生存链"的概念,包括早期识别求救、早期心肺复苏术,早期除颤和早期高级心血管生命支持(ACLS),为后期院内综合治疗奠定基础。院前急救人员应让怀疑患 STEMI 的患者嚼服 150～300 mg 阿司匹林,常规进行 12 导联心电图检查和判断。转运 ACS 途中,心电图检查可以发现并监测病情变化。如有条件,院前急救人员可与所送医院联系,通报病情,传输心电图。

(二)早期一般治疗

对 ACS 胸痛患者,嘱其静卧,立即进行心电、血压、呼吸、SpO_2 的监测,建立静脉通路,吸入氧浓度 4 L/min,使 $SpO_2 > 93\%$。做好电除颤和心肺复苏的准备,来诊后快速明确诊断,及早行再灌注治疗和必需的辅助治疗。

(1)止痛剂:静脉注射吗啡 2～4 mg,如效果不佳,可以重复使用。

(2)硝酸甘油:应控制滴速在 10～20 $\mu g/min$,并监测血流动力学,注意重复观察临床反应,每 5～10 分钟增加 5～10 μg。治疗终点是临床症状得到控制,血压正常者平均动脉压下降 10%,高血压患者平均动脉压下降 30%。收缩压 < 90 mmHg 时,应减慢滴速或暂停使用。

(3)β受体阻滞剂及抗心律失常药物:根据患者实际情况给予。

(4)抗凝治疗:使用依诺肝素 1 mg/kg,皮下注射 2 次/日,或普通肝素使部分活化凝血酶时间(APTT)维持在 50～70 秒。

(三)确定再灌注治疗

医生应快速评估所有 STEMI 患者是否可行再灌注治疗,并对有适应证的患者立即实施再灌注治疗。

(1)溶栓治疗条件:①就诊时间小于 3 小时,不适合行介入治疗;②无法提供介入治疗;③血管条件受限,无法行 PCI;④已耽搁介入治疗时机,如转院延迟,就诊至球囊扩张时间大于 90 分钟等。

(2)介入治疗条件:①可提供专业 PCI 导管室,并有急诊手术能力;②就诊至行球囊扩张时间小于 90 分钟;③STEMI 患者并发心源性休克,Killip 分级 > Ⅰ 级;④有溶栓禁忌证(出血危险性增加和颅内出血);⑤就诊延迟(症状发作大于 3 小时)。

(3)溶栓适应证:①无溶栓禁忌证;②胸痛症状出现后 12 小时内,至少 2 个胸导联或 2 个肢体导联的 ST 段抬高超出 0.1 mV,或有新发左束支传导阻滞或可疑左束支传导阻滞;③12 导联心电图证明为后壁心肌梗死;④症状出现后 12～24 小时内仍有持续缺血症状,并有相应导联 ST 段抬高,STEMI 症状消失大于 24 小时不行溶栓。

(4)溶栓禁忌证:①溶栓前明确 3 个月内有颅内出血史;②严重头面部创伤;③未控制高血压或脑卒中;④活动性出血或有出血因素(包括月经),对有颅内出血危险(＞4%)的 STEMI 患者应当选择 PCI 治疗。

(四)再灌注治疗

1.溶栓治疗

(1)目标要求:急诊到开始溶栓时间小于 30 分钟,可选择不同种类溶栓剂。

(2)常用方法:重组组织纤溶酶原激活剂(rt-PA)50～100 mg,30 分钟内静脉滴注;链激酶 150 万～200 万 IU,30 分钟内静脉滴注;尿激酶 150 万～200 万 IU,30 分钟内静脉滴注。溶栓后应用普通肝素 800～1000 IU/h,使 APTT 延长 1.5～2 倍。

(3)再灌注间接评价:疼痛明显减轻,ST 段 90 分钟回落＞50%。

2.介入治疗

(1)目标要求:急诊至球囊扩张时间小于 90 分钟。

(2)介入治疗时间的选择依据胸痛持续时间而定:①胸痛小于 1 小时,行直接 PCI;②胸痛大于 1 小时,而小于 3 小时,先行溶栓治疗;③胸痛大于 3 小时,可行直接 PCI 术。

3.外科手术

外科手术包括急诊冠状动脉旁路移植手术。

第二节　急性脑卒中的院前急救

一、概述

脑卒中又称"中风""脑血管意外",是一组突然起病,以局灶性神经功能缺失为特征的急性脑血管疾病,通常分为出血性和缺血性两类,症状一般持续 24 小时以上。

二、脑血管解剖

(1)按脑血流供应分为:颈内动脉系统和椎—基底动脉系统(见图 4-1)。以小脑幕为界,幕上结构接受颈内动脉系和大脑后动脉的血液供应,幕下结构接受椎—基底动脉系的血液供应。

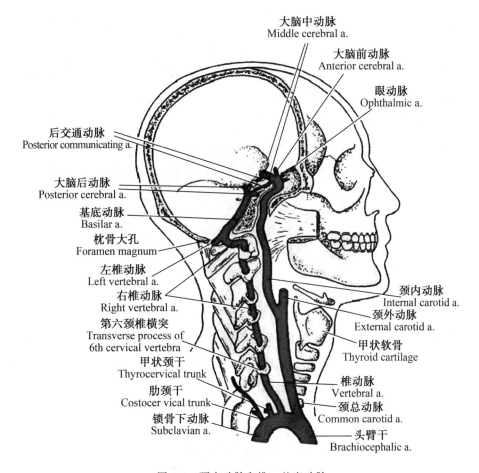

图 4-1　颈内动脉和椎—基底动脉

（2）按血管分布动脉系统分支,分为穿通支和皮质支。

穿通支又称"深支"或"中央支""旁中央支",主要由脑底动脉环、大脑中动脉近侧段及基底动脉等大分支直接发出,随即垂直穿入脑实质供应间脑、纹状体、内囊和脑干基底部的中线两侧结构(见图 4-2)。

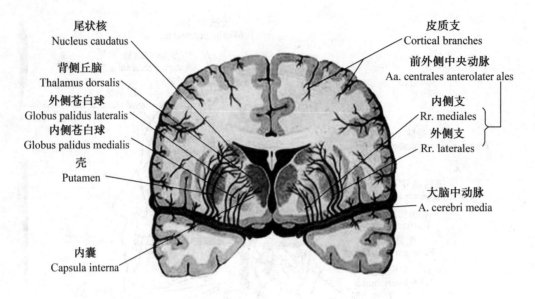

尾状核
Nucleus caudatus

背侧丘脑
Thalamus dorsalis

外侧苍白球
Globus palidus lateralis

内侧苍白球
Globus palidus medialis

壳
Putamen

内囊
Capsula interna

皮质支
Cortical branches

前外侧中央动脉
Aa. centrales anterolaterales

内侧支
Rr. mediales

外侧支
Rr. laterales

大脑中动脉
A. cerebri media

图 4-2　大脑中动脉深支

　　皮质支或旋支,在脑的腹面绕过外侧至背面,行程较长,主要供应大脑半球皮质及皮质下白质及脑干的背外侧(见图 4-3)。供应壳核、丘脑、内囊部分的中央支及供应脑桥的旁中央支是高血压性脑出血和脑梗死的好发部位。

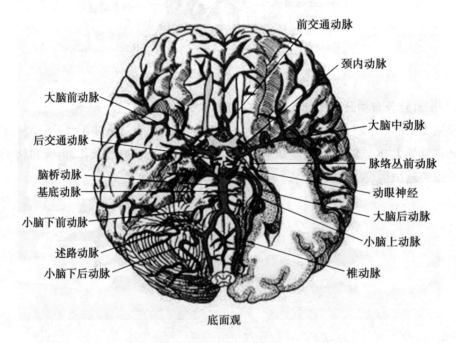

前交通动脉

颈内动脉

大脑前动脉

后交通动脉

脑桥动脉

基底动脉

小脑下前动脉

述路动脉

小脑下后动脉

大脑中动脉

脉络丛前动脉

动眼神经

大脑后动脉

小脑上动脉

椎动脉

底面观

图 4-3　大脑皮质支图解

（3）脑的动脉来自颈内动脉和椎动脉，两者在脑底部吻合成韦利斯环（Willis 环）（见图 4-4）。

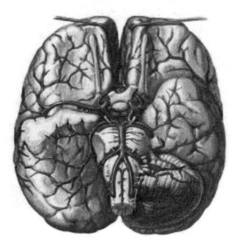

图 4-4　Willis 环

Willis 动脉环的生理意义包括：①调整脑内动脉血压，从而使左右两侧的血压保持平衡；②组成侧支循环，由于各动脉形成环状吻合，其中任何一支阻塞时，可通过此环提供侧支循环代偿。

三、临床表现

（1）额叶：占大脑半球表面的前三分之一，位于外侧裂上方和中央沟前方，其损伤可使患者出现精神改变、癫痫、运动障碍、运动性失语、凝视等症状。

（2）顶叶：在大脑半球中部，位于外侧裂上方和中央沟后方，顶枕沟前方，其损害可使患者出现与感觉相关功能障碍。

（3）颞叶：在大脑半球外下方，位于外侧裂下方枕前切迹前方，颞叶病变时主要引起患者听觉障碍、感觉性失语、命名性失语、记忆及精神活动障碍癫痫等症状。

（4）枕叶：位于大脑后方，为视觉中枢，其损害主要引起患者视觉障碍，表现为各种视野缺损等（见图 4-5）。

（5）边缘叶与岛叶：位于大脑深部包括隔区、扣带回、海马回、海马旁回和钩回以及脑岛。边缘系统与网状结构和大脑皮质有广泛联系，参与高级神经、精神（情绪和记忆等）和内脏的活动，脑岛与内脏感觉和运动有关。

（6）内囊：位于尾状核、豆状核及丘脑之间，完全性损害可引起患者"三偏征"，即偏瘫、偏身感觉障碍及偏盲。

（7）基底节：位于大脑白质深部，其主要由尾状核、豆状核、屏状核、杏仁核组成，其损害可以引起患者不自主运动。

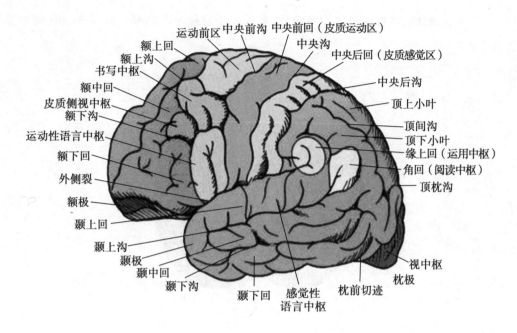

图 4-5　左侧大脑半球外侧面结构及功能区

（8）丘脑：是间脑的一部分，其为感觉传导的三级神经元，丘脑发出感觉辐射投射到顶叶的中央后回，损害可引起患者各种感觉障碍。

（9）脑干：与大脑皮质、间脑、小脑、边缘系统及脊髓均有密切而广泛的联系，是生命中枢，包括神经调节中枢维持机体正常生理活动，心血管运动中枢、血压反射中枢、呼吸中枢、呕吐中枢等。脑干损害可引起患者病灶侧脑神经周围性瘫痪并对侧肢体中枢性瘫痪或感觉障碍。

（10）小脑：位于小脑幕以下，其损害主要引起患者共济失调。

四、院前诊断

对于院前急救人员仅通过临床表现并不能十分准确地判断患者脑卒中的性质，即出血性卒中或缺血性卒中，尽快判断患者是否为卒中，尽快送院治疗，对患者入院后的进一步治疗更有帮助。

患者突然出现以下症状时应考虑脑卒中可能：①一侧肢体（伴或不伴面部）无力或麻木；②口角歪斜；③说话不清或理解语言困难；④双眼向一侧凝视；⑤一侧或双眼视力丧失或模糊；⑥眩晕伴呕吐；⑦既往少见的严重头痛、呕吐；⑧意识障碍或抽搐。

美国心脏学会、卒中学会制定的早期识别脑卒中的"辛辛那提院前卒中量表"中三个简单的测试，若有患者出现以下三者中的任意一项，则意味着发生脑卒中。

(1)让患者微笑一下。如果患者笑的时候面部不对称,一侧不能笑,提示患者患脑卒中,是面瘫的标志(见图4-6)。

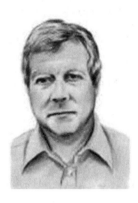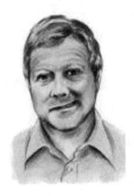

图4-6 测试一:微笑

图片来源:美国心脏协会.高级心血管生命支持实施人员手册[M].杭州:浙江大学出版社,2017:80.

(2)让患者双手平举保持10秒钟,如果10秒钟内一侧肢体突然坠落,提示是肢体偏瘫(见图4-7)。

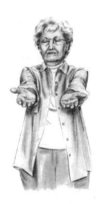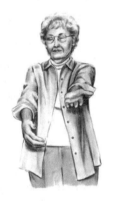

图4-7 动作二:双手平举

图片来源:美国心脏协会.高级心血管生命支持实施人员手册[M].杭州:浙江大学出版社,2017:80.

(3)让患者说一句非常难说的话。如果说时有困难或者是找不着词,意味着失语,就是有语言障碍。

五、脑卒中的院前急救

(一)卒中的急救

(1)急救处理:①处理气道、呼吸和循环问题;②监测循环;③建立静脉通道;④吸氧;⑤注意评估有无低血糖。

（2）应迅速获取患者的简要病史，包括症状的开始时间、既往病史、近期用药史和过敏史。

（3）量表评估：入院患者急诊多采用神经功能缺损评分（NIHSS 评分）和格拉斯哥昏迷评分对患者进行评估；若条件允许，院前急救人员可对患者进行上述评估，这对其疾病的诊断及治疗帮助很大。

（4）应避免对非低血糖患者输含糖液体，过度降低患者血压，对患者进行大量静脉输液。

（二）脑卒中的转运

如条件允许，院前急救人员应通知脑卒中单元/急诊室的接诊小组。

（三）缺血性脑卒中的溶栓治疗

对急性脑梗死患者，目前我国尚不能开展院前急救溶栓治疗，但对于溶栓治疗的了解有利于为急诊医生开展治疗节约时间。对于一般发病 3 小时内和 3～4.5 小时的脑梗死患者，医生应按照适应证和禁忌证严格筛选患者，尽快静脉给予 rt-PA 溶栓治疗。如果没有条件使用 rt-PA，且患者在发病 6 小时内，经严格选择可考虑静脉给予尿激酶。

需要院前急救医生了解的是，在准备转运中应非常明确地记录患者脑卒中的发病时间、既往病史、用药史，这能为医院的急诊医生决定是否要对患者启动脑卒中溶栓治疗提供了非常宝贵的资料。当决定转运时，院前急救医生应提醒通知转运医院的急诊医生做好接诊准备。

（四）注意事项

（1）可疑脑卒中者转运优先。假设现场有多名患者，怀疑一个患者是脑卒中，另一个患者是肺炎，则应该优先转运脑卒中患者。

（2）慎重使用镇静剂和降压药物。如果患者烦躁，不可以使用任何镇静剂，因为镇静剂会影响到医院后医生对患者意识的判定，会给后续治疗产生很多麻烦。除非血压高于180/105 mmHg，否则不能给患者任何降压药，即便血压升高也不能使用。

（3）严格静脉用药，不要给患者大量液体。如果开放静脉通道，第一瓶液体应该是生理盐水，第一瓶液体的输液速度应该为 1 mL/min，也就是每分钟 15 滴，速度不宜快，因为大量的液体会使脑水肿加重，给早期救治造成一些困难；不要给患者输注葡萄糖，更不要在其中加注中药注射液，这对患者是有害的，因为血糖的升高是脑梗死面积扩大的重要因素，在缺氧的时候糖会变成乳酸，乳酸会使缺血的脑水肿进一步加重。

（4）患者如果有通气不足、发绀或者血压过低的现象应及时处理。

（5）应该将患者转到设有脑卒中治疗中心的医院内。

（6）转运患者时应有家属陪同，家属的重要信息对急诊医生进行判断患者病情是非常重要的。

第三节　恶性(严重)心律失常

一、概述

恶性心律失常，一般是指能在短时间内引起严重血流动力学障碍，如急性肺水肿、心源性休克、急性心肌梗死、晕厥，甚至心脏性猝死的心律失常，如不及时有效地抢救，会导致患者在短期内死亡。85％～90％的严重心律失常见于器质性心脏病，10％～15％见于原发性心电异常，如先天性 QT 延长综合征，布鲁加达(Brugada)综合征等。

临床常见恶性快速性心律失常包括室性心动过速、心室颤动（心室扑动）、预激综合征合并心房颤动，严重缓慢心律失常包括病窦综合征、房室传导阻滞等。

二、严重快速性心律失常

(一)室性心动过速

室性心动过速(ventricular tachycardia，VT)，简称"室速"，起源于希氏束分叉以下束支、浦肯野纤维和心室肌，是由连续三个或以上宽大畸形 QRS 波组成的快速性心律失常，常见于冠心病、心肌炎、扩张型心肌病、肥厚型心肌病等器质性心脏病。

1.临床表现

临床表现为突发突止的心动过速，发作时心排血量减少，症状取决于心室率及持续时间，短暂(小于 30 秒)症状不明显，持续 30 秒以上者可以出现血流动力学障碍，如急性心衰、晕厥、低血压、休克甚至心脏骤停。

2.心电图特点

(1)连续三个或三个以上的室性异位搏动，QRS 波群宽大畸形，QRS 时限大于 0.12 秒，心室律基本匀齐，频率多为 140～200 次/分，很少超过 300 次/分。

(2)少部分患者出现可房室分离(包括心室夺获)或室性融合波、电轴极右偏(无人区电轴)、胸前导联 QRS 波同向性(V1～V6 导联的 QRS 主波均直立或均为负向)等。这些特点诊断室性心动过速的特异性高达 100％，但敏感性较差(见图 4-8)。

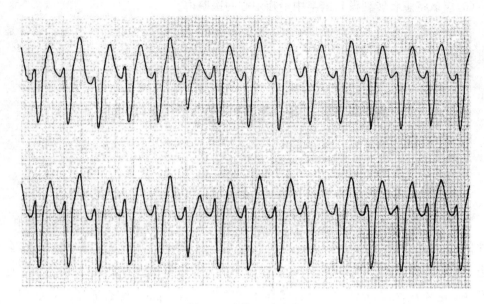

图 4-8　室性心动过速

3.院前急救措施

(1)病情评估:一旦患者确诊 VT,医生要密切观察其生命体征变化、监测血流动力学,包括意识、血压、呼吸状态、血氧饱和度等。血流动力学不稳定通常表现为意识丧失、晕厥、进行性低血压、休克、急性肺水肿、急性心肌梗死或心绞痛等。

(2)现场处置要点:

1)血流动力学不稳定:若宽 QRS 心动过速伴有明显的血流动力学障碍,应立即做直流电同步电复律。首次电击能量不超过 200 J,必要时可重复。血流动力学尚稳定但持续时间超过 24 小时,或药物治疗无效的 VT 也可选择电复律。

2)血流动力学稳定:无合并器质性心脏病的室性心动过速,亦称特发性室速,可按一般急救流程处理;若患者伴有器质性心脏病,则选择药物治疗,首选使用胺碘酮,负荷剂量静脉滴注维持;利多卡因只在胺碘酮不适用或无效时,或合并心肌缺血时作为次选药。

①胺碘酮:负荷量 150 mg(3～5 mg/kg),溶于 20～40 mL 葡萄糖液,静脉缓慢推注 10 分钟以上,若无效,10～15 分钟后可重复推注,以后按照 1～1.5 mg/min 维持 6 小时,根据病情减至 0.5 mg/min;注意注射过快容易导致患者低血压,忌用于严重心动过缓高度房室阻滞者。

②利多卡因:用 50～100 mg 静脉注射(1～2 分钟),必要时每隔 5～10 分钟重复推注 50 mg,直至心律转复或总量达 300 mg 为止。若患者存在高度房室传导阻滞、严重心衰、休克、肝功能严重受损、利多卡因过敏等应禁用。

③β 受体阻滞剂:主要用于合并急性冠脉综合征、甲状腺功能亢进、梗阻性心肌病等,可减少急性冠脉综合征远期并发症,包括猝死;禁忌证包括缓慢性心律失常、传导阻滞、

低血压、严重充血性心力衰竭、伴有支气管痉挛的肺疾病等；常用艾司洛尔，负荷量为0.5 mg/kg，维持量以 50 μg/(kg·min) 的速度静滴，必要时可逐渐增加，最大剂量为300 μg/(kg·min)。

（3）转运注意要点：立即转运，使患者平卧、吸氧，建立静脉通道，心电监护，密切观察生命体征变化。

（二）尖端扭转性室性心动过速

尖端扭转型室速(torsades de points，TdP)是较为严重的一种室性心律失常，一般分为获得性长 QT 延长综合征和先天性长 QT 延长综合征两种类型。其发作时呈室性心动过速特征，QRS 波的尖端围绕基线扭转，典型者多伴有 QT 间期延长，常反复发作，易导致患者昏厥，甚至室颤致死。

其发生机理与折返有关，因心肌细胞传导缓慢、心室复极不一致引起，常见病因为各种原因所致的 QT 间期延长综合征、严重的心肌缺血或其他心肌病变、使用延长心肌复极药物(如奎尼丁、普鲁卡因胺、胺碘酮等)以及电解质紊乱(如低钾、低镁)。

1.临床表现

临床表现为患者发作时心排血量减少，易出现血流动力学障碍，如急性心衰、晕厥、低血压、休克甚至心脏骤停。

2.心电图特点

基础心律时，QT 延长、T 波宽大、U 波明显、TU 融合。室速常由长间歇后舒张早期室早(RonT)诱发，发作时心室率多在 200 次/分，宽大畸形、振幅不一的 QRS 波群围绕基线不断扭转其主波的正负方向，每连续出现 3～10 个同类的波之后就会发生扭转，翻向对侧(见图 4-9)。

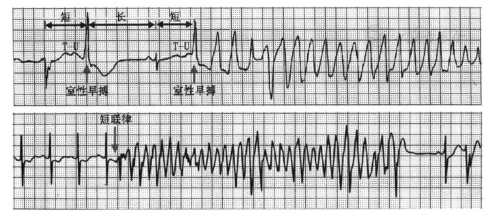

图 4-9　尖端扭转行室性心动过速

3.院前急救措施

（1）病情评估：密切观察患者生命体征变化，评估有无血流动力学障碍。

（2）现场处置要点：血流动力学稳定者应鉴别有无 QT 间期延长。伴 QT 间期延长者为尖端扭转性室速（TdP），不伴有 QT 延长者为多形性室速（按室速处理），二者的鉴别十分重要，将直接影响急诊处理，在未明确是否伴有 QT 间期延长的情况下避免盲目使用抗心律失常药。出现血流动力学障碍者，应立即进行同步电复律。

（3）药物治疗：

1）获得性长 QT 延长综合征：

①静脉补钾和补镁。低钾可使细胞膜对钾的通透性降低，使复极延迟，根据缺钾程度通常用氯化钾静脉滴注方式给予；静脉补钾，最好补到 4.5～5.0 g。镁可激活细胞膜上 ATP 酶而使复极均匀化以及改善心肌代谢等；静脉补镁：若已造成心脏骤停，则用 1～2 g，稀释后 15～20 分钟静注，0.5～1 g/h 持续输注。

②起搏器治疗。心动过缓者可用临时起搏器（常需 70～90 次/分或更快频率起搏），适用于并发于心动过缓及有长间歇者。等待起搏时可用提高心率的药物，如阿托品、异丙肾上腺素，一般需将心率提高到 90 次/分钟以上。异丙肾上腺素为 1～4 μg/min 静脉滴注，随时调节剂量，使心室率维持在 90～110 次/分钟之间。

③停用以一切可引起 QT 延长的药物。

2）先天性长 QT 延长综合征：β 受体阻滞剂为首选药物，常用美托洛尔 25～50 mg，每日 2～3 次口服或普萘洛尔 10～30 mg，每日 3 次口服。

对上述药物治疗无效的持续性发作者可采用直流电复律或安装永久性起搏器。患者应避免剧烈体力活动及精神刺激，禁用延长心室复极和儿茶酚胺类药物。

4.转运注意要点

转运注意要点与同室性心动过速相同。

（三）心室扑动（心室颤动）

心室扑动（心室颤动）（ventricular flutter/ventricular fibrillation）发作时患者心室肌呈快而微弱的无效收缩或不规则颤动。

1.临床表现

临床表现为患者突发意识丧失、抽搐、呼吸停止、心音和脉搏消失、血压测不到、瞳孔散大、发生猝死。

2.心电图特点

心室扑动心电图表现为连续而规则宽大畸形的 QRS 波，频率在 150～250 次/分，QRS 波的时限长在 0.12 秒以上，QRS 波呈向上向下的波幅似正弦样曲线，与 T 波无法分开，QRS 波间无等电线，P 波消失；心室颤动则为 P 波、ORS 波、T 波均消失，代以形状不同、大小各异、极不匀齐的波群，频率为 250～500 次/分（见图 4-10）。

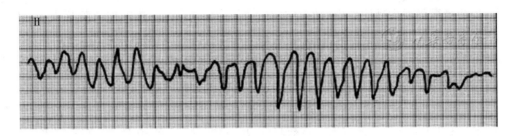

图 4-10　心室颤动

3.院前急救措施

首先通过心电监测评估患者是可除颤心律（心电图显示心室颤动或无脉性室速）还是不可除颤心律（心室静止，心电图显示直线）。可除颤心律进行紧急非同步直流电转复为唯一的治疗手段，能量从 200～360 J 起进行电除颤；若室颤波甚细，可静脉注射肾上腺素 1～3 mg，使室颤波变粗，有利于除颤成功。在暂时没有除颤设备的情况下，医生应立即实施心肺复苏术，建立人工气道或面罩—气囊给氧，建立静脉通道。

4.转运注意要点

转运注意要点与同室性心动过速相同。

（四）室上性心动过速

室上性心动过速（supra ventricular tachycardia，SVT）系指发作和维持需要心房、房室结或二者共同参与的快速性心律失常，包括附加束参与的心动过速。其主要包括房性心动过速、心房扑动、折返性室上性心动过速等，多数情况因心率过快，P 波无法辨认，故统称为室上性心动过速，常见于冠心病、心肌炎、扩张型心肌病、肥厚型心肌病等器质性心脏病等。

1.临床表现

特征性症状为突然发作，突然停止，发作时患者心率可达 150～250 次/分，持续数秒、数分钟、数小时或数日。发作时症状与心动过速所致血流动力学障碍程度密切相关，受患者年龄、有无心脏基础疾病及重要脏器基础血供情况的影响。若心率＞200 次/分，可导致患者血压下降、头晕、黑矇、心绞痛、心力衰竭等症状。

2.心电图特点

QRS 波群正常，心律规整，频率大多在 160～250 次/分；P′波形态异常，P′-R＞0.12 秒者为房性；有逆行的 P′波或 P′-R＜0.12 秒者为房室交界性；多数情况下 P′波与 T 波融合，无法辨认；ST 段压低和 T 波倒置常见。

3.院前急救措施

（1）电复律：出现血流动力学障碍者，立即进行同步电复律，首次电转复能量单相波通常为 50～100 J，如不成功，可逐渐增加能量。

（2）机械刺激迷走神经：血流动力学稳定者，可先用简单的迷走神经刺激法，通过做"Valsalva 动作"（即深呼吸后屏气用力呼气），刺激咽反射，颈动脉窦按摩，压迫眼球，冷水面部浸溶等方法兴奋迷走神经，约 50% 的患者可终止折返性室上性心动过速。

（3）药物治疗，对于机械刺激迷走神经无效或效果不良者可采用以下药物治疗：

①腺苷：作为一种迷走神经兴奋剂，其对窦房结、房室结具有明显的抑制作用，可消除折返环路终止室上性心动过速。该药起效快，平均复律时间 30 秒，半衰期 10 秒，转复成功率高达 90% 以上，是室上性心动过速的首选药物。其用法为 6～12 mg 快速静脉注射（5～10 秒），3～5 分钟后未复律者可加倍剂量重复 1 次。合并心绞痛、支气管哮喘、室性心律失常、窦性停搏及病态窦房结综合征（SSS）、年龄大于 60 岁者等应该慎用或禁用该药。

②普罗帕酮：具有抗心律失常谱广、疗效高、起效快（平均复律时间 8 分钟）和半衰期短等优点，曾是阵发性室上性心动过速的首选药物。其用法为 70 mg 稀释后静脉注射（5～10 分钟），10～20 分钟后无效可重复 1 次。心功能不全患者应禁用该药，对有器质性心脏病、低血压、休克、心动过缓者等应慎用该药。

③维拉帕米：钙离子通道阻滞剂，对正常 QRS 波群的阵发性室上性心动过速疗效好，静脉注射后 1～5 分钟起效，持续 15 分钟以上。其用法为 5 mg 稀释后静脉注射（5～10 分钟），发作中止即停止注射，15 分钟后未能转复者可重复 1 次。心动过缓、低血压、心功能不全、房室传导阻滞、SSS 患者应慎用或禁用该药。

④胺碘酮：对各种快速性心律失常均有效，用法为 150 mg 溶于 20～40 mL 葡萄糖液缓慢静脉注射（大于 10 分钟），10～15 分钟可重复，然后以 1～1.5 mg/min 维持 6 小时，以后依病情减至 0.5 mg/min，一般 24 小时用量不超过 1.2 g，最大可达 2.2 g。

⑤β 受体阻滞剂：伴有高血压或心绞痛的室上性心动过速患者应首选。其用法为普萘洛尔 2～5 mg 静脉注射，必要时 20～30 分钟后重复 1 次，也可用艾司洛尔、美托洛尔等静脉注射。有 SSS、支气管哮喘病史者应禁用该药。

（4）经食管心房调搏复律：适用于对药物无效或存在药物应用禁忌者（如孕妇等），应用于比心动过速频率快 20～30 次/分的猝发刺激，可有效终止室上性心动过速，有效率达 90%。

（5）射频导管消融术：是治疗室上性心动过速的有效手段，成功率达 95%。

（五）心房颤动

心房颤动简称"房颤"，是由于心脏结构重塑造成的肌束结构和电信号传导不匹配，引起不协调的心房乱颤，心室仅接受部分通过房室交界区下传的冲动，故心室率 120～180 次/分，节律不规则。绝大多数房颤见于器质性心脏病患者，其中以风湿性二尖瓣病变、冠心病和高血压性心脏病患者最为常见。

1.临床表现

其临床特点包括患者的症状突然加重,出现心悸、乏力、气短、头晕、活动耐量下降等症状;严重者可致急性肺水肿、心绞痛、休克甚至晕厥,部分患者可出现血栓栓塞症状;听诊心律绝对不齐,心音强弱不等,脉搏短细。

2.心电图特点

心电图特点为 P 波消失,代之以形态、间距及振幅均绝对不规则的 f 波,频率为 350～600 次/分;RR 间期绝对不规则,QRS 波呈室上性,偶见呈室内差异性传导。

3.院前急救措施

(1)电复律:对于血流动力学不稳定的患者,要立即同步直流电复律。

(2)房颤患者治疗主要是心律失常的治疗及血栓的预防。

(3)控制心率:主要是心室率的控制,房颤的急诊心室率控制首先要考虑患者的心功能,根据 LVEF 值选择恰当的药物。房颤急性发作时控制快速心室率,一般需使用经静脉的药物。药物主要包括 β 受体阻滞剂、非二氢吡啶类钙通道阻滞剂、洋地黄类和胺碘酮四大类。无心功能不良可选用 β 受体阻滞剂、非二氢吡啶类钙通道阻滞剂,合并心衰患者可选用洋地黄制剂或胺碘酮。

(4)抗凝治疗。

(六)交感电风暴

交感电风暴是指 24 小时内自发两次或两次以上的快速室速或室颤,是由于心室电活动极度不稳定所导致的最危重的恶性心律失常。器质性心脏病是交感电风暴的最常见原因,如急性冠脉综合征、心肌病、急性心肌炎、各种心脏病引起的左心室肥大伴心功能不全、瓣膜性心脏病和先天性心脏病等。非心源性疾病如急性出血性脑血管病、急性呼吸衰竭、ARDS、嗜铬细胞瘤危象等可通过低氧血症、血流动力学障碍、电解质失衡、严重自主神经功能紊乱等可诱发交感电风暴。

1.临床表现

患者临床表现为急剧发作的晕厥、意识障碍、胸痛、呼吸困难、血压下降、发绀、抽搐和心脏停搏。

2.心电图特点

交感电风暴发作时,表现为自发性室速或室颤,以反复发生室速居多,部分为室颤或混合形式。室速多为多形性、尖端扭转型,频率在 250～350 次/分,心室节律不规则,极易恶化为室颤。

3.院前急诊措施

(1)电除颤:交感电风暴发作时,必须尽快电除颤,这是恢复血流动力学稳定的首要措施;在心律转复后,必须进行心肺脑复苏治疗,以保证患者重要脏器的血供。

（2）药物治疗：抗心律失常药物的应用能有效协助电除颤和电复律，控制交感电风暴的发作和减少复发，首选药物为β受体阻滞剂，次选为胺碘酮。

静脉β受体阻滞剂对多形性室速风暴最有效。艾司洛尔为超短效β受体阻滞剂，负荷量为 0.5 mg/kg，维持量为 0.05～0.3 mg/(kg·min)，若无效，4 分钟后追加维持剂量。急性心肌梗死患者的交感电风暴使用艾司洛尔有一定疗效。

胺碘酮：可以和β受体阻滞剂联合用于治疗交感电风暴。对于急性心肌缺血引起的多形性室速，也推荐应用胺碘酮。

（3）镇静：给予镇静剂，应用抗焦虑等药物，必要时行冬眠疗法。

（4）气管插管：建立人工气道，呼吸机辅助呼吸。

三、严重缓慢性心律失常

（一）窦性停搏及病态窦房结综合征（SSS）

严重窦性停搏及 SSS 是心源性晕厥的常见原因，当属致命性心律失常。

1.临床表现

患者的临床症状取决于停搏或缓慢心搏造成的血流动力学障碍的程度。如出现 2 秒以上窦性停搏，或窦性心律突然减慢＜40 次/分，患者可出现黑矇；停搏持续 5 秒以上则可发生晕厥，如持续 10 秒以上则会出现阿-斯综合征。

2.心电图特点

窦性停搏心电图显示规则的 PP 间期突然显著延长，多大于 2 秒，且与正常 PP 间期之间无倍数关系。SSS 的心电图可表现为多种形式，其中窦性心动过缓最常见，也可表现为频发的窦房传导阻滞，PP 长间歇是窦性周期的倍数；窦性停搏可以是 SSS 的一种表现形式；此外还包括心房颤动、心房扑动和心动过速—心动过缓综合征等。

3.院前急诊措施

窦性停搏及 SSS 的治疗主要为药物或起搏器治疗了。

（1）药物治疗主要有以下几种：

①阿托品：为抗胆碱能药物，能消除迷走神经对窦房结的抑制，使心率增快；对窦房结本身无作用，因此该药物作用有限，长时间应用副作用大。

②异丙肾上腺素：为非选择性β-肾上腺素能受体激动剂，主要作用于心肌β_1受体，使心率增加，对窦房结本身亦无作用；该药作用有限，不宜长时间应用。

③沙丁胺醇：为β_2受体激动剂，能加快心率，缩短 RR 间期，改善患者头晕、黑矇的症状；临床观察表明沙丁胺醇对病态窦房结综合征患者电生理参数改变优于阿托品，作用时间长，无类似阿托品的不良反应。

④氨茶碱：为腺苷受体拮抗剂，能增快心率，改善症状。

（2）起搏治疗：对于有临床症状（如黑朦、晕厥、呼吸困难等）以及无症状，但心率极慢、药物应用受限的 SSS 患者应安装起搏器。

（二）高度房室阻滞

1.临床表现

高度房室阻滞是指房室传导比例超过 2∶1，高度及以上传导阻滞患者在休息时可无症状，或有心悸感；在体力活动时，患者可有心悸、头晕、乏力、胸闷、气短等症状，严重时可发生晕厥、阿-斯综合征等。

2.心电图表现

心电图可见散在发生的连续两个或数个 P 波因阻滞未下传心室，传导比例大于 2∶1 的房室阻滞。

3.院前急诊措施

高度房室传导阻滞处理方法与三度房室阻滞相同。对于从未发生阿-斯综合征者，可选用药物，促进传导。

（1）药物治疗主要为以下几种：

①阿托品：0.3～0.6 mg 口服，也可皮下或肌内注射，但应对 QRS 波宽大畸形者慎用。

②麻黄碱：对 α 受体、β 受体均有作用，能加快心率，适用于二度或三度房室传导阻滞症状较轻的患者，可用麻黄碱片 25 mg，每 6～8 小时口服 1 次。

③异丙肾上腺素：可用 10 mg 舌下含服，每 4～6 小时 1 次；必要时可用 0.5～1 mg 稀释至 5％葡萄糖液 500 mL 持续滴注，以维护心室率在 60～70 次/分，过量可明显增快心房率而加重房室传导阻滞，而且还能导致严重室性异位心率。

（2）起搏器治疗：对高度及以上房室传导阻滞有晕厥及阿-斯综合征发作者应置入起搏器，若估计为暂时性严重房室传导阻滞应置入临时起搏器，之后再进行积极治疗去除原发病因。

第四节　急性心力衰竭

一、概述

急性心力衰竭（acute heart failure，AHF）在临床上以急性左心衰最为常见，急性右心衰则少见。急性左心衰竭，指急性发作或加重的左心功能异常所致的心肌收缩力明显降低、心脏负荷加重，造成急性心排血量骤降、肺循环压力突然升高、周围循环阻力增加，引起肺循环充血而出现急性肺淤血、肺水肿并可伴组织器官灌注不足和心源性休克的临床综合征。急性心力衰竭常危及患者生命,必须紧急救治。

二、临床表现

(一)症状

患者常表现为呼吸困难起病急骤,病情可迅速发展至危重状态。患者常突发极度呼吸困难,呼吸频率达 30~40 次/分,鼻孔张大,吸气时肋间隙和锁骨上窝凹陷。按严重程度可依次表现为:

(1)端坐呼吸:平卧时出现气促,坐起后即好转称端坐呼吸。端坐呼吸是左心衰竭典型表现,呼吸困难迫使患者端坐,减轻肺淤血。患者常两腿下垂,两手抓床沿以助呼吸。

(2)夜间阵发性呼吸困难:患者常于夜间睡眠 1~2 小时后突然惊醒,感胸闷、气急,急于坐起,并企图开窗呼吸;严重者可出现哮鸣音,即使坐起并不缓解。

(3)急性肺水肿:是急性左心衰最严重的表现,患者端坐呼吸,极度烦躁不安,口唇发绀,大汗淋漓,有濒死感;咳出大量泡沫样稀薄痰或粉红色泡沫痰,甚至有血痰从鼻孔中涌出。

此外,患者还会出现交感神经兴奋表现,伴有周围血管收缩、动脉压升高、心率增快、面色苍白、四肢湿冷和出冷汗的症状。

(二)体征

听诊时可闻及患者两肺湿性啰音或哮鸣音,心脏听诊可闻及心尖部有舒张期奔马律、P2 亢进、心率增快。随着患者心衰加重,医生可在周围动脉触及交替脉。

三、辅助检查

(一)心电图

患者应进行 12 导联常规心电图,甚至 18 导联常规心电图及心肌损伤标志物的检测,这对确定其有无患急性心肌梗死有重要诊断意义,如首次检查不能确定,应 1~2 小时后再复查一次。医生对心律失常的准确诊断需根据患者的心电图检查结果,必要时应对患者进行连续监测。

(二)影像学检查

胸部 X 线检查可显示肺淤血程度和肺水肿,如出现肺门血管影模糊、蝶形肺门,甚至弥漫性肺内大片阴影等,还可根据心影增大及其形态改变,评估基础的或伴发的心脏和

(或)肺部疾病以及气胸。若患者存在该病,胸片会显示肺间质水肿(出现 Kerley A 线或 B 线)或肺泡水肿,双肺门附近云雾状蝶翼形暗影。

(三)超声心动图

超声心动图对心包积液、心脏扩大、心肌肥厚、瓣膜狭窄及反流、腱索和乳头肌断裂、心肌节段性功能异常等均有较高的敏感性,可检测心室射血分数(EF),并能提供心脏收缩和舒张功能及血流异常变化,具有重复性好、易于随诊的优点。

(四)动脉血气分析

急性左心衰竭常伴低氧血症,肺淤血明显者可影响肺泡氧气交换。医生应监测 PaO_2、$PaCO_2$ 和氧饱和度,以评价患者的氧含量(氧合)和肺通气功能。

(五)实验室检查

实验室检查包括血常规和血生化检查,如电解质(钠、氯、钾等)、肝功能、血糖、白蛋白及高敏 C 反应蛋白(hs-CRP)。

(六)生物学标志物检测

BNP 的检测有助于急性心衰诊断和鉴别诊断,BNP＜100 ng/L、NT-proBNP＜300 ng/L 为排除急性心衰的切入点;应注意该测定值与患者的年龄、性别和体重等因素有关,老龄、女性、肾功能不全者升高,肥胖者降低。评估其临床意义需综合考虑临床状况,排除其他原因,因为急性冠状动脉综合征、慢性肺部疾病、肺动脉高压、高血压、房颤等均会引起该测定值升高。

(七)心肌坏死标志物

cTnT 和 cTnI 旨在评价是否存在心肌损伤、坏死及其严重程度,其特异性和敏感性均较高,AMI 时可升高 3~5 倍。重症有症状的心衰往往存在心肌细胞坏死、肌原纤维崩解,血清中的 cTn 水平可持续升高,这也为急性心衰的危险分层提供信息,有助于评估患者心衰的严重程度和预后。

四、诊断与鉴别诊

(一)诊断要点

(1)患者原有基础心脏疾病,也可不伴基础心脏病。

(2)患者突发呼吸困难,呈端坐呼吸,频繁咳嗽,咳粉红色泡沫痰。

(3)面色灰白,口唇发绀,大汗淋漓,听诊双肺湿啰音或哮鸣音,心率130～140次/分,心尖区可闻及舒张期奔马律。

(4)胸部 X 线检查显示肺间质水肿。

(二)鉴别诊断

急性左心衰竭应与可引起明显呼吸困难的疾病,如支气管哮喘和哮喘持续状态、急性大面积肺栓塞、肺炎、严重的 COPD(尤其与伴感染的 COPD)等相鉴别,也要与其他原因所致的非心源性肺水肿(如急性呼吸窘迫综合征)和非心源性休克等相鉴别。

五、急诊处理

急性心衰会危及生命,应迅速抢救,救治目标为改善患者组织供氧、减少静脉回流、缓解焦虑、治疗原发病和消除诱因。

(一)一般处理

(1)体位:患者应采取最舒适的体位,通常为端坐位,双下肢下垂,以减少静脉回流,降低心脏前负荷,改善氧供。

(2)四肢交换加压:将患者四肢轮流绑扎止血带或血压计袖带,通常同一时间只绑扎三肢,每 15～20 分钟轮流放松一肢。血压计袖带的充气压力应较舒张压低 10 mmHg,使动脉血流仍可顺利通过,静脉回流受阻。此法可降低前负荷,减轻肺淤血和肺水肿。

(3)吸氧:适用于低氧血症和呼吸困难明显,尤其指端血氧饱和度＜90％的患者。无低氧血症的患者不应常规应用,这可能导致血管收缩和心输出量下降。如患者需吸氧,应尽早采用,使患者 $SaO_2 \geqslant 95\%$(伴 COPD 者 $SaO_2 > 90\%$)。针对不同的患者可采用不同的吸氧方式:①鼻导管吸氧:低氧流量(1～2 L/min)开始,根据动脉血气分析结果调整氧流量。②面罩吸氧:适用于伴呼吸性碱中毒患者。必要时还可对患者采用无创性或气管插管呼吸机辅助通气治疗。

(4)出入量管理:肺淤血、体循环淤血及水肿明显者应严格限制饮水量和静脉输液速度。

(二)药物处理

1.镇静剂

药物治疗首选吗啡,皮下或肌注 3～5 mg,或生理盐水稀释后缓慢静脉注射,主要作用在于抑制中枢交感神经,反射性地降低周围血管阻力,扩张静脉而减少回心血量;其他作用包括减轻患者的焦虑、烦躁,抑制患者的呼吸中枢兴奋、避免患者呼吸过频,直接松弛支气管平滑肌,改善通气。但应密切观察疗效和呼吸抑制的不良反应,伴明显和持续低血压、休克、意识障碍、COPD 等患者禁忌使用该药。

2.利尿剂

该药适用于急性心衰伴肺循环或体循环明显淤血以及容量负荷过重的患者,能产生快速利尿效应,且有扩张静脉作用,可减少循环血容量。首选呋塞米 20～40 mg,2 分钟静脉注射,必要时增加剂量或重复使用;亦可使用托拉塞米 10～20 mg,静脉注射;托伐普坦推荐用于充血性心衰、常规利尿剂治疗效果不佳、有低钠血症或有肾功能损害倾向的患者,可显著改善充血相关症状,且无明显短期和长期不良反应。急性心肌梗死并发急性左心衰患者要慎重利尿剂,过快利尿可能引起低血压。

3.血管扩张剂

此类药可应用于急性心衰早期阶段,血管扩张剂可降低心脏前、后负荷及心肌耗氧量。

硝酸甘油适用于急性冠状动脉综合征伴心衰的患者,可立即让患者舌下含服 0.25～0.5 mg,5～10 分钟后可重复,用药 15 分钟后呼吸困难减轻和肺部啰音减少;如效果不明显,应改用硝酸甘油 10～30 μg/min 静脉滴注。硝普钠适用于严重心衰、原有后负荷及伴心源性休克患者,初始剂量为 10～15 μg/min,每 5～10 分钟增加 5～10 μg/min,直至肺水肿缓解或动脉收缩压降至100 mmHg。硝普钠可降低心脏收缩期室壁张力和肺毛细血管楔压,对急性心源性肺水肿特别有效,且作用快、半衰期短。如患者有低血压,宜与多巴酚丁胺合用。

4.正性肌力药

该类药物适用于低心排血量综合征。

(1)洋地黄类药物适用于房颤伴心室率快,或有心脏扩大伴左心室收缩功能不全者,治疗主要目标是控制心室率,在治疗急性肺水肿中其作用次要。对于急性心肌梗死患者,最初 24 小时内尽可能不对其使用洋地黄制剂。通常应先用利尿剂,再根据需要应用正性肌力药物,不可先强心后利尿。重度二尖瓣狭窄伴窦性心律失常的急性肺水肿患者忌用洋地黄。

(2)急性心力衰竭伴低血压者可选用多巴胺。

(3)顽固性心衰患者可考虑使用非洋地黄类正性肌力药物,如多巴酚丁胺、米力农、左西孟旦等。

(三)非药物治疗

1.主动脉内球囊反搏(IABP)

IABP 可有效改善心肌灌注,又降低心肌耗氧量和增加心输出量,适用于:AMI 或严重心肌缺血并发心源性休克,且不能由药物纠正的患者;伴血液动力学障碍的严重冠心病(如 AMI 伴机械并发症)的患者;心肌缺血或急性重症心肌炎伴顽固性肺水肿的患者;作为左心室辅助装置(LVAD)或心脏移植前的过度治疗。

2.机械通气

机械通气有下列两种方式:①无创呼吸机辅助通气:分为持续气道正压通气和双相间歇气道正压通气两种模式,推荐用于经常规吸氧和药物治疗仍不能纠正的肺水肿合并呼吸衰竭、呼吸频率＞20 次/分及能配合呼吸机通气的患者,但不建议用于收缩压＜85 mmHg 的患者。②气道插管和人工机械通气:应用指征为心肺复苏时、严重呼吸衰竭经常规治疗不能改善者,尤其是出现明显的呼吸性和代谢性酸中毒并影响到意识状态的患者。

3.血液净化治疗

血液净化治疗的适应证:①出现高容量负荷,如肺水肿或严重的外周组织水肿,且对利尿剂抵抗;低钠血症(血钠＜110 mmol/L)且有相应的临床症状,如神志障碍、肌张力减退、腱反射减弱或消失、呕吐以及肺水肿等。②肾功能进行性减退,血肌酐＞500 μmol/L 或符合急性血液透析指征的其他情况可行血液透析治疗。超滤对急性心衰有益,但并非常规手段。

4.心室机械辅助装置

急性心衰经常规药物治疗无明显改善时,有条件的可应用该技术。此类装置有体外模式人工肺氧合器(ECMO)、心室辅助泵(如可置入式电动左心辅助泵、全人工心脏)。根据急性心衰的不同类型,可选择应用心室辅助装置,在积极救治基础心脏疾病的前提下,短期辅助心脏功能,也可作为心脏移植或心肺移植的过渡。ECMO 可以部分或全部代替心肺功能。

第五节　高血压急症

一、概述

高血压急症是指原发性或继发性高血压患者,在某些诱因作用下,血压突然和显著升高(一般超过 180/120 mmHg),同时伴有进行性心、脑、肾等重要靶器官功能急性损害的一种严重危及生命的临床综合征。但需要注意,若患者收缩压≥220 mmHg 和(或)舒张压≥140 mmHg,则无论有无症状都应视为高血压急症。某些患者既往血压增高已造成相应靶器官损伤,未接受系统的降压或器官保护治疗,或降压治疗不充分,就诊时血压虽未显著升高,但检查明确提示已经并发急性肺水肿、主动脉夹层、心肌梗死或急性脑卒中者,也应被视为高血压急症。

二、临床表现

高血压急症患者基础条件不同,临床表现形式各异,简洁且完整的病史收集有助于医生了解高血压的持续时间、严重程度、并发症、药物使用情况,以及是否有心血管、肾脏、神经系统疾病病史。病史采集时,应着重询问患者有无高血压病史,如患者有高血压病史,应继续询问药物治疗和平时血压控制情况;应注意此次有无导致血压快速升高的诱因,包括突然停止降压治疗、急性感染、急性尿潴留、急慢性疼痛、惊恐发作、服用拟交感神经药品或限制降压治疗效果的药物等。

1.症状

患者血压突然升高,升高幅度较大,病程进展急剧,一般收缩压在 220～240 mmHg,舒张压 120～130 mmHg 以上。患者同时出现明显的头痛、头晕、眩晕、视物模糊与视力障碍、烦躁、胸痛、心悸、呼吸困难等表现,此外还可能出现一些不典型的临床表现,如胃肠道症状(腹痛、恶心、厌食等)等。

2.体征

了解患者靶器官损伤程度,同时评估有无继发性高血压的可能,特别是对于症状不典型但血压显著升高的急诊就诊患者,系统、翔实的体格检查有助于尽早明确高血压急症的诊断:①在保障患者安全的前提下,测量患者平卧和站立两种姿势下的血压,以评估患者容量状态;②双上臂血压差异明显需警惕大血管病变,如主动脉夹层或大动脉炎;③循环系统查体侧重于心力衰竭的判定,如颈静脉怒张、双肺湿啰音、病理性第三心音或奔马律;④神经系统查体注意评估意识状态、脑膜刺激征、视野改变及病理征等;⑤眼底镜检查发现新发的出血、渗出、视神经乳头水肿均提示高血压急症可能。

3.特殊类型

(1)嗜铬细胞瘤:患者表现为阵发性或持续性血压升高伴心动过速、头痛、多汗三联征,并可伴有糖、脂代谢异常。患者发生嗜铬细胞瘤危象时,大量儿茶酚胺释放入血,导致血压急剧升高,出现心、脑、肾等脏器功能损伤,甚至危及生命。

(2)交感神经兴奋:患者表现为发热、出汗、心率加快、皮肤潮红、口干、尿频、排尿困难及手足颤抖等。

三、辅助检查

辅助检查包括血常规、尿常规、血液生化、凝血功能、D-二聚体、血气分析和心电图,还可进一步完善对患者心肌损伤标志物、脑钠肽(BNP/NT-proBNP)等项目的检测。需要指出的是,医生应对患者靶器官损伤的评估应动态进行,必要时复查相关项目。影像学检查包括胸部 X 线、超声心动图、头颅 CT/MRI、胸部/腹部 CT、血管造影术等。

四、诊断

诊断标准:①有高血压病史;②血压突然急剧升高;③伴或不伴有心力衰竭、高血压脑病、肾功能不全,视神经盘水肿、渗出、出血等靶器官严重损害。

五、治疗原则

最佳的治疗是既能使患者血压迅速下降到安全水平,以预防进行性或不可逆性靶器官损害,又不使血压下降过快或过低,以免引起局部或全身灌注不足。一般治疗可使患者取半卧位,予以安慰,消除其恐惧心理,酌情使用镇静止痛剂。

（一）降压原则

（1）高血压急症首先选择静脉滴注降压药物,初始阶段（数分钟到 1 小时内）血压控制的目标为平均动脉压降低幅度不超过治疗前水平的 25％。随后 2～6 小时内将血压降至较安全水平,一般为 160/100 mmHg 左右,以后 24～48 小时逐步降至正常水平。

（2）高血压亚急症可口服速效降压药物,如转换酶抑制剂、钙通道阻滞剂、α 受体阻滞剂、β 受体阻滞剂、血管紧张素受体抑制剂,在 24～48 小时内将血压逐渐降低至目标水平。

（3）病情稳定后应逐步过渡至常规抗高血压治疗和原发病的治疗。

（二）高血压急症的特殊治疗

（1）防治脑水肿,高血压脑病和主动脉夹层需紧急降压治疗:①高血压脑病时加用脱水剂甘露醇、呋塞米等治疗脑水肿;②惊厥者采用镇静方法,如肌内注射苯巴比妥钠、地西泮,水合氯醛灌肠;③高血压合并急性脑血管病,要将血压控制在 160/100 mmHg 以下的安全范围,应从小剂量用药开始,切忌降压太快,以防患者脑供血不足。

（2）保护心功能:高血压所致急性左心衰竭或肺水肿,患者常伴有血压显著升高。尽快降低血压十分关键,静脉滴注硝普钠应为首选治疗。患者伴有心绞痛时,血压持续升高可导致心肌耗氧量增加,使心肌缺血加重,可先予舌下含服硝酸甘油,若疗效欠佳,可改用硝酸甘油静脉滴注,也可合用 β 受体阻滞剂。

（3）治疗嗜铬细胞瘤:手术前应选用 α 受体阻滞剂降低血压,或联合使用 β 受体阻滞剂。首选酚妥拉明、硝普钠与 β 受体阻滞剂合用,或使用拉贝洛尔。患者出现嗜铬细胞瘤危象可选用酚妥拉明 5～10 mg 静脉缓慢注射,使血压降至 180/110 mmHg,减量改口服药维持;血压平稳后可行手术切除治疗。

（4）控制妊娠期高血压:早期通过限制活动和盐的摄入量以增加子宫、胎盘和肾的血流,如血压升高、视力下降、蛋白尿加重、尿量减少、体重增加或头痛应住院治疗。若患者头痛加重应引起重视,在子痫发生前应终止妊娠。若患者发生子痫应静脉注射 10％硫酸镁 10 mL,予镇静剂（以地西泮较适宜,必要时静脉注射 10～20 mg）,患者应绝对卧床休息,避免激惹而再度发生子痫。若患者舒张压＞110 mmHg 应积极降压治疗。

（三）药物治疗

1.静脉用药

（1）硝普钠：为强效动脉血管扩张剂，起始剂量为 0.3～0.5 μg/(kg·min)静脉缓慢滴注，渐递增至控制合适血压水平，平均剂量 1～6 μg/(kg·min)，静脉滴速为 50～400 μg/min，适用于高血压脑病、主动脉夹层、恶性高血压，对高血压危象合并急性左心衰竭者尤为适宜。

（2）硝酸甘油：多用于心脏缺血伴高血压者，起始 5 μg/min 静脉滴注；若无效，可每3～5 分钟速度增加 5～20 μg/min，最大滴速＜200 μg/min。

（3）拉贝洛尔：治疗高血压危象和急性心肌梗死有效，也适用于肾功能减退者，肝功能异常者慎用，起始为 0.25 mg/kg 静脉注射 2 分钟以上，间隔 10 分钟再给予 40～80 mg，或以 2 mg/min 起静脉滴注调整，总剂量＜300 mg。

（4）利尿剂：呋塞米适用于各种高血压急症，静脉常用量为 40～120 mg，最大剂量＜160 mg。

（5）酚妥拉明：常用于儿茶酚胺诱导的高血压危象，对嗜铬细胞瘤引起的高血压危象有特效，应每 5 分钟静脉注射 5～20 mg，或以 0.2～0.5 mg/min 的速度静脉滴注。

（6）乌拉地尔：可改善心功能，治疗充血性心力衰竭，并用于控制围术期高血压，适用于糖尿病、肾衰竭伴前列腺肥大的老年高血压患者。首次缓慢静脉注射 10～50 mg，可重复使用，静脉最大剂量应＜75 mg，缓慢静脉注射后可持续静脉滴注 100～400 mg/min，或 2～8 mg/(kg·min)持续泵入。

（7）艾司洛尔：艾司洛尔适用于室上性心律失常、高血压危象和术后高血压，第一分钟为500 μg/(kg·min)静脉注射，然后为 50 μg/(kg·min)泵入，最大维持量为 300 μg/(kg·min)。

（8）硫酸镁：主要适用于发生子痫的患者，25% 硫酸镁 16 mL 加入 10% 葡萄糖液20 mL 缓慢静脉注射，继以 40 mL 加入 10% 葡萄糖液 1000 mL 静脉滴注(1 g/h)，每日1 次。

2.口服降压药

患者可酌情服用钙通道阻滞剂（CCB）、血管紧张素转换酶抑制剂（ACEI）、血管紧张素Ⅱ受体指抗剂（ARB）、利尿剂、β受体阻滞剂、α受体阻滞剂等。

第五章 呼吸系统急症

第一节 重症支气管哮喘

一、概述

支气管哮喘简称"哮喘",是一种异质性疾病,是由多种细胞(如嗜酸性粒细胞、肥大细胞、T淋巴细胞、中性粒细胞、气道上皮细胞等)和细胞组分参与的气道慢性炎症性疾病。该病患者常伴有喘息、呼吸急促、胸闷和咳嗽等呼吸道病史,且随时间变化其严重程度也有所不同,并伴不同程度的呼气气流受限,可分为急性发作期、慢性持续期和临床缓解期。

支气管哮喘急性发作是临床经常遇到的急症,对于多数轻、中度哮喘发作的患者处理并不困难,但若对重症哮喘发作的患者抢救不及时或抢救不当,极易造成患者死亡。

重症哮喘在呼吸方面的改变是让气道严重痉挛使呼吸的气流严重受限。与慢性阻塞性肺疾病急性加重(AECOPD)不同的是,当痉挛因素解除后,气流受限可以完全恢复。轻度时患者表现为气促、胸闷等,严重时患者表现为双肺散在或弥漫的、以呼气相为主的哮鸣音,在更为严重的情况下双肺可听不到呼吸音,表现为"静息肺"。此时如果没有及时适当的呼吸支持,患者将有生命危险。

二、病因

哮喘与多基因遗传有关,同时受遗传因素和环境因素的双重影响,常见的哮喘危险因素及促发因素包括以下几点:

(1)内源性因素包括哮喘易感基因、过敏体质等。过敏体质是哮喘的主要危险因素,哮喘患者通常合并其他过敏性疾病,如过敏性鼻炎、湿疹等。

（2）环境因素包括室内和室外变应原（尘螨、宠物、蟑螂、花粉、植物）、职业暴露（油漆、化工原料、饲料、蘑菇）、食物（蛋、奶、海产品）、被动吸烟、大气污染、呼吸道感染等。

（3）促发因素包括运动、冷空气、二氧化硫、药物（β受体阻滞剂、阿司匹林）、精神和心理因素等。

三、发病机制

哮喘的发病机制非常复杂，包括气道免疫—炎症机制、神经调节机制及其相互作用。哮喘发病机制中以 T 淋巴细胞介导的免疫调节的失衡与慢性气道炎症的发生最为重要。慢性炎症和上皮损伤修复导致的气道重构越来越受到重视。气道慢性炎症与气道重构共同导致气道高反应性的发生。

四、临床表现

哮喘急性发作患者既往病史对诊断很关键，包括发作时间诱因（如季节、动物接触史）、药物使用及依赖史，最后一次发作时的用药，以及此次发作持续时间。致命危险因素包括：①哮喘发作不稳定；②急诊处置三次以上入院治疗两次以上；③过去一年中有住 ICU 或气管内插管病史；④伴有心脏病、人类免疫缺陷病毒（HIV）阳性或精神病。

该病主要症状为呼气性呼吸困难，患者卧位休息时仍有严重的喘息，呼吸困难。患者大多呈前弓位，端坐呼吸、大汗淋漓，只能说出单个字，干咳或咳大量白色泡沫痰，随着病情加重则完全不能说话。其特征为夜间及凌晨发作和加重，精神焦躁不安，甚至出现嗜睡或意识模糊的现象。

患者的体征包括呼吸急促，呼吸频率＞30 次/分，口唇、甲床发绀，有明显的"三凹征"或胸腹矛盾呼吸，双肺广泛的哮鸣音；"静息胸"型哮喘，听诊不仅听不到哮鸣音，而且呼吸音很低，是一种病情极严重的哮喘；心率＞120 次/分或伴严重的心律失常；常有肺性奇脉，吸气与呼气期肱动脉收缩压差＞25 mmHg；通气量增加，$PaCO_2$ 下降，但随着病情的加重，通气功能进一步下降，出现 CO_2 潴留，$PaCO_2$ 升高的现象。

五、实验室检查

（1）心电图检查：对心律失常、心肌缺血及右心室肥厚的诊断有帮助，常见窦性心动过速或室上性心动过速等心律失常。

（2）血液分析：血红细胞计数及血细胞比容有助医生了解患者有无红细胞增多症或出血。部分患者血白细胞计数增高及中性粒细胞核左移可为气道感染提供佐证，但通常白细胞计数并无明显改变。血浆 D-二聚体检测对诊断重度哮喘患者发生肺栓塞时有重要作用。

（3）转至医院后可行胸部 X 线影像、肺功能检查以协助诊断。

六、诊断与鉴别诊断

（一）诊断标准

对重症哮喘尚无绝对统一的诊断标准，医生可根据患者的哮喘病史和临床的症状、体征，结合动脉血气分析及肺功能检查结果作出判断。

目前诊断标准有：气短（休息时），体位（端坐呼吸），说话方式（单字），精神状态（焦虑、烦躁、嗜睡、意识模糊），是否大汗淋漓，呼吸频率>30 次/分，三凹征，哮鸣音（响亮、弥漫、无），脉率>120 次/分，PaO_2<60 mmHg，$PaCO_2$>45 mmHg，SpO_2≤90%，血 pH 值<7.35。

（二）鉴别诊断

（1）急性左心衰竭患者多有高血压、冠状动脉粥样硬化性心脏病、风心病二尖瓣狭窄等病史和体征，常咳出粉红色泡沫样痰，两肺可闻及广泛的水泡音和哮鸣音；左心界扩大，心率增快，心尖部可闻及奔马律；胸部 X 线检查可见心脏增大，肺淤血征，若一时难以鉴别，可雾化吸入短效 β_2 受体激动剂或静脉注射氨茶碱解症状后进一步检查；忌用肾上腺素或吗啡。

（2）慢性阻塞性肺疾病多见于中老年人，患者多有长期吸烟或接触有害气体的病史。其临床主要表现为进行性加重的活动后气急，有肺气肿体征，两肺或可闻及湿啰音；肺功能检查及支气管激发试验或舒张试验有助于鉴别。若患者同时具有哮喘和慢阻肺的特征，可以诊断哮喘—慢阻肺重叠综合征（ACOS）。

（3）上气道阻塞可见于中央型支气管肺癌、气管支气管结核、复发性多软骨炎等气道疾病或异物气管吸入，导致气管狭窄或伴发感染时，可出现喘鸣或类似哮喘样呼吸困难、肺部可闻及哮鸣音。但医生根据患者临床病史（特别是出现吸气性呼吸困难），以及痰液细胞学或细菌学检查，胸部 X 线射片、CT 或 MRI 检查和支气管镜检查等常可明确诊断。

七、急救措施

院前急救治疗的目的主要是减轻患者症状、预防病情加重、安全转送医院。

（一）病情评估

院前接诊喘憋、呼吸困难的患者时，急救人员应详细询问病史、仔细查体（了解辅助呼吸肌活动情况、心率、呼吸频率，肺部听诊）和进行必要辅助检查（SpO_2 监测、动脉血气分析、心电图），对哮喘诊断进行进一步确认并进行初步评估。

（二）现场处置

首先急救人员应使患者脱离过敏原或致病环境，避免其接触诱发及危险因素，保持呼吸道通畅，同时尽快给予患者吸氧、支气管舒张剂（或联合异丙托溴铵）和激素等治疗。严重呼吸衰竭者行气管插管机械通气进行呼吸支持，并向患者或家属告知病情、确定转送医院。

（三）转运注意事项

院前急救人员转运时应将患者的病情、现场救治情况及拟送达医院等相关信息报告指挥调度中心，争取与拟送达医院沟通，建立抢救绿色通道。患者可取半卧位或坐位，注意保持呼吸道通畅，建立静脉通路。转运途中，院前急救人员可开展相应检查，持续监测患者生命体征，反复评估患者病情，并给予以下相应的救治措施。

1.氧疗

患者应立即经鼻导管吸入较高浓度的氧气（4～6 L/min），但已出现二氧化碳潴留的患者则应按照Ⅱ型呼吸功能不全的氧疗原则给予持续低流量吸氧，吸氧流量为 1～3 L/min，吸氧浓度一般不超过 40%，维持 SpO_2 于 93%～95% 即可，一般不采用面罩供氧。普通氧疗对氧合改善不明显者，可考虑给予机械通气治疗。

2.解痉平喘

（1）β_2 受体激动剂：短效 β_2 受体激动剂是目前最常用于迅速改善急性哮喘症状的药物，其不良反应小，对能配合使用吸入剂的患者效果好。常用的有沙丁胺醇气雾剂（每次 100～200 μg）、特布他林气雾剂（每次 250～500 μg）等，如观察 20 分钟后发现对患者无效，可再重复应用一次，但不可过频、过多使用。对于病情严重不能配合吸入的患者，可给予特布他林雾化液 5 mg，通过高氧雾化器吸入。

（2）抗胆碱药物：吸入型抗胆碱药物多作为哮喘治疗的辅助用药，对夜间哮喘发作有一定的预防作用。常用的有异丙托溴铵、噻托溴铵，后者作用时间可维持 24 小时，适用于高龄、哮喘病史较长，合并冠心病、严重高血压、心动过速者，不能耐受 β_2 受体激动剂者。

（3）茶碱类药物是一类非选择性磷酸二酯酶抑制剂，不仅有扩张支气管的作用，还具有弱的免疫调节和抗炎作用，可减轻持续性哮喘症状的严重程度，减少发作频率。常用的有氨茶碱、多索茶碱、二羟丙茶碱等，多索茶碱较氨茶碱的不良反应小，临床使用越来越多，二羟丙茶碱相对更安全，但疗效也稍弱。静脉给药：氨茶碱 0.125～0.25 g 加入 50% 葡萄糖溶液 20～40 mL 中，缓慢静脉注射［注射速度不宜超过 0.25 mg/(kg·min)］或氨茶碱 0.25～0.5 g 以 5%～10% 葡萄糖溶液稀释后缓慢静脉滴注，适用于哮喘急性发作且近 24 小时内未用过茶碱类药物的患者，负荷剂量为 4～6 mg/kg，维持剂量为 0.6～0.8 mg/(kg·h)。

(4)糖皮质激素的使用原则是早期、足量、短程、静脉用药和(或)雾化吸入。目前认为对重症哮喘发作应及早全身应用糖皮质激素与支气管舒张剂作联合治疗。因为糖皮质激素抗炎作用起效较慢,通常需经 4～6 小时才显效,因此两者联合使用可以达到即时舒张支气管平滑肌,继而控制气道变应性炎症的目的。常用氢化可的松琥珀酸钠 100～200 mg、甲泼尼龙 40～80 mg 静脉注射或静脉滴注,普米克令舒溶液每次 1～2 mL 雾化吸入。地塞米松虽然抗炎作用较强,但由于在血浆和组织中半衰期长,对脑垂体肾上腺轴的抑制时间长,故应尽量避免使用或仅短时间使用。

3.呼吸支持

重症哮喘患者的治疗应先尽快缓解气道痉挛和去除导致痉挛的诱发因素。对药物等治疗效果不好的患者或进行性加重的患者,以及既往肺通气功能差伴有明显缺氧或二氧化碳潴留的患者,可予以机械通气辅助呼吸。对神志清醒、配合治疗的患者可选用无创通气,注意防止患者呕吐引起误吸。如患者神志不清、自主呼吸微弱,则考虑喉罩或气管插管建立人工气道,予以简易呼吸器辅助呼吸或有创机械通气。通气参数初始设置原则为低通气、慢频率、长呼气,可选用定容模式,潮气量 5～8 mL/kg(理想体重),频率 8～15 次/分,PEEP<5 cmH$_2$O,调整呼气流速以延长呼气时间,保证吸呼比<1∶2,尽可能保持吸气末平台压在 30～35 cmH$_2$O 以下。

4.补液

积极补液对于纠正脱水,改善循环,湿化气道,促进排痰,增加通气,减轻缺氧有着至关重要的作用。首先在快速补液的同时应兼顾输液顺序,要保证激素及支气管扩张药的持续滴入,并注意药物的配伍禁忌。一般无明显心功能不全的患者可以 800～1000 mL/h 的速度补液,老年患者及有心肺功能并发症者,输液速度应适当减慢。其次是严密监测补液前后病情变化,如心率、肺底啰音的变化及尿量情况。

5.纠正酸碱失衡

纠正酸碱失衡主要以纠正呼吸性酸中毒为主,治疗的主要方法为改善通气。如患者伴有其他酸碱平衡紊乱则需进一步纠正病因,避免盲目单纯补酸或补碱。

6.禁用药物

禁用镇静剂、普萘洛尔、阿司匹林等药物,即使有感染存在的患者亦不主张在院前急救使用抗生素。

(四)院前院后交接

到达医院后,院前急救人员应与急诊接诊人员就患者的病情及处置进行交接。

第二节　自发性气胸

一、概述

气胸是指空气进入胸膜腔内形成积气,对肺组织形成不同程度的压迫。自发性气胸为无任何可识别的创伤情况下发生的气胸,严重者可使胸膜腔压力升高从而影响循环功能。根据患者有无肺部基础疾病,又可分为三种情况:

(1)原发性自发性气胸:原无明确肺部疾病患者在无诱发事件情况下发生的气胸,多由肺大疱破裂所致。

(2)继发性自发性气胸:在肺部疾病的基础上并发的气胸,最常见的是慢性阻塞性肺疾病、囊性纤维化、坏死性肺炎、结核病等。

(3)还有一种特殊类型自发性气胸为张力性气胸胸膜的破损口形成单相活瓣,吸气时破损口打开,空气可以进入胸膜腔,呼气时破损口关闭,空气不能排出胸膜腔,使得胸膜腔内气体越来越多,胸腔内高压造成呼吸及循环功能障碍。这种情况发生后很快可以危及患者生命,需要紧急处理。

二、临床表现

自发性气胸临床表现取决于胸膜腔内的气体量、发病速度、肺萎陷程度、胸膜腔内张力,以及患者的年龄和呼吸储备能力。最常见于患者静息时或最低程度劳动时发病,可在患者手持重物、屏气、剧烈运动后诱发。

(一)症状

自发性气胸患者常主诉胸痛,为胸膜炎性胸痛(尖锐或刀刺样疼痛,可能在弹响感后出现),多为单侧,呈弥漫性,并放射到同侧肩部;伴有胸闷、气促、呼吸困难,劳力时明显。继发性气胸患者表现为原有呼吸困难突然加重或在原有症状的基础上突然出现呼吸困难。当形成张力性气胸时,患者常有烦躁不安、大汗淋漓、恐惧或窒息感,并伴有严重的呼吸困难。

(二)体征

患侧呼吸运动减弱、肋间隙增宽、胸廓饱满,触觉语颤减弱,叩诊呈鼓音,听诊呼吸音减低或消失。严重(特别是发生张力性气胸)时患者会出现心率过速、气管移向健侧,甚至出现发绀、血压下降的情况。

三、辅助检查

通过胸片或者胸部 CT 可确立诊断该病。胸部 CT 是诊断气胸的金标准,但救护车上难以完成影像学检查。常规心电图检查可以帮助鉴别诊断急性心肌梗死、肺栓塞、心肌炎等导致胸痛的疾病。车载监护仪可以帮助医生判断病情程度,患者常表现为呼吸频率增快、心率增快,SpO_2 降低,血压升高或降低,其中 SpO_2 降低提示患者病情极为危重,血压降低预示患者走向终末阶段。

四、诊断与鉴别诊断

(一)诊断

院前急救人员主要根据患者突发一侧胸痛是否伴有不同程度的胸闷、呼吸困难,或是否并有气胸体征,进行初步诊断。院前急救由于缺乏必要的辅助检查手段,所以急救人员应重点注意张力性气胸的识别。如患者出现呼吸困难加重伴有烦躁不安、大汗、发绀、心跳加速、血压下降或淡漠,急救人员应考虑张力性气胸的可能,并结合体格检查进行诊断。

(二)鉴别诊断

(1)慢性阻塞性肺疾病急性发作时患者可有明显呼吸困难、气急等表现,但一般为逐渐加重,肺部叩诊呈过清音,听诊呼吸音降低,对患者进行胸部 X 线检查可以与气胸相鉴别。

(2)支气管哮喘多有反复发作病史,听诊双肺可闻及哮鸣音,呼气相明显延长,平喘治疗有效,对患者进行胸部 X 线检查可以与气胸相鉴别。

(注意:需警惕以上两种疾病较容易并发气胸,如发现患者突然呼吸困难加重、双肺呼吸音不对称等情况,应考虑合并气胸的可能。)

(3)急性心肌梗死患者突发胸痛、胸闷,甚至呼吸困难、休克等临床表现,酷似气胸。气胸患者的心电图改变偶可呈酷似心肌梗死的表现,但根据患者的病史、体征、心电图、心肌酶学、X 线检查可以与气胸进行鉴别。

(4)肺大疱病史较长者,症状进展缓慢;巨大肺大疱可有憋气症状,查体局部可有类似气胸的表现,有时会误诊为气胸,确诊需要影像学检查。

(5)肺栓塞的患者多表现为突然发生的呼吸困难、胸痛和发绀,酷似自发性气胸,但患者常伴有咯血、发热,有下肢或盆腔深静脉炎或血栓形成、骨折、心房纤颤或长期卧床史。医生可通过详细询问病史、查体和胸部 X 线检查、螺旋 CT 肺动脉造影、MRI 肺动脉造影、放射性核素肺通气/血流灌注扫描进行鉴别。

五、院前急救处理

病情评估院前接诊疑似气胸患者时,应详细询问其病史、仔细查体(一侧气胸体征)和进行必要辅助检查(如 SpO_2 监测、动脉血气分析、心电图),对气胸的诊断进行进一步确认和初步评估。

急救人员现场处置时应避免诱发因素,保持患者呼吸道通畅,同时给予吸氧。张力性气胸患者可能在短时间内(甚至几分钟内)发生严重后果,出现呼吸循环功能紊乱,急救人员应紧急处理,可用较大孔径针头穿刺入胸膜腔排气减压,并向患者或家属告知病情、确定转送医院。

转运时急救人员应将患者的病情、现场救治情况及拟送达医院等相关信息报告指挥调度中心,争取与拟送达医院沟通,建立抢救绿色通道。患者可取半卧位或坐位,注意保持呼吸道通畅,建立静脉通路。转运途中,急救人员可开展相应检查,持续监测患者生命体征,反复评估患者病情,并给予以下相应的救治措施。

(一)一般治疗

(1)吸氧可缓解患者胸闷、呼吸困难症状,高浓度吸氧可促进胸腔内气体吸收,经鼻导管或面罩吸入 10 L/min 的氧,可达到比较满意的疗效。

(2)现场及转运途中避免让患者过度用力,减少患者活动。

(3)所有拟诊气胸患者在转运途中均需严密监护,包括患者一般状况观察、心电监护、血压及血氧饱和度监测等。

(4)开放静脉通道。

(二)胸膜腔穿刺排气治疗

急救人员对院前有大量气胸或伴有明显呼吸困难、低氧血症或剧烈疼痛的患者,特别是张力性气胸患者,应紧急处理,可采取胸膜腔穿刺排气,可选用较大孔径针头于患侧胸部锁骨中线第 2 肋间直接刺入胸膜腔,使胸膜腔与外界相通,以暂时减轻胸膜腔的压力;或在其尾部扎上橡皮指套,指套末端剪一小裂缝,防止空气进入胸膜腔;或者连接输液器引流至水封瓶。

(三)院前院后交接

到达医院后,院前急救人员应与急诊接诊人员就患者的病情及处置进行交接。

第三节 急性呼吸窘迫综合征

一、概述

急性呼吸窘迫综合征(acute respiratory distress syndrome,ARDS)是由于各种肺内或肺外原因(如严重感染、创伤、休克及烧伤等)导致肺毛细血管内皮细胞和肺泡上皮细胞炎症损伤,引起弥漫性肺间质及肺泡水肿,从而使患者急性低氧性呼吸功能不全或衰竭。其以肺容积减少、肺顺应性下降和严重的通气/血流比例失调为病理生理特征,临床表现为进行性低氧血症、呼吸窘迫,肺部影像学表现为非均一性的渗出性病变。根据2012年柏林标准,按严重程度将急性呼吸窘迫综合征分为轻度、中度、重度三个亚型。

二、病因

ARDS的病因复杂多样,其中感染是导致 ARDS 的最常见原因。根据肺损伤的机制,可将 ARDS 病因分为直接性损伤和间接性损伤。

(1)直接肺损伤因素:最主要的是严重肺部感染,其次为误吸、肺挫裂伤、吸入有毒气体、淹溺、氧中毒等。

(2)间接肺损伤因素:主要为严重全身感染,另外严重的非胸部创伤、急性重症胰腺炎、大量输血、体外循环、弥散性血管内凝血等也可导致 ARDS。

三、发病机制

目前研究发现 ARDS 发病的机制较为复杂,共同的基础是各种原因引起的肺泡—毛细血管膜急性损伤。目前认为,ARDS 是感染、创伤导致机体炎症反应失控的结果。外源性损伤或毒素对炎症细胞的激活是 ARDS 的启动因素,炎症细胞在内皮表面黏附及诱导内皮细胞损伤是导致 ARDS 的根本原因。一般认为通过直接与间接两条途径损伤肺组织,如肺挫伤、误吸、溺水、毒物吸入、弥漫性肺部感染等因素可对肺泡上皮细胞产生直接损伤作用;而脓毒血症、急性重症胰腺炎、肺部以外的严重损伤、休克等急性全身炎症反应可直接损伤肺毛细血管内皮细胞及间接损伤肺泡上皮细胞,其机制可能与细胞内钙离子的增加和结合钙降低有关。正常情况下,细胞内钙离子浓度维持在一定范围,在内毒素和其他致伤因素作用下,引起细胞兴奋增强和钙离子浓度升高,导致细胞损伤或死亡。

各种损伤因素引起的炎症反应是导致 ARDS 的重要机制,另外微循环障碍、细胞凋亡、肺泡水肿液的清除及一些信号通路也共同参与了 ARDS 的发生。

四、临床表现

（1）症状：急性起病，呼吸频速（呼吸频率＞20 次/分，并逐渐进行性加快，可达 30～50 次/分）、呼吸窘迫、口唇及指端发绀，且呈进行性加重，患者表现为烦躁不安、心率增快、唇及指甲发绀；缺氧症状以鼻导管或面罩吸氧的常规氧疗方法无法缓解；患者伴有肺部感染时，可表现为发热、畏寒、咳嗽和咳痰等症状。

（2）体征：疾病初期可无明显的呼吸系统体征，仅表现为呼吸频数；随着病情进展，患者出现唇及指甲发绀，吸气时表现为"三凹征"，两肺听诊可闻及干（湿）性啰音、哮鸣音；后期患者可出现呼吸音减低或水泡音等肺实变体征。

五、辅助检查

（一）动脉血气分析

早期患者常表现为呼吸性碱中毒和不同程度的低氧血症，肺泡—动脉氧分压差（A-aDO$_2$）升高，高于 35～45 mmHg。由于肺内分流增加（＞10%），通过常规氧疗，患者的低氧血症往往难以纠正。PaO$_2$/吸入气中的氧浓度分数（FiO$_2$）常常用于肺损伤的评分系统，其进行性下降可反映 ARDS 低氧血症程度，与 ARDS 患者的预后直接相关。在 ARDS 后期因无效腔通气增加，患者往往出现 PCO$_2$ 升高。

（二）影像学检查

X 线胸片对于该病的诊断准确性明显低于 CT 和超声。ARDS 急性期，患者胸部 CT 主要表现为肺水肿、间质炎症浸润和肺泡塌陷，肺容积减少。ARDS 后期的患者 CT 可表现为弥漫性肺纤维化和肺大疱形成。经胸超声是一种无创、可反复、实时进行的床旁监测技术，其对于肺泡—间质症状、肺实变、胸腔积液和气胸的诊断优于 X 线检查。

超声有助于 ARDS 的诊断与鉴别诊断，国际肺超声推荐意见表明下述超声征象提示了 ARDS 的诊断，有助于鉴别心源性肺水肿与 ARDS：①前壁的胸膜下实变；②肺滑动征减弱或消失；③存在正常的肺实质（病变未侵及部位）；④胸膜线异常征象（不规则的胸膜线节段增厚）；⑤非匀齐的 B 线分布。

转至医院后，医生应充分评估患者病情，以及可能存在的转运风险与 CT 检查获益的关系，并充分预防 CT 的转运及检查中的相关风险后行影像学检查。

（三）其他

肺力学监测、肺功能检测、血流动力学监测、支气管肺泡灌洗液、肺泡毛细血管屏障功能和血管外肺水、电阻抗断层成像技术等均有助于 ARDS 的诊断和鉴别诊断，因院前急救条件限制无法进行,所以在此不进行赘述。

六、诊断与鉴别诊断

患者出现以下症状时,应考虑为 ARDS:①具有全身性感染、休克、重症肺部感染、大量输血、急性胰腺炎等引起 ARDS 的原发病;②疾病过程中出现呼吸频速、呼吸窘迫、低氧血症和发绀,常规氧疗难以纠正缺氧;③血气分析示肺换气功能进行性下;④X 线胸片示肺纹理增多,边缘模糊的斑片状或片状阴影,排除其他肺部疾病和左心功能衰竭。

2012 年德国柏林标准(见表 5-1)明确了 ARDS 急性起病是指患者在一周内出现或加重呼吸系统症状。ARDS 可以合并存在心功能不全,考虑到了 PEEP 对氧合的影响,在诊断标准中对其进行了明确的规定。

表 5-1 2012 年 ARDS 柏林诊断标准

分型	轻度	中度	重度
起病时间	一周之内急性起病的已知损伤或新发的呼吸系统症状		
低氧血症	PaO_2/FiO_2:201~300 mmHg PEEP/CPAP≥5 cmH$_2$O	PaO_2/FiO_2≤200 mmHg PEEP/CPAP≥5 cmH$_2$O	PaO_2/FiO_2≤100 mmHg PEEP/CPAP≥5 cmH$_2$O
肺水肿来源	不能用心功能不全或液体过负荷解释的呼吸衰竭		
X 线胸片	双肺浸润影	双肺浸润影	至少累积三个象限的浸润影

ARDS 突出的临床征象为肺水肿和呼吸困难,在诊断标准上无特异性,因此需要与其他能够引起和 ARDS 症状类似的疾病相鉴别,如冠心病、高血压性心脏病、风湿性心脏病和尿毒症等引起的急性左心功能不全而导致的心源性肺水肿,肝硬化和肾病综合征等疾病导致的肺水肿等。

七、院前急救措施

(一)病情评估

院前接诊患者时,急救人员应详细询问患者病史、仔细查体(了解辅助呼吸肌活动情况、心率、呼吸频率、肺部听诊)和进行必要辅助检查(SpO$_2$ 监测、动脉血气分析、心电图),对 ARDS 诊断进行进一步确认和初步评估。

(二)现场处置

急救人员应使患者保持呼吸道通畅,同时尽快给予吸氧,对病情严重者行气管插管机械通气进行呼吸支持,并向患者或家属告知病情、确定转送医院。

（三）转运注意事项

转运时急救人员应将患者的病情、现场救治情况及拟送达医院等相关信息报告指挥调度中心,争取与拟送达医院沟通,建立抢救绿色通道。患者可取半卧位或坐位,注意保持呼吸道通畅,建立静脉通路。转运途中,急救人员可开展相应检查,持续监测患者生命体征,反复评估患者病情,并给予以下相应的救治措施。

1.原发病治疗

积极控制感染(包括感染灶充分引流,抗生素合理选用),早期纠正休克,改善微循环,遏制其诱导的全身失控性炎症反应,是预防和治疗 ARDS 的必要措施。

2.评估 ARDS 严重程度

急救人员在诊断 ARDS 后要首先对 ARDS 患者进行严重程度评估,这是 ARDS 患者分层治疗的基础。评估主要依据柏林标准,在治疗 24 小时后依据 PEEP 及氧合情况再次评估,以便调整治疗措施。

3.呼吸支持治疗

（1）氧疗:ARDS 患者应及时进行氧疗,氧疗的目标为提高 PaO_2 至 $55\sim60$ mmHg 以上、PaO_2 88%$\sim$92%以上。一旦患者氧合改善就应尽快调整吸入氧浓度,尽可能使氧浓度<60%,以防止高浓度氧疗引起的损伤。氧疗方式可首先使用鼻导管,如需要较高的吸氧浓度时,可采用文丘里(Venturi)面罩或带储氧袋的非重吸式氧气面罩。对轻度 ARDS 患者也可应用高流量氧疗,其能提供超过或者大致等于患者自主吸气的气体流速(可达 60 L/min)。ARDS 患者往往低氧血症严重,大多数患者一旦诊断明确,常规的氧疗常常难以奏效,机械通气仍然是最主要的呼吸支持手段。

（2）无创机械通气:对于神志清楚、血流动力学稳定、合并有免疫功能低下或预计病情能够短期缓解的轻度 ARDS 患者,在能够得到严密监测的情况下,可尝试无创正压通气(NPPV)治疗。治疗期间要注意密切监测患者的氧合情况及生命体征,评估患者对治疗的反应。如 NPPV 治疗后患者低氧血症不能改善或出现休克等,提示 NPPV 治疗失败,应及时改为有创通气。

（3）有创机械通气:ARDS 患者经氧疗或无创通气仍不能改善低氧血症时,应及时气管插管进行有创机械通气。

①肺保护性通气:小潮气量通气是 ARDS 病理生理结果的要求,也是 ARDS 肺保护性通气策略的重要措施。目前认为潮气量设置为 6 mL/kg(理想体重),同时需要维持气道平台压<30 cmH_2O。小潮气量通气策略可导致肺泡通气量下降,患者出现高碳酸血症,即所谓的允许性高碳酸血症,要注意保持血 pH 值>7.20。

②肺复张:充分复张 ARDS 塌陷肺泡是纠正低氧血症和保证 PEEP 效应的重要手

段。肺复张有利于减少肺泡反复开放与萎陷所致的剪切损害。目前临床常用的肺复张手法包括控制性肺膨胀(SI)、PEEP递增法及压力控制法(PCV法)。

③PEEP的选择:需要临床医生在维持肺泡开放及避免过度膨胀之间进行权衡,采用能防止肺泡塌陷的最低PEEP。临床常用的设置PEEP的方法包括ARDSNet的PEEP/FiO_2表法、最大肺顺应性法、最大氧合法、肺牵张指数法、跨肺压法、低位转折点法等,临床应用各有利弊,可根据自身情况灵活选择应用。

④镇静、镇痛、肌松与保留自主呼吸:ARDS机械通气患者应考虑使用镇静镇痛剂,以缓解焦虑、疼痛,降低呼吸肌氧耗,改善人机同步性,利于保护性肺通气策略的实现。重度ARDS早期充分镇静并应用神经肌肉阻滞剂抑制自主呼吸,可能改善重症ARDS患者人机同步性,降低跨肺压,避免自主呼吸努力过强导致的肺损伤,从而改善患者预后。但在肌松药物使用过程中应监测患者的肌松水平,病情好转及时减量甚至停用肌松剂。

对于轻、中度ARDS患者而言,适当保留自主呼吸可通过膈肌主动收缩增加ARDS患者肺重力依赖区的通气,改善通气血流比例失调现象,改善氧合,可减少机械通气时间和ICU住院时间。

⑤俯卧位通气:对于严重低氧血症($PaO_2/FiO_2 < 150$ mmHg,$FiO_2 \geqslant 0.6$,PEEP$\geqslant$5 cmH_2O)的ARDS患者,早期长时间俯卧位治疗能显著降低病死率。

(4)体外膜氧合技术(ECMO):ECMO已成为ARDS规范化治疗中重要的治疗手段。通过ECMO建立体外循环后在肺外进行气体交换可减轻肺负担、减少呼吸机相关肺损伤,有利于肺功能恢复。ARDS患者的ECMO上机指征目前尚无定论,但以下指征可为ARDS患者开始ECMO治疗时机选择提供参考:氧合指数>30;PEEP$\geqslant$15 cmH_2O,$PaO_2/FiO_2 < 70$ mmHg;血pH值<7.25,至少2小时;吸气末跨肺压>25 cmH_2O。机械通气超过7天、有慢性恶性病变难以逆转、气道出血或凝血功能障碍无法使用抗凝剂的患者慎用该技术。

4.ARDS的液体管理

ARDS的病理生理特征为高通透性肺水肿,肺水肿的程度与ARDS的预后呈正相关,由于肺毛细血管通透性增加和肺毛细血管静水压增加可加重肺水肿。可以通过适当利尿和限制液体输入,保持较低前负荷,肺动脉博压(PAWP)<12 mmHg,降低肺毛细血管静水压以减轻肺间质水肿。因此,通过积极的液体管理,改善ARDS患者的肺水肿具有重要的临床意义。但是利尿减轻肺水肿的同时可能会导致患者心排血量下降,器官灌注不足。因此,ARDS患者的液体管理必须考虑到两者的平衡,必须在保证脏器灌注的前提下进行。

5.ARDS的药物治疗

ARDS发生和发展的重要机制是全身和局部的炎症反应,糖皮质激素对机体炎症反应有强烈的抑制作用,有减轻肺泡上皮细胞和毛细血管内皮细胞损伤、降低血管通透性、减少渗出的作用。不过迄今为止尚无充足的证据表明使用糖皮质激素预防或治疗 ARDS 能够获益,但感染性休克并发 ARDS 的患者,或合并肾上腺皮质功能不全者也可考虑应用替代剂量的糖皮质激素。

其他药物,如肺泡表面活性物质能降低肺泡表面张力,减轻肺炎症反应,阻止氧自由基对细胞膜的氧化损伤;抗氧化剂 N-乙酰半胱氨酸(NAC)和丙半胱氨酸通过提供合成谷胱甘肽(GSH)的前体物质半胱氨酸,提高细胞内 GSH 水平,依靠 GSH 氧化还原反应来清除体内氧自由基,从而减轻肺损伤,抑制肺纤维化,但均无足够证据支持其可常规用于治疗 ARDS。

(四)院前院后交接

到达医院后,急救人员应与急诊接诊人员就患者的病情及处置进行交接。

第四节　咯血

一、概述

咯血是指喉腔、气管、支气管和肺组织出血,由咳嗽动作经口排出。患者常有喉部痒感,血呈弱碱性、色鲜红、泡沫状、多混有痰液,咯血后数天内仍可咳出血痰。临床根据咯血量分为少量咯血(≤100 mL/24 h)和大量咯血(≥500 mL/24 h 或一次咯血量≥200 mL)。大量咯血可引起肺泡淹溺和(或)气道阻塞,造成患者窒息和低氧血症而致死亡。

二、病因

剧烈咳嗽或炎症导致气管支气管毛细血管破裂,多引起少量咯血,而支气管动脉直接由胸主动脉发出,压力较高,破裂后多可引起大咯血。内科疾病如肺结核、支气管扩张、肺癌和肺炎引起的大咯血约占 90%,其中感染或恶性肿瘤占 70%。下面列出可引起咯血的各种疾病。

(1)呼吸系统疾病,如肺结核、支气管扩张、支气管炎、肺脓肿、肺癌、肺炎、肺吸虫病、肺阿米巴病、肺棘球蚴病、肺真菌病、肺孢子虫病、支气管结石、肺部转移性肿瘤、肺腺瘤、硅肺等。

(2)循环系统疾病,常见的有左心衰竭、风心病二尖瓣狭窄、高血压性心脏病、原发性肺动脉高压、主动脉瘤瘘破入肺实质、肺动脉栓塞及肺动静脉畸形等。

(3)外伤,胸部外伤、挫伤、肋骨骨折、枪弹伤、爆炸伤和医疗操作(如胸腔或肺穿刺、活检、支气管镜检查等)也偶可引起咯血。

(4)全身出血性倾向性疾病,如白血病、血友病、再生障碍性贫血、肺出血型钩端螺旋体病、流行性出血热、肺型鼠疫、血小板减少性紫癜、弥散性血管内凝血、慢性肾功能衰竭、尿毒症等。

(5)其他较少见的疾病或异常情况,如氧中毒、肺出血肾炎综合征、鼻窦炎、内脏易位综合征等。

三、临床表现

(1)先兆症状:大咯血前患者先有出血侧胸内发热感、喉痒、心悸、头晕和胸部或喉部有痰鸣声等情况。

(2)发热:组织内血液吸收产生的吸收热多为短期低热;持续中等程度以上的发热,应考虑引起咯血的原发病变恶化,如结核病变的播散或合并感染。

(3)呼吸困难:大咯血或咳嗽反射机制减弱的老年人,即使少、中等量咯血,也能并发急性大叶或全叶不张,引起不同程度的呼吸困难。

(4)贫血:长期少量或短期大量咯血,均可引起不同程度的贫血。

(5)休克:大咯血由于出血迅猛,血容量迅速下降,可导致失血性休克,患者常有恐惧、紧张、窒息时缺氧等表现,如空洞内的动脉瘤破裂或动脉破裂。

(6)窒息:肺部病变广泛、肺功能差、年老、衰弱、咳嗽无力的患者,大咯血时,血液可能阻塞气道从而出现窒息的情况。

四、辅助检查

(1)动脉血气分析:有助于判断病情危重患者的肺功能状态,患者可有低氧血症和PO_2下降情况,当有血液阻塞气道导致通气障碍时可出现CO_2潴留,PCO_2升高的现象。

(2)影像学检查:胸部 X 线可初步判断患者胸部病变的性质及出血部位;胸部 CT,尤其是高分辨 CT 可显示次级肺小叶为基本单位的细微结构,可明确患者病变性质及范围。

(3)纤维支气管镜检查:可发现部分患者的出血部位,同时可行局部灌洗,留取样本行病原学和细胞学检查。

(4)其他:痰液的细菌、真菌和细胞学检查有助于对患者进行诊断与治疗,血常规、出凝血功能检查对出血性疾病的诊断也有帮助。

五、诊断与鉴别诊断

(一)诊断

医生应根据咯血的严重程度、出血量和出血速度,按轻重缓急尽快进行对病因和出血部位的判定。对于大咯血者医生则应在简单询问患者病史、体检后,进行初步诊断。医生首先应对患者进行抢救和对症治疗,然后视病情需要做进一步检查,以明确病因。

医生应细致观察患者咯血量、咯血色泽和有无带痰,并在询问个人史时应注意患者是否有结核病接触史、多年的吸烟史、月经史、职业性粉尘接触史和生食螃蟹史等,询问患者出血为初次还是多次,如为多次,询问与以往有无不同。青壮年咳嗽咯血伴有低热者应考虑肺结核,中年以上的人,尤其是男性吸烟者应注意肺癌的可能性。

患者呈慢性病容、消瘦,应考虑消耗性疾病,如肺结核、肺癌和慢性肺脓肿等;杵状指(趾)可见于支气管扩张症、慢性肺脓肿、发绀型先天性心脏病、感染性心内膜炎患者;有黏膜和皮下出血、鼻出血、牙龈出血等全身出血倾向者,应注意考虑为血液病;急性热病容,肌肉酸痛伴皮肤、黏膜、内膜出血者,结合流行病学特征应考虑钩端螺旋体病和流行性出血热;中老年患者扪及锁骨上淋巴结肿大,要注意考虑为肺癌或肿瘤肺内转移;存在心脏扩大、心律失常、心脏杂音者,应考虑心源性咯血;肺部局限性哮鸣音持续存在,应考虑支气管狭窄、阻塞现象,应排除支气管肺癌。咯血伴胸痛患者多见于肺梗死、肺炎球菌性肺炎;咯血伴呛咳者多见于支气管肺癌,血痰见于肺脓肿,大量咯血者多见于空洞性肺结核、支气管扩张动脉瘤破裂等。

(二)鉴别诊断

1.咯血的确定

(1)与口、鼻腔出血鉴别:血均可从口中吐出,呈鲜红色,若经口、鼻、咽部检查可发现鼻中隔前下方有出血灶,鼻后孔出血者,血可沿咽后壁下流,通过此即可进行诊断。

(2)与呕血鉴别:上消化道出血与咯血的鉴别有时较难,应仔细区别(见表5-2)。

表 5-2 咯血与呕血鉴别

	咯血	呕血
原发病	原有各种呼吸道疾病(肺结核、支气管扩张等)	原有各种消化道疾病(胃溃疡、食管静脉曲张等)
前驱症状	胸闷、喉痒、咳嗽等	上腹部不适,恶心,呕吐等
血液性状	色鲜红、泡沫状、伴痰液、呈碱性	色暗红、咖啡色,凝血块,伴食物残渣,呈酸性
演变	大咯血后血痰持续数天,咽入较多咯血时,可见少量黑便	常见黑便,便血,呕血停止后数天可仍有黑便

2.常见咯血疾病鉴别

(1)支气管扩张:主要表现为慢性咳嗽,咳大量脓性痰和反复咯血。部分患者以反复咯血为唯一症状,临床上称为"干性支气管扩张";也有表现为反复肺部感染,同肺段反复发生肺炎并迁延不愈。

(2)肺结核：可有午后热、乏力、盗汗等结核中毒症状，痰液检查可发现结核分枝杆菌，胸部 X 线检查可发现结核病灶。

(3)肺癌：患者早期可无特殊症状，近期发现痰中带血，并反复出现，影像学检查可见占位性病变或阻塞性肺不张；中晚期可出现咳嗽、咳痰、气促、消瘦等症状；通过痰液细胞学检查或肺活检病理学检查可确诊。

(4)肺脓肿：患者多急性起病，多有劳累、受凉等病史，常有高热伴有不同程度的咯血；发病两周左右突然咳出大量脓痰及坏死组织，痰咳出后体温下降；查体可发现局部湿啰音，偶可闻及空瓮音，可见杵状指（趾）；通过胸部 X 线或 CT 检查、痰液细菌培养可明确诊断。

(5)风心病：二尖瓣狭窄有风湿性心脏病史，患者可在感冒、活动后出现呼吸困难，严重时不能平卧，常出现急性左心功能不全表现，咳出大量粉红色泡沫样痰，常为小量咯血，偶见大量咯血；查体可见二尖瓣面容，心尖部听诊可闻及第一心音亢进、开瓣音、舒张中晚期隆隆样杂音；通过超声心动图检查可明确诊断。

(6)急性肺栓塞：患者多有长期卧床、骨折、大手术、下肢静脉炎、下肢静脉血栓或心房纤颤等病史；突然出现胸痛、胸闷，甚至晕厥，以小到中等量咯血多见；查体可见呼吸加快，血压下降，监测氧分压降低，D-二聚体升高、肺动脉 CTA 可明确诊断。

五、院前急救措施

患者大咯血时抢救的重点为迅速有效止血，保持患者呼吸道通畅，防止患者窒息，对症治疗，医生应控制病因及防治并发症，并针对基础病因采取相应的治疗。

(一)病情评估

院前接诊咯血患者时，急救人员应详细询问患者病史、仔细查体（了解心率、呼吸频率、肺部听诊）进行初步诊断，然后视病情和需要进行必要辅助检查（SpO_2 监测、动脉血气分析、心电图），初步评估咯血的严重程度、出血量和出血速度，尽可能进行病因和出血部位的判定。医生应首先进行抢救和对症治疗，然后视病情需要进行进一步检查，以明确病因。

(二)现场处置

医生应保持镇静，头偏向一侧，鼓励患者轻轻咳出血液；注意保持患者呼吸道通畅，给予吸氧，对呼吸衰竭严重者或窒息者应立即行气管插管机械通气进行呼吸支持，并向患者或家属告知病情、确定转送医院。

（三）转运注意事项

转运时急救人员应将患者的病情、现场救治情况及拟送达医院等相关信息报告指挥调度中心，争取与拟送达医院沟通，建立抢救绿色通道。已知病灶部位者可取患侧卧位，以避免血液流入健侧肺内；如不明患者出血部位时则取平卧位，头偏向一侧，防止窒息。急救人员应持续监测患者生命体征，注意保持其呼吸道通畅，建立静脉通路。转运途中，急救人员可开展相应检查，反复评估患者病情，并给予以下相应的救治措施。

（1）窒息紧急处理：咯血窒息是导致患者死亡的主要原因，应及早识别和抢救；重点是开放气道，保持呼吸道通畅和纠正缺氧，如自主呼吸极弱或消失，应立即进行气管插管或机械通气，呼吸、心脏骤停即行心肺复苏。

（2）高流量吸氧：用鼻导管吸氧（3～6 L/min）。

（3）镇静：患者常有恐惧、精神紧张，对无严重呼吸功能障碍者，可适当给予镇静剂，如口服或肌内注射地西泮 5～10 mg；严重者可用苯巴比妥口服或肌内注射，0.1 克/次，必要时可重复。

（4）镇咳：原则上不用镇咳剂，但剧咳可能诱发再次出血，必要时可口服镇咳剂，如喷托维林或盐酸可待因；年老体弱、呼吸功能不全者慎用镇咳药，禁用抑制咳嗽反射和呼吸中枢的麻醉药物。

（5）药物止血：

①垂体后叶素：大咯血时用 6～12 U 加入 25% 葡萄糖注射液 20～40 mL 缓慢静脉注射（10～15 分钟内）；持续咯血者用 12～24 U 加入 5% 葡萄糖注射液 500 mL 缓慢静脉滴注；高血压、冠状动脉疾病、肺源性心脏病、心力衰竭者和孕妇应慎用。

②酚妥拉明：10～20 mg 加入 5% 葡萄糖注射液 250～500 mL 中持续静脉滴注，使用时应监测患者血压，并保持足够的血容量。

③纠正凝血障碍药物：常用药物为氨基己酸 6.0 g 加入 5% 葡萄糖注射液 250 mL 静脉滴注，氨甲苯酸 200 mg 加入 5% 葡萄糖注射液 500 mL 静脉滴注，氨甲环酸 750 mg 加入 5% 葡萄糖注射液 500 mL 静脉滴注。

（四）院前院后交接

到达医院后，急救人员应与急诊接诊人员就患者的病情及处置进行交接。

第五节　慢性阻塞性肺病急性加重

一、概述

慢性阻塞性肺疾病(chronic obstructive pulmonary disease,COPD,简称"慢阻肺"),最突出的特征是具有进行性发展的不完全可逆的气流受限,其确切的病因还不是很清楚,但认为与肺部对香烟、烟雾等有害气体或有害颗粒的异常炎症反应有关。肺功能检查对确定气流受限有重要意义。在吸入支气管舒张剂后,第一秒用力呼气容积(FEV1)占用力肺活量(FVC)之比值(FEV1/FVC)降低(<70%),是临床确定患者存在气流受限却不能完全逆转的主要依据。慢性支气管炎和阻塞性肺气肿是导致慢阻肺最常见的疾病。

二、病因

(一)外因

吸烟是目前公认的慢阻肺已知危险因素中最重要者,吸入职业粉尘和化学物质(如吸入烟尘、刺激性气体、某些颗粒性物质、棉尘和其他有机粉尘等)可以促进慢阻肺的发病;长期生活在空气受到污染的区域,也可能是导致慢阻肺发病的一个重要因素;使用木柴、农作物秸秆以及煤等生物燃料作为生活燃料,在通风条件不好的情况下,可以增加慢阻肺的患病风险。呼吸道感染是导致已经罹患慢阻肺者急性发作的一个重要因素,可加剧病情进展,但是目前尚不清楚感染是否可以直接导致慢阻肺发病。社会经济地位较低的人群发生慢阻肺的概率较大,这可能与空气污染、居住环境拥挤、营养状态差等因素有关。

(二)内因

并非所有吸烟者都会发生慢阻肺,说明慢阻肺的发病有明显的个体差异。下列已明确的内因对慢阻肺的发病具有重要意义:①遗传因素:慢阻肺易患性与基因有关,但不是一种单基因疾病,其易患性涉及多个基因,如 α_1-抗胰蛋白酶缺乏。②气道高反应性:研究表明,气道反应性增高者其慢阻肺的发病率也明显增高,二者关系密切。③肺脏发育不良:在怀孕期、新生儿期、婴儿期或儿童期由各种原因导致肺脏发育或生长不良的个体,在成人后容易罹患慢阻肺。

三、发病机制

(1)炎症机制:气道肺实质及肺血管的慢性炎症是慢阻肺的特征性改变,多种炎症细胞参与了慢阻肺发病过程,如中性粒细胞、巨噬细胞、T淋巴细胞。中性粒细胞释放的中性粒细胞弹性蛋白酶等多种生物活性物质,可引起高分泌状态并破坏肺实质。

(2)蛋白酶—抗蛋白酶失衡机制:吸入有害气体和有害物质可以导致蛋白酶产生增多或活性增强,而使抗蛋白酶产生减少或灭活加快。蛋白酶增多或抗蛋白酶不足均可导致组织结构破坏,产生肺气肿,同时氧化应激、吸烟等危险因素也可以降低抗蛋白酶的活性。

(3)氧化应激机制:研究表明,慢阻肺患者的氧化应激增加。氧化物主要有超氧阴离子、氢氧根、次氯酸,过氧化氢和一氧化氮的氧化物,可直接作用并破坏许多生物大分子(如蛋白质、脂质和核酸等),导致细胞功能障碍或细胞死亡,还可以破坏细胞外基质,引起蛋白酶—抗蛋白酶失衡,促进炎症反应,参与多种炎症因子的转录等。

(4)其他:如自主神经功能失调、营养不良和气温变化等都会有可能参与慢阻肺的发生、发展。

四、临床表现

(一)症状

慢阻肺患者多有慢性咳嗽、咳痰、逐渐加重的气短或呼吸困难等症状,在此基础上,若患者出现咳嗽、咳痰、呼吸困难比平时加重或痰量增多,或咳脓痰等现象,则需要改变用药方案。

(二)体征

患者表现为胸廓前后径增大,肋间隙增宽,胸廓呈桶状,呼吸急促,双侧语颤减弱;肺部叩诊呈过清音,心浊音界缩小,肺下界和肝浊音界下降;听诊双肺呼吸音减弱,呼气相延长,部分患者可闻及干、湿性啰音。

五、辅助检查

(一)动脉血气分析

患者处于静息状态下,在海平面呼吸空气的条件下,$PaO_2 < 60$ mmHg和(或)$SaO_2 < 90\%$,提示呼吸衰竭;如 $PaO_2 < 50$ mmHg,$PaCO_2 > 70$ mmHg,血pH值< 7.30提示病情危重,需进行严密监护或入住ICU行无创或有创机械通气治疗。

(二)心电图

心电图检查对心律失常、心肌缺血及右心室肥厚的诊断有帮助。

（三）肺功能测定

急性加重期患者,常难以满意地完成肺功能检查。当患者 FEV1＜50％预计值时,提示为严重发作。

（四）影像学

胸部 X 线影像有助于慢阻肺加重与其他具有类似症状的疾病相鉴别。

（五）血液生化检查

血红细胞计数及红细胞压积有助了解患者有无红细胞增多症或出血,部分患者血白细胞计数增高及中性粒细胞核左移可为感染提供佐证。生化检查有助于确定引起 AECOPD 的其他因素,亦可发现合并存在的代谢性酸碱失衡。

（六）其他实验室检查

对慢阻肺急性加重、有脓性痰者,在给予抗生素治疗的同时应进行痰培养及细菌药物敏感试验。若患者对初始抗生素治疗反应不佳时,可根据痰培养结果和药敏试验,及时换用敏感的抗菌药物。

六、诊断与鉴别诊断

（一）诊断

目前 AECOPD 的诊断主要依赖于临床表现,即患者主诉症状的突然变化(基线呼吸困难、咳嗽和咳痰情况),超过日常变异范围,同时排除其他具有类似临床表现的疾病,如肺炎、气胸、胸腔积液、心肌梗死、心力衰竭(肺心病以外的原因所致)、肺栓塞、肺部肿瘤等。

因此,当慢阻肺患者病情突然加重时,医生必须详细询问患者病史,对其进行体格检查,并进行相应的实验室及其他检查,如胸部 X 线、肺 CT、肺功能测定、心电图、动脉血气分析、痰液的细菌学检查等。

（二）鉴别诊断

(1)支气管哮喘:慢阻肺多见于中老年人,哮喘则多见于儿童或青少年患者;慢阻肺症状缓慢进展,逐渐加重,哮喘急性起病,症状起伏较大;慢阻肺多有长期的吸烟史或有害气体接触史,哮喘患者多为过敏体质,部分有家族史;支气管舒张试验检测时,慢阻肺患者气道阻塞和气流受限的可逆性较小,哮喘的可逆性比较大

(2)急性左心衰竭:患者多有高血压、冠状动脉粥样硬化性心脏病、风心病二尖瓣狭

窄等病史和体征,常咳出粉红色泡沫样痰,两肺可闻及广泛的水泡音和哮鸣音;左心界扩大,心率增快,心尖部可闻及奔马律;胸部 X 线检查可见心脏增大、肺淤血征,若一时难以鉴别,可雾化吸入短效 β₂ 受体激动剂或静脉注射氨茶解缓解症状后进一步检查,但忌用肾上腺素或吗啡。

七、院前急救措施

(一)病情评估

院前接诊疑似 AECOPD 患者时,急救人员应详细询问患者病史(基线症状、目前症状有何不同),仔细对患者查体(了解心率、呼吸频率、肺部听诊)并进行初步诊断,然后视病情和需要进行必要辅助检查(SpO_2 监测、动脉血气分析、心电图),对 AECOPD 诊断进行进一步确认和初步评估。

(二)现场处置

急救人员应注意保持患者呼吸道通畅,同时尽快给予吸氧、支气管舒张剂(或联合异丙托溴铵)和激素等治疗;严重呼吸衰竭者行气管插管机械通气进行呼吸支持,并向患者或家属告知病情、确定转送医院。

(三)转运注意事项

转运时急救人员应将患者的病情、现场救治情况及拟送达医院等相关信息报告指挥调度中心,争取与拟送达医院沟通,建立抢救绿色通道。患者可取半卧位或坐位,急救人员应注意保持其呼吸道通畅,建立静脉通路。转运途中,急救人员可开展相应检查,持续监测患者生命体征,反复评估患者病情,并给予以下相应的救治措施。

(四)COPD 在急性加重期的治疗

COPD 在急性加重期的治疗,需在缓解期治疗的基础上有所加强,如加用抗胆碱药物与 β₂ 受体激动剂雾化治疗,以尽快缓解患者的症状,常用药物有异丙托溴铵及沙丁胺醇。对呼吸困难、喘息症状明显者,可全身应用糖皮质激素,使患者的症状缓解,病情改善。由于细菌感染是 COPD 急性加重的常见原因,所以应予患者以敏感的抗生素治疗。

1.氧疗

医生应给予 AECOPD 患者低浓度吸氧,吸入氧浓度一般不超过 30%,若吸入氧浓度过高,可能降低氧对呼吸中枢的刺激,加重 CO_2 潴留。给氧途径包括鼻导管或文丘里面罩,其中文丘里面罩能更精确地调节吸入氧浓度。

2.抗感染治疗

AECOPD 的感染病原体可能是病毒或细菌,如果明确为细菌感染则需抗感染治疗。

需要注意的是,AECOPD 患者可能前期有长期的医疗史,致病菌常伴有耐药情况,在抗生素使用时需加以注意。同时由于患者常伴有激素应用史,还要考虑真菌感染的可能。

3.支气管舒张剂

短效 β_2 受体激动剂较适用于 AECOPD 的治疗,如沙丁胺醇气雾剂(每次 100～200 μg)和特布他林气雾剂(每次 250～500 μg)。对于病情严重不能配合吸入的患者,可给予特布他林雾化液 5 mg 雾化吸入;若效果不显著,可加用抗胆碱能药物,如异丙托溴铵和噻托溴铵等。对于较严重的 AECOPD 者,可考虑静脉滴注茶碱类药物,如氨茶碱 0.125～0.25 g 加入 50% 葡萄糖溶液 20～40 mL 中,缓慢静脉注射[注射速度不宜超过 0.25 mg/(kg·min)],或将氨茶碱 0.25～0.5 g 以 5%～10% 葡萄糖溶液稀释后缓慢静脉滴注。β_2 受体激动剂、抗胆碱能药物及茶碱类药物由于作用机制不同、药代及药动学特点不同,且分别作用于不同大小的气道,所以联合应用它们可获得最优的支气管舒张作用,但联合应用 β_2 受体激动剂和茶碱类时,应注意心脏方面的不良反应。

4.糖皮质激素

AECOPD 患者可用氢化可的松琥珀酸钠 100～200 mg、甲泼尼龙 40～80 mg 静脉注射或静脉滴注;普米克令舒溶液每次 1～2 mL,雾化吸入。

5.机械通气治疗

如果经上述治疗不能纠正缺氧,或存在明显的 CO_2 潴留且进行性加重,或伴有严重的呼吸困难应考虑行机械通气治疗。

(1)NPPV:对神志清醒、配合治疗的患者可选用无创通气。为避免造成胃充气扩张,一般峰压设置不超过 25～30 cmH_2O。

(2)有创通气:在积极药物和 NPPV 治疗后,患者呼吸衰竭仍进行性恶化,出现严重的呼吸形式、意识、血流动力学等改变,应及早进行气管插管改用有创通气。有下列情况时需考虑行有创治疗:①通气模式:意识障碍或不能耐受无创通气者;②痰液黏稠难以咳出;③无创通气不能达到有效通气水平者。

6.其他治疗

其他治疗包括维持液体和电解质平衡、补充营养(预防深静脉血栓形成和肺栓塞)、积极排痰治疗。

(四)院前院后交接

到达医院后,急救人员应与急诊接诊人员就患者的病情及处置进行交接。

第六章 内科其他急症

第一节 急性上消化道出血

一、概述

上消化道出血是指十二指肠悬韧带（Treitz 韧带）以上的消化道（包括食管、胃、十二指肠）的病变，或其邻近脏器病变累及上消化道所致的出血，胃空肠吻合术后的空肠上段出血亦属这一范畴。本病以呕血和（或）黑粪为其临床特点，临床根据失血量与速度将消化道出血分为慢性隐性出血、慢性显性出血和急性出血。急性大量出血多伴有血容量减少引起的急性周围循环衰竭，病死率约占 10％，是临床常见急症。上消化道疾病及全身性疾病均可引起上消化道出血，临床上最常见的病因是消化性溃疡、食管胃底静脉曲张破裂、急性糜烂性胃炎和胃癌，食管贲门黏膜撕裂综合征亦不少见。现将上消化道出血的病因按消化道解剖位置归纳如下。

（一）食管疾病

食管疾病包括食管炎（反流性食管炎、食管憩室炎）、食管癌、食管溃疡、马洛里-魏斯（Mallory-Weiss）综合征、异物损伤、放射性食管炎、强酸及强碱引起的化学性损伤。

（二）胃、十二指肠疾病

胃、十二指肠疾病包括消化性溃疡（含残胃溃疡、吻合口溃疡）、急性糜烂性炎（胃炎、残胃炎、十二指肠炎、十二指肠憩室炎）、肿瘤（胃癌、残胃癌、间质瘤、淋巴瘤、壶腹周围癌等）、胃血管异常（血管瘤、动静脉畸形、胃黏膜下恒径动脉破裂等）、胃黏膜脱垂、急性胃扩张、胃扭转、卓-艾（Zollinger-Ellison）综合征、其他病变（重度钩虫病、胃血吸虫病或十二指肠克罗恩病等)。

(三)上消化道邻近器官或组织的病变

(1)胆道出血:胆道结石、胆道蛔虫病、胆囊或胆管癌、术后胆总管引流管引起的胆道受压坏死、胆道炎症、肝癌、肝脓肿或肝血管瘤破入胆道,肝外伤等。

(2)胰腺疾病累及十二指肠:胰腺癌、急性胰腺炎及假性胰腺囊肿溃破。

(3)主动脉瘤破入食管、胃或十二指肠。

(4)纵隔肿瘤或脓肿破入食管。

(四)全身性疾病

(1)血管性疾病:过敏性紫癜、遗传性出血性毛细血管扩张、动脉粥样硬化等。

(2)血液病:血友病、血小板减少性紫癜、白血病、弥散性血管内凝血等。

(3)尿毒症。

(4)结缔组织病:系统性红斑狼疮、结节性多动脉炎等。

(5)急性感染:流行性出血热、钩端螺旋体病等。

(6)应激性胃黏膜损伤:应激状态下产生的急性糜烂出血性胃炎及溃疡形成称为应激相关性胃黏膜损伤,可发生出血。

(五)其他

(1)胃肠吻合术后的空肠溃疡和吻合口溃疡。

(2)门静脉高压引起的食管胃底静脉曲张破裂或门静脉高压性胃病。

二、临床表现

(一)病史

胃、十二指肠溃疡多见于中青年有慢性反复上腹疼痛病史,但也有些溃疡患者无腹痛史,而以呕血黑粪为首发症状。对有病毒性肝炎或慢性乙醇中毒史且有肝硬化体征者,应考虑胃底食管静脉曲张破裂出血。剧烈呕吐后的上消化道出血,应考虑贲门黏膜撕裂症。近期出现上腹痛、消瘦、食欲缺乏的中老年患者应考虑胃癌。服用非甾体类抗炎药、阿司匹林或其他抗血小板聚集药物也逐渐成为上消化道出血的重要原因;有服用肾上腺皮质激素类药物史或处于应激状态(如严重创伤、烧伤、手术、败血症等)者伴有呕血,应考虑并发急性胃黏膜损伤。

(二)症状体征

上消化道出血的临床表现主要取决于出血量及出血速度。

（1）呕血与黑粪：是上消化道出血的特征性表现，呕血必有黑粪，黑粪未必有呕血。出血部位在幽门以上者常伴有呕血，若出血量少，速度慢亦可无呕血。出血部位在幽门以下者可只表现为黑粪，但若出血量大、速度快，可反流入胃腔引起恶心、呕血。患者呕血多呈咖啡渣样，如出血量大，未经胃酸充分混合即呕出，则为鲜红或有血块；黑粪呈柏油样，黏稠而发亮，如出血量大、速度快，往往排出紫红色便。患者出血后若无呕血，血液排至肠道会使其产生有便意，所以患者于排便或排便后起立时晕倒，有时是上消化道出血的首发症状。

（2）失血性周围循环衰竭：消化道出血因失血量过大、速度过快和出血不止可致急性周围循环衰竭。患者一般表现为头晕、心慌、乏力、口渴、肢体冷感、心率加快和血压偏低等。严重者呈休克状态，表现为烦躁不安、神志不清、面色苍白、四肢湿冷、口唇发绀和呼吸急促等，患者休克未改善时表现为尿量减少。

（3）贫血：血象变化较严重的消化道出血可出现贫血相关临床表现，如疲乏困倦、软弱无力、活动后气促、心悸、头晕眼花、皮肤黏膜及甲床苍白等。患者急性大量出血后早期因周围血管收缩与红细胞重新分布等生理调节，血红蛋白浓度、红细胞和白细胞比容可无明显变化；此后，大量组织液渗入血管内以补充失去的血浆容量，使血液稀释，所以患者 3～4 小时后才出现贫血。急性出血患者为正常细胞正色素性贫血，慢性出血者呈小细胞低色素性贫血。患者出血 24 小时内网织红细胞即见升高，至出血后 4～7 天可高达 5％～15％，以后逐渐降至正常。如患者出血未止，网织红细胞可持续升高。

（4）氮质血症：上消化道出血后，由于大量血液蛋白质的消化产物在肠道被吸收，以致血中氮质升高，称为肠源性氮质血症。氮质多于出血后数小时开始升高，24～48 小时可达高峰，大多不超过 14.3 mmol/L，3～4 天后降至正常；也可为肾性及肾前性氮质血症，肾前性氮质血症是由于失血性周围循环衰竭致肾血流量暂时性减少，肾小球滤过率和肾排泄功能降低，以致氮质潴留，纠正低血压、休克后，血中尿素氮可迅速降至正常。患者严重而持久的休克可造成肾小管坏死（急性肾衰竭），或失血加重了原有肾病的肾脏损害，临床上可表现为尿少或无尿。

（5）发热：大量出血后，多数患者在 24 小时内出现低热，持续数日至一周。其原因可能为血容量减少、贫血、周围循环衰竭、血分解蛋白的吸收等因素造成体温调节中枢的功能障碍，但应注意排除其他因素（如并发肺炎等）。

三、院前可进行的辅助检查

由于院前急救车所带的仪器有限，所以院前的辅助检查以生命体征为主，包括血压、心率和血氧饱和度的监测。

四、诊断和鉴别诊断

（一）呕血和咯血的鉴别

（1）病因：呕血患者一般有胃病或肝硬化病史，咯血患者一般有肺或心脏疾病史。

（2）前驱症状：咯血患者一般有咽部发痒、胸闷、心悸、咳嗽等症状，呕血患者一般有上腹部不适、恶心、呕吐等症状。

（3）出血方式：咯血为咯出，呕血为呕出（可呈喷射状）。

（4）血色及形态：咯血为鲜红色，可呈泡沫状；呕血为暗红色或咖啡色，常伴有血块。

（5）血中混有物：咯血中混有痰，呕血中混有胃液或食物残渣。

（6）病情演变：咯血可持续痰血数日，除非血液被咽下，否则少见黑粪；呕血常伴有黑粪或呈柏油样便。

（二）排除口、鼻、咽喉部出血

本病应与鼻咽癌、鼻出血、拔牙、扁桃体切除而咽下血液相区别。

（三）除外进食引起的黑粪

若患者口服动物血、铋剂和铁剂等药物可引起黑粪，医生询问病史可进行鉴别。

（四）与下消化道出血鉴别

呕血提示上消化道出血，黑粪多来自上消化道出血，血便大多来自下消化道出血。上消化道短时间内大量出血亦可表现为暗红色或鲜红色血便，常难与下消化道出血鉴别；下消化道出血速度慢，在肠腔内停留时间长亦可表现为黑粪，应于患者病情稳定后进行胃镜检查以鉴别。

五、院前急救措施

（一）病情评估

1.失血量的判断

上消化道出血病情严重程度与失血量呈正相关。一般而言，患者粪便隐血试验呈阳性提示每日失血量在 5 mL 以上；出现黑粪者，每日出血量在 50~70 mL 以上；如短期内出血量在 250~300 mL，多可导致患者呕血。患者一次出血量<400 mL 时，多不引起全身症状；出血量>400 mL 时，可出现头昏、心悸、乏力等症状；短时间内出血量>1000 mL，可出现休克表现。因呕血与黑便混有胃内容物与粪便，而部分血液贮留在胃肠道内未排出，故难以根据呕血或黑便量精确判断患者的出血量。医生常根据临床综合指标判断失血量的多少,对出血量判断通常分为大量出血(急性循环衰竭,需输血纠正者,一般出血量在1000 mL以上或血容量减少20％以上)、显性出血(呕血或黑便,不伴循环衰竭)和隐性出血(粪隐血试验呈阳性)。临床可以根据血容量减少导致周围循环的改变(伴随症状、脉搏和血压、化验检查)来判断失血量。体格检查中可以通过皮肤黏膜色泽、颈静脉充盈程度、神志和尿量等情况来判断血容量减少程度,客观指标包括中心静脉压和血乳酸水平。

2.体位倾斜试验方法

此法为先测量患者平卧位时的血压(V_0)和脉搏(P_0),改为半卧位3分钟后,再测量血压(V_1)和脉搏(P_1),之后进行计算,若有符合下列条件之一者,则提示失血量在1000 mL以上:①$V_0-V_1>10$ mmHg;②$P_1-P_0>20$ 次/分;③改半卧位后,患者出现头晕、晕厥的情况。这些必须在输液通路建立后才能进行,休克者禁进行此试验。

3.休克指数

休克指数为脉搏(次/分)与收缩压(mmHg)的比值(P/SBP),指数正常值约为0.58。休克指数(心率/收缩压)是判断失血量的重要指标:①指数为1.0,失血量800~1200 mL(占血容量20％~30％);②指数大于1.0,失血量1200~2000 mL(占血容量30％~50％)。

应指出的是,对急性大出血严重程度的估计最有价值的指标是,血容量减少所导致周围循环衰竭的临床表现,而周围循环衰竭又是急性大出血导致死亡的直接原因。因此,对急性消化道大出血患者,医生应将对周围循环状态的有关检查放在首位,并据此进行相应的紧急处理。血压和心率也是关键指标,医生需进行动态观察,并综合其他相关指标加以判断。如患者体位由平卧位改为坐位时,血压下降幅度>15~20 mmHg,心率增快>10次/分,则提示早期循环血容量不足;若患者收缩压<90 mmHg,心率>120次/分,伴有面色苍白、四肢湿冷、烦躁不安或神志不清,则表明患者有严重大出血导致的休克,需积极抢救、紧急输血。

(二)现场处置要点

(1)监测患者意识状态、血压、心率、肢体温度、皮肤和甲床色泽、周围静脉特别是颈静脉充盈的情况,以及血氧饱和度变化,并进行对症治疗。

(2)尽快建立有效静脉通道,及时补液维持血容量。

(三)转运注意事项

(1)使患者保持卧位,保持呼吸道通畅,把头偏向一侧,避免呕血时引起窒息。

(2)监护患者的意识状态、血压、心率、肢体温度、皮肤和甲床色泽、周围静脉特别是颈静脉充盈的情况。

(3)监测患者的生命体征、意识状态、血压、心率和血氧饱和度。

(4)急救用药:①补充血容量,输液开始宜快,可用生理盐水、林格液、右旋糖酐或其他血浆代用品;②如有条件可以用去甲肾上腺素 8 mg 加入生理盐水 100 mL 缓慢口服。

（四）院前院后交接

院前急救人员应重点向急诊人员交接患者的病史、意识状态、血压、心率变化、用药情况。

第二节　肝性脑病

一、概述

肝性脑病(hepatic encephalopathy,HE)是一种由于急、慢性肝功能严重障碍或各种门静脉—体循环分流(以下简称"门—体分流")异常所致的,以代谢紊乱为基础的、轻重程度不同的神经精神异常综合征。该综合征具有潜在的可逆性。临床上可以表现为程度和范围较广的神经精神异常,包括从只有用智力测验或电生理检测方法才能检测到的轻微异常(轻微型肝性脑病),到人格改变、行为异常、智力减退,甚至会发生不同程度的意识障碍。过去所称的肝昏迷,只是肝性脑病中程度严重的一级,并不能代表肝性脑病的全部。绝大多数肝硬化患者在病程中的某些阶段会出现不同程度的轻微型肝性脑病和(或)肝性脑病,是严重肝病常见的并发症及死亡原因之一。

HE 发生是多种因素综合作用的结果,发病机制涉及氨中毒、假性神经递质、血浆氨基酸失衡、γ-氨基丁酸(GABA)、硫醇增多、短链脂肪酸代谢紊乱和星形细胞功能异常等学说,但主要原因是因肝细胞功能衰竭(肝细胞弥漫病变),以及来自胃肠道未被肝细胞代谢去毒的物质经体循环(肝内外分流)至脑部而引起的。

目前沿用第 11 届国际消化病学大会(WCOG)工作小组(2002 年发表)的标准,将肝性脑病分为 A、B 和 C 三型,也恰好为急性(acute)、分流(bypass)和肝硬化(cirrhosis)的英文首字母。

（一）A 型 HE

A 型与急性肝衰竭相关的 HE,指急性起病 8 周内出现脑病者,多因肝细胞大块坏死或亚大块坏死,功能性肝细胞锐减至正常数量的 35% 以下,肝功能严重代偿不全,内源性毒性代谢产物在体内蓄积,导致 HE。其常无明显诱因,多见于暴发性或亚暴发性肝衰竭。

（二）B 型 HE

B 型 HE 很少见,是并发于单纯性门体分流的 HE。单纯性门体分流是指无肝脏疾病或肝组织学正常的门体分流,如先天性门体分流、门静脉阻塞、脾静脉阻塞后的脾肾分流。其发生肝性脑病多有一定的诱因。

(三)C 型 HE

C 型 HE 最为常见,是并发于慢性肝病的 HE,包括了大多数的 HE,是在肝硬化或慢性肝病基础上发生的。患者既有不同程度肝细胞数量的减少,又有不同程度的门体分流。其发生肝性脑病常有明显诱因,如消化道出血、过度利尿、大量放腹水、感染、高蛋白饮食、便秘、镇静药、麻药、尿毒症、外科手术等。

二、临床表现

(一)病史

各种严重的急性和慢性肝病(病毒性肝炎肝硬化最多见)均可伴发肝性脑病。急性肝病伴发的肝性脑病,是由于大量的肝细胞坏死引起,常为病毒性肝炎、药物或毒素引起的肝炎;也可由大量肝细胞变性引起,如妊娠期脂肪肝、瑞夷(Reye)综合征等。慢性肝病,如肝硬化和重症慢性活动性肝炎的肝性脑病是由于有功能的肝细胞总数减少和肝血流改变;慢性肝性脑病的发病与广泛的门—体静脉分流有关;肝脏被恶性肿瘤细胞广泛浸润时,也可导致肝性脑病。

许多因素可促发或加剧肝性脑病,常见诱因有:①上消化道出血:尤其是食管静脉及胃底冠状静脉曲张破裂出血,是慢性肝性脑病最常见的诱因;急性胃黏膜病变出血则是急、慢性 HE 共有的常见诱因。②利尿剂使用不当或大量放腹水。③高蛋白饮食。④应用镇静安眠药(巴比妥类、氯丙嗪等)以及麻醉剂等。⑤给予含氨药物(氯化铵)、含硫药物(蛋氨酸、甲硫氨基酸、胱氨酸等),输注库血、富含芳香族氨基酸的复合氨基酸注射液以及水解蛋白等。⑥感染:如自发性细菌性腹膜炎、脓毒症、肺炎和泌尿系感染等。⑦电解质紊乱与酸碱平衡失调,以低钠、低钾、低氯、碱中毒为常见。⑧功能性肾衰竭。⑨其他,如手术创伤、便秘或腹泻。无诱因的自发性肝性脑病往往是肝硬化的终末期表现,患者的肝脏大多缩小,肝功能严重损伤,表现为黄疸深、腹水多,而且预后较差。

(二)症状体征

肝性脑病的临床表现因原有肝病的类型、肝细胞损害的程度和不同的诱因而不同,其临床症状主要为精神和神经两方面的异常。一般可根据患者的意识障碍程度、神经系统表现、脑电图改变,将肝性脑病分为四期。

(1)前驱期(一期):以轻度性格改变和行为失常为主,患者表现为欣快激动或淡漠少言、思维缓慢,不能进行精细动作,行为偶失常态、衣冠不整、随地便溺;应答尚准确,但吐词不清且较缓慢;可引出扑翼样震颤,病理反射多为阴性,脑电图多数无改变;此期历时数日或数周,有时症状不明显,易被忽视。

(2)昏迷前期(二期):此期以意识错乱、睡眠障碍、行为失常为主。患者的表现为记忆力减退,对时间、地点、人物辨认不清;思考困难,不能完成简单的计算和智力构图,有书写障碍;多有睡眠时间倒错,昼睡夜醒,甚至伴有视、听幻觉;体检有明显神经系统体征,如腱反射亢进、肌张力增高、踝阵挛及巴宾斯基(Babinski)征呈阳性;有扑翼样震颤,可出现不随意运动及运动失调,脑电图特征性异常(θ 波)。

(3)昏睡期(三期):以昏睡及精神障碍为主,大部分时间患者呈昏睡状态,唤之可醒,并能应答问话,但讲话不连续,常有神志不清和幻觉;扑翼样震颤仍可引出;肌张力增高,四肢被动运动带有抵抗;锥体束常呈阳性,脑电图有异常波形。

(4)昏迷期(四期):神志丧失,不能唤醒。患者浅昏迷时,对痛刺激和不适体位尚有反应,对光反射迟钝,腱反射和肌张力亢进,扑翼样震颤因患者不能配合无法引出;深昏迷时,各种反射消失,肌张力降低,并可出现阵发性惊厥及瞳孔散大,最终死亡,脑电图由弥漫性慢波逐渐变为高振幅波。

三、院前可进行的辅助检查

由于院前急救车的所带仪器有限,院前的辅助检查以生命体征为主,包括血压、心率、血氧饱和度的监测。

四、诊断与鉴别诊断

(一)诊断依据

诊断该病的主要依据包括:①严重肝病和(或)广泛门体侧支循环;②精神错乱,昏睡或昏迷;③有肝性脑病的诱因;④明显肝功能损害或血氨升高,扑翼样震颤和典型的脑电图改变有重要参考价值。

(二)鉴别诊断

HE 应与下列疾病鉴别:

(1)精神病:出现精神症状时应与精神病进行鉴别。肝病患者常先表现精神症状,极易误诊为精神病,尤多见于急性重型肝炎时。因此,凡患者有精神症状等应注意检查其有无肝病体征(如黄疸、腹水)和进行肝功能检测,以免漏诊误诊。

(2)中毒性脑病:包括酒精性脑病或酒精戒断综合征、急性中毒、重金属(汞、锰等)脑病等,可通过追寻相应病史和(或)相应毒理学检测进行鉴别诊断。

(3)其他代谢性脑病:包括酮症酸中毒、低血糖症、低钠血症、肾性脑病、肺性脑病和韦尼克脑病等,可通过相应的原发疾病及其血液生物化学特点分析,进行鉴别诊断。

(4)颅内病变:包括蛛网膜下腔、硬膜外或颅内出血,脑梗死,脑肿瘤,颅内感染,癫痫等,通过检查神经系统定位体征,结合影像学、脑电图等检查进行相应诊断。

五、院前急救措施

(一)病情评估

医生应根据患者的意识情况、血压、心率、血氧饱和度,判断患者病情。

(二)现场处置要点

现场处置方法包括吸氧,慎用或禁用镇静药和损伤肝功能的药物。患者有躁狂抽搐时,宜首选东莨菪碱(每次 0.3～0.6 mg 肌内注射),其次为抗组胺药(如异丙嗪每次 12.5～25 mg 肌内注射),或小剂量地西泮。

(三)转运注意事项

(1)应使患者卧位,保持其呼吸道通畅,烦躁时使用小量地西泮。
(2)监护患者的意识、血压、心率、血氧饱和度。
(3)检测生命体征,如意识、血压、心率、血氧饱和度。
(4)限于急救车药物有限,患者躁狂抽搐时,使用小量地西泮(每次 5～10 mg)。

(四)院前院后交接

院前急救人员应与急诊医生对患者的病史、意识状态、血压、心率、血氧饱和度、用药情况进行交接。

第三节　高渗性高血糖状态(酮症酸中毒)

一、概述

糖尿病酮症酸中毒(diabetic keto acidosis,DKA)是由于体内胰岛素缺乏,胰岛素拮抗激素增加,引起糖和脂肪代谢紊乱,以高血糖、高酮血症和代谢性酸中毒为主要改变的临床综合征。其是最常见的糖尿病急症,也是内科常见危象之一。DKA 分为几个阶段:①早期血酮升高称酮血症,尿酮排出增多称酮尿症,统称为酮症;②酮体(包括 β-羟丁酸、乙酰乙酸和丙酮)中 β-羟丁酸和乙酰乙酸为酸性代谢产物,消耗体内储备碱,初期血 pH

值正常,属代偿性酮症酸中毒,晚期血 pH 值下降,为失代偿性酮症酸中毒;③病情进一步发展,患者出现意识障碍、昏迷,称 DKA 昏迷。

其常见的诱因有:①感染:是 DKA 最常见的诱因,常见有急性上呼吸道感染、肺炎、化脓性皮肤感染,胃肠道感染(如急性胃肠炎、急性胰腺炎、胆囊炎、胆管炎、腹膜炎等)和泌尿道感染。②降糖药物应用不规范:由于体重增加、低血糖、患者依从性差等因素,致使注射胰岛素的糖尿病患者突然减量或终止治疗;或在发生急性伴发疾病的状态下,没有及时增加胰岛素剂量。③外伤、手术、麻醉、急性心肌梗死、心力衰竭、精神紧张或严重刺激引起的应激状态等。④饮食失调或胃肠疾患,尤其是伴严重呕吐、腹泻、厌食、高热等导致严重失水和进食不足时。⑤妊娠和分娩。⑥胰岛素抗药性:由于受体和信号传递异常引起的胰岛素不敏感或产生胰岛素抗体,均可导致胰岛素的疗效降低。⑦伴有拮抗胰岛素的激素分泌过多,如肢端肥大症、皮质醇增多症,或大量应用糖皮质激素、胰高血糖素、拟交感神经活性药物等。⑧糖尿病未控制或病情加重等。除此之外,另有 2%～10% 的患者发病原因不明。

胰岛素活性的重度或绝对缺乏,以及升糖激素过多(如胰高血糖素、儿茶酚胺类、皮质醇和生长激素)是 DKA 发病的主要原因;胰岛素缺乏和胰高血糖素升高是 DKA 发展的基本因素。胰岛素和胰高血糖素比率下降,促进糖异生、糖原分解和肝酮体生成,肝的酶作用底物(游离脂肪酸、氨基酸)产生增加,导致高血糖、酮症和酸中毒。

二、临床表现

患者在出现明显 DKA 前,原有糖尿病症状会加重,如口渴、多饮、多尿、疲倦等情况加重,并迅速出现食欲缺乏、恶心、呕吐、极度口渴、尿量剧增等情况,常伴有头痛、嗜睡、烦躁、呼吸深快,呼气中含有烂苹果味;后期患者呈严重失水、尿量减少、皮肤干燥、弹性差、眼球下陷、脉细速、血压下降、四肢厥冷、反射迟钝或消失,终至昏迷。

由于 DKA 时心肌收缩力减弱、心排出量减少,加以周围血管扩张、严重脱水,血压下降,周围循环衰竭,所以年长而有冠心病者可并发心绞痛、心肌梗死、心律不齐或心力衰竭等疾病;少数病例表现为腹痛(呈弥漫性腹痛),有的相当剧烈,可伴腹肌紧张、肠鸣音减弱或消失,极易误诊为急腹症。腹痛可能由于胸下部和上腹部辅助呼吸肌痉挛,或因缺钾导致胃扩张和麻痹性肠梗阻所致;也可因肝脏迅速增大、DKA 毒性产物刺激腹腔神经丛,以及合并胰腺炎等所致;老年糖尿病患者出现腹痛和腹部体征时还应考虑与动脉硬化引起的缺血性肠病有关。

根据酸中毒的程度,可以将 DKA 分为轻度、中度和重度三种。轻度是指患者只有酮症,无酸中毒(糖尿病酮症);中度是指患者除酮症外,伴有轻至中度酸中毒(DKA);重度是指患者有 DKA 并伴有意识障碍,或虽无意识障碍但二氧化碳结合力(CO_2CP)<10 mmol/L。

三、院前可进行的辅助检查

院前可进行的辅助检查包括随机血糖（多在 16.7～33.3 mmol/L）、血压、心率和血氧饱和度的检测。

四、诊断与鉴别诊断

早期诊断是决定 DKA 治疗成败的关键，临床上对于表现为原因不明的恶心呕吐、酸中毒、失水、休克、昏迷的患者，尤其是呼吸有酮味（烂苹果味）、血压低而尿量多者，不论其有无糖尿病病史，均应想到本病的可能性。医生应立即查患者的末梢血糖、血酮、尿糖、尿酮，同时抽血查血糖、血酮、β-羟丁酸、尿素氮、肌酐、电解质、血气分析等以肯定或排除本病。如患者的血糖＞11 mmol/L，伴酮尿和酮酸血症，血 pH 值＜7.3 和（或）血碳酸氢根＜15 mmol/L，可诊断为 DKA。

临床上凡出现高血糖、酮症和酸中毒表现之一者均需排除 DKA，鉴别诊断主要有：①其他类型糖尿病昏迷：DKA 患者昏迷者只占少数，如发现患者有昏迷时，尚应与糖尿病的另外几种危险情况相鉴别。②其他疾病所致昏迷：如尿毒症、急性脑卒中等。

DKA 患者可出现类似急腹症的临床表现，如呕吐、腹痛、腹部压痛与肌紧张、血白细胞增高等，与急腹症不易区别。急腹症患者也可因感染、呕吐不能进食而致酮症酸中毒，易与本症相混淆；而某些急腹症如急性胰腺炎、胆囊炎等有时可与 DKA 并存，使病情更为复杂。因此，医生必须详询患者的病史，对其进行细致的体检和必要的实验室检查，以全面地分析判断病情。伴严重腹痛的 DKA 与急腹症的鉴别需注意以下特点：①病史：有时病史比体征更重要，若烦渴、多尿与厌食在腹部症状出现前早已存在，很可能患者全部临床表现是由 DKA 所致；如腹部症状比烦渴、多尿等症状出现早，则急腹症的可能性较大。②体征：DKA 时腹痛可急可缓，可伴有腹胀、腹部压痛，但反跳痛不明显，此种体征随酮症纠正很快改善；而急腹症时腹部压痛与反跳痛多明显，酮症纠正时，因病因未除去，临床症状不能好转。③腹痛特点：DKA 时腹痛多呈弥散性，疼痛不固定，局限性压痛不明显，而急腹症时均有相应的局限性压痛。

五、院前急救措施

（一）病情评估

医生应根据患者的意识、血压、心率、血氧饱和度进行病情评估。

（二）现场处置要点

补液是治疗的关键环节，基本原则为"先快后慢，先盐后糖"。

（三）转运注意事项

（1）使患者保持卧位，保持呼吸道通畅。

（2）监护患者的意识、血压、心率、血氧饱和度。

（3）检测生命体征意识、血压、心率、血氧饱和度。

（4）急救用药补液是关键，医生应根据血压、心率，对症治疗。

（四）院前院后交接

院前急救人员应与急诊医生对患者的病史、随机血糖、意识状态、血压、心率、血氧饱和度、用药情况进行交接。

第四节　癫痫

一、概述

癫痫俗称"羊角风"或"羊癫风"，是由于大脑神经元突发性异常放电，导致短暂大脑功能障碍，从而表现为反复发作的一种慢性脑部疾病。由于异常放电的起始部位和传递方式的不同，癫痫发作的临床表现复杂多样，发作形式不一，可表现为发作性运动、感觉、自主神经、意识及精神障碍。其常突然发作，患者或抽搐、痉挛，或昏厥，或两眼发直、凝视等，具有发作性、短暂性、重复性和刻板性的特征。

癫痫状态即癫痫持续状态，是癫痫连续发作之间，患者意识未完全恢复又频繁再发，或发作持续30分钟以上而不能自行停止。癫痫状态多发生于有明确癫痫病史的患者。

二、临床表现

（一）病史

大部分癫痫状态患者既往都有明确的癫痫发作病史，最常见的原因是不适当地停用抗癫痫药物，或者由感染、精神因素、过度疲劳、孕产和饮酒等诱发。也有少数患者属于首次发作，可由高热、急性脑病、脑卒中、脑炎、外伤、肿瘤和药物中毒等导致，个别患者原因不明。

（二）症状体征

癫痫的临床表现多种多样，大多数患者在发作间期可完全正常，只在发作期表现为癫痫发作的相关症状,如抽搐、痉挛、昏厥等。部分患者可表现为肢体麻木、针刺感、眩晕、面部及全身潮红、多汗、呕吐、腹痛、反复搓手、脱衣、失神等。

癫痫有共同的特点:①发作性,症状突然发生,持续一段时间后迅速恢复,间歇期正常;②短暂期,发作持续时间非常短,通常为数秒钟或数分钟,除癫痫持续状态外,很少超过半小时;③重复性,第一次发作后,经不同间隔的时间会有第二次或更多次的发作;④刻板性,每次发作的临床表现几乎一致。

癫痫持续状态主要分为全面性发作持续状态和部分性发作持续状态两种类型,其中全面性强直—阵挛发作持续状态和单纯部分性运动发作持续状态最多见。

1.全面性发作持续状态

(1)全面性强直—阵挛发作持续状态:是临床常见的危险癫痫状态,患者出现意识障碍,强直—阵挛发作反复发生,发作包括强直期、阵挛期及发作后状态。开始为强直期,患者出现全身骨骼肌强直性收缩伴意识丧失、呼吸暂停与发绀,如皮肤、黏膜青紫;继之阵挛期,出现全身反复、短促的猛烈屈曲性抽动。患者从发作到意识恢复历时 5～15 分钟,醒后可出现头痛、全身酸痛、嗜睡等表现,或伴高热、代谢性酸中毒、低血糖、休克、电解质紊乱(低血钾及低血钙等)和肌红蛋白尿等,可发生脑、心、肝、肺等多脏器功能衰竭。

(2)强直性发作持续状态:患者表现为不同程度的意识障碍(昏迷较少),间有强直性发作或非典型失神、失张力发作等。

(3)阵挛性发作持续状态:患者表现为阵挛性发作持续时间较长,伴意识模糊甚至昏迷。

(4)肌阵挛发作持续状态:肌阵挛多为局灶或多灶性,患者表现为节律性反复肌阵挛发作,肌肉呈跳动样抽动,连续数小时或数天,多无意识障碍。

(5)失神发作持续状态:患者表现为意识水平降低,甚至只表现反应性学习成绩下降。

2.部分性发作持续状态

(1)单纯部分性运动发作持续状态:患者表现为身体某部分如颜面或口角抽动、个别手指或单侧肢体持续不停抽动达数小时或数天,无意识障碍,发作终止后可遗留发作部位麻痹现象,也可扩展为继发性全面性发作。

(2)边缘叶性癫痫持续状态:又称"精神运动性癫痫状态",患者常表现为意识障碍(模糊)和精神症状,如活动减少、反应迟钝、呆滞、注意力丧失、定向力差、缄默或只能发单音调,以及紧张、焦虑不安、恐惧、急躁、冲动行为、幻觉、妄想和神游等,持续数天至数月,事后全无记忆。

(3)偏侧抽搐状态伴偏侧轻瘫:多发生于幼儿,患者表现为一侧抽搐,患者通常意识清醒,伴发作后一过性或永久性同侧肢体瘫痪。婴幼儿偏侧抽动偏瘫综合征也表现半侧阵挛性抽动,常伴同侧偏瘫,也可发生持续状态。

（4）自动症持续状态：少数患者表现为自动症，意识障碍可由轻度嗜睡至木僵、昏迷和尿便失禁，如不及时治疗常发生全身性发作，可持续数小时至数天，甚至半年，患者对发作不能回忆，发作后近事或远事记忆受损。

3.新生儿期癫痫

新生儿期癫痫持续状态表现多样，不典型，多为轻微抽动，肢体奇异的强直动作，常由一个肢体转至另一肢体或半身抽动；发作时呼吸暂停，意识不清。

三、院前可进行的辅助检查

现场可进行的辅助检测包括血糖、电解质、心电图的检测。

四、诊断与鉴别诊断

癫痫持续状态的传统定义为癫痫发作持续超过 30 分钟，或相邻两次发作间期意识不能完全恢复。而现在基于临床实践，在发作持续时间上灵敏度更高的定义为，满足以下三者中一者即诊断为癫痫持续状态：两次癫痫发作之间意识不清，单次癫痫发作持续 5 分钟以上，癫痫短时间内频繁发作（不少于 4 次/小时）。

癫痫需要与晕厥、癔症痉挛性发作、短暂性脑缺血发作、低血钙、低血糖等引起的晕厥相鉴别。以上疾病引起的晕厥患者可有全身无力、心悸、出汗等症状，不伴有肌肉强直或挛缩等症状。

五、院前急救措施

（一）病情评估

癫痫持续状态以全面性强直—阵挛发作持续状态病情较为严重，其中全面性强直—阵挛发作持续状态、强直性发作持续状态、阵挛性发作持续状态发作时患者肌肉强直、痉挛严重，同时伴有意识不清，病情危重，需要紧急处理；其他表现形式的患者大多无意识障碍，肌肉强直、痉挛较轻，病情也相对较轻。

（二）现场处置要点

癫痫持续状态的现场处置当以尽快终止癫痫持续状态为首要任务。同时，由于抽搐可引起患者跌伤、唇舌咬伤、颞颌关节脱臼，要注意垫上牙垫，防止咬伤、跌伤等；如患者跌倒时，应注意观察患者是否有骨折、颅内血肿等外伤。患者在癫痫持续状态时，可发生喉肌痉挛、唾液增多等引起的呼吸道堵塞，应及时处理，如保持侧头平卧，必要时行气管插管；如患者处于系精神运动性癫痫持续状态，应注意防止患者自伤及伤人。

（三）转运注意事项

1.体位与搬运注意事项

搬运时保持患者侧头平卧位,保持呼吸道通畅,吸氧,并注意防止唇舌咬伤。

2.生命体征监护

医生应注意监护患者的神志、呼吸、指脉氧、血压、心率和心律。

3.急救用药

（1）安定:是控制各型癫痫持续状态的首选药物,患者处于癫痫持续状态和严重频发性癫痫时,若为成年人可开始静注 10 mg,每隔 10～15 分钟可重复应用,静注宜缓慢,每分钟用量为 2～5 mg,24 小时总量以 40～50 mg 为限;小儿患者若为出生 30 天～5 岁,以静注该药为宜,可每 2～5 分钟用量为 0.2～0.5 mg,最大限度用量为 5 mg;小儿患者若为 5 岁以上,则每 2～5 分钟用量为 1 mg,最大限度用量为 10 mg,如需要,2～4 小时后可重复治疗。

（2）苯巴比妥:每次用量为 100～200 mg,肌内注射,每 6 小时一次,24 小时内用量不超过 500 mg。

（四）院前院后交接

院前急救人员应向急诊医生简明、迅速交代病情,协助诊断,配合抢救,协助开通两条以上静脉通道,积极协助稳定生命体征。

第五节　中暑

一、概述

中暑是在高温、湿度大和无风的环境条件下发生的,以体温调节中枢功能障碍、汗腺功能衰竭和水电解质丧失过多为特征的疾病。中暑是一种致命性疾病,患者病死率较高。根据患者发病机制和临床表现不同,通常将中暑分为热痉挛、热衰竭和热（日）射病。这三种情况可顺序发展,也可交叉重叠。

二、临床表现

（一）病史

中暑的主要原因是患者在高温环境中不能充分的散热,患者发病前往往有在温度高

（＞32 ℃）、湿度大（＞60％）和无风的环境中长时间工作，以及进行强体力劳动的病史；或者患者有长时间处于室温较高和通风不良的环境中，又无充分防暑降温措施的病史。

此外，年老体弱、肥胖、甲状腺功能亢进症等产热疾病患者及系统性硬化病、广泛皮肤烧伤后瘢痕形成或先天性汗腺缺乏症等汗腺功能障碍者更易发生中暑。

（二）症状体征

严重中暑可分为热痉挛、热衰竭和热（日）射病三种。

1.热痉挛

患者在高温环境下进行剧烈活动时大量出汗，活动停止后常发生肌肉痉挛，主要累及骨骼肌，持续约数分钟后缓解，无明显体温升高。肌肉痉挛可能与严重体钠缺失（大量出汗及饮用低张液体）和过度通气有关。热痉挛也可为热射病的早期表现。

2.热衰竭

该病常发生于老年人、儿童和慢性疾病患者间。严重热应激时，由于体液和体钠丢失过多引起循环容量不足所致，患者表现为多汗、疲乏、无力、头晕、头痛、恶心、呕吐和肌痉挛，可有明显脱水征（心动过速、直立性低血压或晕厥），体温轻度升高，无明显中枢神经系统损伤表现。根据患者病情轻重不同，检查可见血细胞比容增高、高钠血症、轻度氮质血症和肝功能异常。热衰竭可以是热痉挛和热射病的中介过程，治疗不及时，可发展为热射病。

3.热射病

热射病是一种致命性急症，患者主要表现为高热（直肠温度≥41 ℃）和神志障碍，早期受影响的器官依次为脑、肝、肾和心脏。根据发病时患者所处的状态和发病机制，临床上分为劳力性和非劳力性（或典型性）热射病两种类型。劳力性主要是在高温环境下内源性产热过多，非劳力性主要是在高温环境下体温调节功能障碍引起散热减少。

（1）劳力性热射病：多在高温、湿度大和无风天气进行重体力劳动或剧烈体育运动时发病。患者多为平素健康的年轻人，在从事重体力劳动或剧烈运动数小时后发病，约50％患者大量出汗，心率可达160～180 次/分，脉压增大。此种患者可发生横纹肌溶解、急性肾衰竭、肝衰竭、DIC 或多器官功能衰竭，病死率较高。

（2）非劳力性热射病：在高温环境下，多见于居住拥挤和通风不良的城市老年体衰居民。其他高危人群包括精神分裂症、帕金森病、慢性酒精中毒及偏瘫或截瘫患者。该病的患者表现为皮肤干热和发红，84％～100％病例无汗，直肠温度常在 41 ℃以上。患者病初表现为行为异常或癫痫发作，继而出现谵妄、昏迷和瞳孔对称缩小，严重者可出现低血压、休克、心律失常及心力衰竭、肺水肿和脑水肿。约 5％的病例发生急性肾衰竭，可有轻、中度 DIC，常在发病后 24 小时左右死亡。

三、院前可进行的辅助检查

院前可进行的检查包括血糖、电解质、心电图的监测。

四、诊断与鉴别诊断

中暑的诊断可根据患者在高温环境中劳动和生活时出现体温升高、肌肉痉挛和（或）晕厥，并应排除其他疾病后方可诊断。热射病需要与脑炎、有机磷农药中毒、中毒性肺炎、菌痢、疟疾等进行鉴别，热衰竭应与消化道出血或宫外孕、低血糖等进行鉴别，热痉挛伴腹痛应与各种急腹症进行鉴别。

五、院前急救措施

（一）病情评估

中暑的三种类型中，热射病最为严重，其次为热衰竭，而热痉挛相对较轻。患者若出现昏迷、休克和超高热的情况，则属于严重急危状态。

（二）现场处置要点

急救人员应使患者迅速脱离高热环境，侧头平卧，去掉衣物，对其进行扇风及物理降温，监测其生命体征，并对其进行吸氧，开通静脉通路，输注低温复方电解质溶液。

（三）转运注意事项

（1）体位与搬运注意事项：搬运时应使患者保持侧头平卧位，保持其呼吸道通畅，并对其进行吸氧和持续物理降温（包括风扇、水浴、酒精浴、冰块及空调）

（2）监护：注意监护患者的指脉氧、血压、心率和心律。

（3）生命体征：注意关注患者的血压、神志、呼吸、体温、指脉氧、心率和心律。

（4）急救用药：维持静脉通路，积极补充复方电解质溶液以维持水、电解质和酸碱平衡，必要时应用去甲肾上腺素维持血压；呼吸抑制者应用呼吸兴奋剂尼可刹米；对于抽搐者，应用苯巴比妥钠肌注控制痉挛。

（四）院前院后交接

院前急救人员应与急诊医生简明、迅速交代患者的病情，协助诊断，配合抢救，协助开通两条以上静脉通道，积极协助物理降温，积极协助稳定生命体征。

第六节 淹溺

一、概述

淹溺又称"溺水",是由于淹没或沉浸在水中并导致无法呼吸空气(窒息),而引起的呼吸功能严重损伤或丧失,导致机体缺氧和 CO_2 潴留的过程。根据淹溺发生的不同机理,可分为湿性淹溺和干性淹溺。

(1)湿性淹溺:因淹没于水中,水液吸入肺中者称为湿性淹溺。

(2)干性淹溺:因淹溺短时内发生喉头痉挛或有很少液体吸入肺者,称为干性淹溺。

二、临床表现

(一)病史

淹溺者病史比较明确,原因比较直接,都有溺水的病史;或者由于儿童青少年玩水时不慎掉入水中;或者由于经验不足、环境不熟、技能有限,游泳时发生溺水;或者因游泳池管理不善,无浅水区和深水区的醒目标志,使初学游泳者误入深水区,从而导致溺水发生;或者冬季溜冰时不慎掉入冰窟中发生溺水。

(二)症状体征

患者临床表现的严重程度个体差异较大,与溺水持续时间长短、吸入水量多少、吸入水的性质及器官损害范围有关。缺氧是淹溺患者共同的和最重要的临床表现。

缺氧时间短者,即在喉痉挛早期(淹溺1~2分钟内)获救,则患者主要为一过性窒息的缺氧表现,神志可清醒,有呛咳、呼吸频率加快、血压增高、胸闷胀不适和四肢酸痛无力等症状;缺氧时间较长者,即在喉痉挛晚期(淹溺3~4分钟内)获救,则窒息和缺氧时间较长,可有神志模糊、烦躁不安或不清,剧烈咳嗽、喘憋、呼吸困难、心率慢、血压降低、皮肤冷、发绀等征象。在喉痉挛期之后水进入呼吸道、消化道后可使患者出现意识障碍、颜面水肿、眼充血、口鼻血性泡沫痰、皮肤冷白、发绀、呼吸困难,上腹较膨胀等症状;当淹溺时间达5分钟以上时,患者可出现神志昏迷、口鼻血性分泌物、发绀重、呼吸憋喘或微弱浅表、不规律、呼吸衰竭、心力衰竭等症状,以至瞳孔散大、呼吸心跳停止。

此外,患者若污水入肺或溺水时间较长还可继发肺部感染,甚至并发 ARDS、脑水肿、急性肾功能不全、溶血或贫血、DIC 等。

三、院前可进行的辅助检查

院前可进行的检查包括血糖、电解质、心电图的检测。

四、诊断与鉴别诊断

患者有明确的溺水病史,以及口鼻充满泡沫或泥污,皮肤发绀,颜面肿胀,球结膜充血,有烦躁不安、抽搐、昏迷等缺氧表现。患者查体时可见意识丧失、肌张力增加;呼吸表浅、急促或停止,肺部可闻及干湿啰音,偶尔有喘鸣音;心律失常、心音微弱或消失;腹部胀满,四肢冰冷等。病史不明确者应与脑炎、镇静药物中毒、酒精中毒、有机磷农药中毒、急性脑血管病、一氧化碳中毒及低血糖等所有可导致急性昏迷的疾病进行鉴别。

五、院前急救措施

（一）病情评估

神志尚清醒者淹溺程度较轻,神志模糊、烦躁者淹溺程度较重,神志昏迷、憋喘或呼吸微弱者淹溺程度最为严重,甚至会发生心跳呼吸骤停。

（二）现场处置要点

（1）人工通气:缺氧时间、程度是决定淹溺预后的先决条件。最重要的治疗是尽快对淹溺患者进行通气和供给氧气。大多数患者在溺水过程中只会吸入少量水,并不会造成气道阻塞,因此急救人员无需常规清理溺水者呼吸道中的水分。医生对无反应的患者首先要适当清除患者口中的泥土和水草等异物,并立刻给予面罩吸氧或简易呼吸器辅助通气,必要时给予患者气管插管以保证通气和氧供。

（2）胸外按压:如果患者意识丧失、心跳呼吸骤停,则应立刻就地进行心肺复苏。

（3）其他情况处理:溺水者多伴有原发性或继发性低温,在处理溺水的同时也要按低温进行治疗处理。

（三）转运注意事项

（1）体位与搬运注意事项:多数溺水患者在心肺复苏及搬运途中会出现呕吐,急救人员应当将其头部偏向一侧,随后用手指、纱布等清除呕吐物,或用吸引器抽吸将呕吐物去除。如患者可能存在脊髓损伤,搬动时应将患者头部、颈部和躯干保持在同一水平上整体搬动。同时应注意淹溺者体温,若体温降低,则需注意保温措施。

（2）监护:注意监护患者的指脉氧、血压、心率和心律。

（3）生命体征:注意关注患者的血压、神志、呼吸、体温、指脉氧、心率和心律。

（4）急救用药：建立并维持静脉通路，血压降低者应对其积极补充血容量，维持水、电解质和酸碱平衡，必要时应用去甲肾上腺素维持血压；憋喘者应用氨茶碱缓解气管痉挛，呼吸抑制者应用呼吸兴奋剂尼可刹米；对于抽搐者，应用苯巴比妥钠肌注控制痉挛；应用糖皮质激素可能有助于减少患者的脑水肿、肺水肿和溶血的发生。

（四）院前院后交接

院前急救人员应与急诊医生简明、迅速交代病情，协助诊断，配合抢救，协助开通两条以上静脉通道，积极协助稳定生命体征；对于心跳骤停者，应进行持续心肺复苏，不能中断。

第七节　电击伤

一、概述

电击伤俗称"触电"，通常是指人体直接触及电源或高压电，经过空气或其他导电介质传递电流通过人体时，电在人体内转变为热能而造成大量的深部组织（如肌肉、神经、血管、骨骼等）损伤、功能障碍和坏死，严重者会发生心跳和呼吸骤停。

电击伤的严重程度决定于电压的高低、电流的强弱、直流电还是交流电、频率高低、通电时间、接触部位、电流方向和环境条件。超过 1000 V 的高压电还可引起灼伤，闪电损伤（雷击）属于高压电损伤范畴。

二、临床表现

（一）病史

电击伤者病史比较明确，原因比较直接，都有遭受电击的病史，主要是由于缺乏安全用电知识，安装和维修电器、电线不按规程操作，在电线上晾晒衣物，因在高温、高湿和出汗时靠近暴露的电源及高压电线，意外事故等原因造成电击伤。

（二）症状体征

电击伤临床表现轻重不一，轻者的表现为皮肤发麻，或表皮烧伤引起组织损伤、骨折和功能障碍和急性肾衰；重者可发生心搏骤停和呼吸停止，甚至死亡。

触电时，轻者立刻出现惊慌、呆滞、面色苍白、接触部位肌肉收缩、头晕、心动过速和全身乏力等症状；重者出现昏迷、持续抽搐、心室纤维颤动、心跳和呼吸停止的情况；有些严重电击患者当时症状虽不重,但在一小时后可突然恶化;有些患者触电后,心跳和呼吸极其微弱,甚至暂时停止,处于假死状态。

(1)局部表现:轻者触电表现为局部发麻,重者为皮肤灼伤,甚者严重灼伤。灼伤严重者局部渗出现象较一般烧伤重,包括筋膜腔内水肿;有"入口"和"出口"体征特点,"入口"处灼伤程度比"出口"处重,灼伤皮肤呈灰黄色焦皮,或呈炭化,中心部位低陷,严重者形成洞穴,多累及肌肉、肌腱、神经、血管和骨骼,损伤范围外小内大,深部组织呈夹心坏死,坏死层面不明显。需要注意的是,有时患者表面烧伤轻微,而深部损伤严重,有些电击伤者会因其所带的指环、手表、项链或其他金属物品造成较深的烧伤。

(2)全身情况:主要是中枢神经系统受抑制,尤其是自主神经系统。轻者出现头晕、心悸、皮肤脸色苍白、口唇发绀、惊恐和四肢无力的症状,部分患者有抽搐、肌肉疼痛的症状;中度者呼吸浅快、心动过速及早搏,有短暂意识障碍;严重者可出现持续抽搐、肌肉强直、尖叫、阴茎勃起、休克和昏迷,甚至心跳呼吸停止。

三、院前可进行的辅助检查

现场可进行的检查包括血糖、电解质、心电图的检测。

四、诊断与鉴别诊断

患者有明确的触电史或电击病史,及典型的症状体征即可诊断为该病。对于病史不明确且意识丧失者,应与急性脑血管病、脑炎、急性心血管疾病、猝死、镇静药物中毒、酒精中毒、有机磷农药中毒、一氧化碳中毒及低血糖、糖尿病高渗昏迷、糖尿病酮症酸中毒等所有可导致急性意识丧失的疾病进行鉴别。

五、院前急救措施

(一)病情评估

就局部情况而言,轻者无明显皮损;重者则出现皮肤灼伤,局部渗出的情况;严重者可出现皮肤炭化,深部组织呈夹心样大范围坏死。

就全身情况而言,患者无意识障碍,仅有头晕、心悸、抽搐、四肢无力现象,说明病情较轻;伴呼吸异常、短暂意识障碍者病情较重;伴有持续抽搐、休克、昏迷者病情严重,更甚者会发生心跳和呼吸骤停。

(二)现场处置要点

(1)脱离电源:立即切断电源,用干木棍或其他绝缘物将电源拨开,切忌用手拉触电者,不能因救人心切而忘了自身安全。触电者脱离电源后往往神志不清,应立刻松解其衣领,使其呈仰卧位,头向后仰,开放气道,清除口腔中的异物、取下假牙以保持呼吸道通畅,并积极吸氧治疗。

(2)心肺复苏:脱离电源后迅速检查患者,如呼吸心跳停止,应立即进行人工呼吸和胸外心脏按压,对于发生心室纤维颤动者应即刻给予电除颤,恢复窦性心律。

(3)心电监护:在抢救过程中,进行心脏、呼吸、血压监护,纠正水、电解质及酸碱平衡。

(4)及时处理内出血和骨折:特别对高处触电下跌者,必须进行全面体格检查,如发现有内出血或骨折者,应立即予以适当处理,防止二次损伤。

(三)转运注意事项

(1)体位与搬运注意事项:搬运时使患者保持侧头平卧位,保持呼吸道通畅,予以吸氧。如患者可能存在脊髓损伤,搬动时应将患者头部、颈部和躯干保持在同一水平上整体搬动,同时注意保护局部烧灼创口。

(2)监护:注意监护患者的指脉氧、血压、心率和心律。

(3)生命体征:注意关注患者的血压、神志、呼吸、指脉氧、心率和心律。

(4)急救用药:建立并维持静脉通路,血压降低者积极补充血容量,维持水、电解质和酸碱平衡,必要时应用去甲肾上腺素维持血压;呼吸抑制者应用呼吸兴奋剂尼可刹米;对于抽搐者,应用苯巴比妥钠肌注控制痉挛。

(四)院前院后交接

院前急救人员应与急诊医生简明、迅速交代病情,协助诊断,配合抢救,协助开通两条以上静脉通道,积极协助稳定生命体征;对于心跳骤停者,应进行持续心肺复苏,不能中断。

第七章　妇产科急症

第一节　妇产科出血性疾病

一、概述

妇产科出血性疾病是由于妇女在疾病和分娩时失血，或分娩后失血甚至大量失血，使患者循环血量骤然减少，甚至引起休克的一组疾病。发生失血性休克时，患者全身有效血流量减少，微循环发生障碍，使得身体中重要的生命器官缺氧缺血，如不及时救治，会严重威胁患者的生命安全。即使抢救及时，患者也有可能发生脑垂体缺血坏死等后遗症。正确的诊断、及时地处置及治疗，对控制患者病情，挽救患者生命，减少相关后遗症的发生具有重要意义。

妇产科出血性疾病包括不全流产、异位妊娠破裂或流产、宫颈妊娠、妊娠子宫破裂、前置胎盘、胎盘早剥、产后子宫收缩不良、胎盘滞留或残留软产道裂伤和凝血功能障碍、剖宫产术后晚期出血、黄体破裂、功能性子宫出血等。

二、临床表现

（一）病史

不全流产、宫颈妊娠及宫外孕等患者多有停经史；前置胎盘患者曾有 B 超提示胎盘位置低的病史，或有反复出现的晚期妊娠无痛性阴道流血；胎盘早剥患者多有妊娠高血压病史或腹部撞击外伤史；子宫收缩不良、胎盘滞留或残留以及软产道裂伤和凝血功能障碍多发生在患者产后 2 小时内；剖宫产术后晚期出血多发生在患者术后 2 周左右；卵巢黄体破裂多发生在患者月经期前；功能性子宫出血患者则多处于青春期和围绝经期。

（二）症状体征

妇产科出血性疾病的症状可分为内出血和外出血。内出血如宫外孕、卵巢黄体破裂；外出血多为产科出血如前置胎盘、子宫收缩乏力出血、胎盘滞留或残留，以及软产道裂伤和凝血功能障碍、剖宫产术后晚期出血、胎盘早剥可以表现为内出血也可以表现为内出血，功能性子宫出血多为外出血。

妇产科出血性疾病由于短时间内大量出血可使患者出现失血休克的临床表现，包括冷汗、晕厥、意识淡漠、脉搏加速、血压下降等症状。

三、院前可进行的辅助检查

急救人员应采集患者的血常规、凝血常规及合血的血液标本，有条件的情况下可行车载 B 超、血糖、血气分析等检查。

四、诊断与鉴别诊断

医生可根据病史及临床表现进行诊断，并可与其他科室的出血性疾病相鉴别。

五、院前急救措施

（一）病情评估

急救人员到达现场后应立即进行产妇的血压、脉搏、呼吸、体温等生命体征的检测，估计出血量，并根据患者的病史及临床症状体征进行初步诊断和病情评估，同时与患者及家属进行沟通。

（二）现场处置要点

（1）为患者采取平卧位，将其头部略微抬高约 15°，向左侧或右侧倾斜。

（2）将患者口腔、鼻腔、呼吸道中的分泌物或呕吐物清理干净，给予患者高浓度、高流量吸氧，缓解其体内缺氧状况。

（3）建立静脉通道，如周围静脉穿刺困难时，可选择锁骨下静脉或周围其他大静脉进行穿刺，必要时可作周围静脉切开。

（4）臀部铺臀垫，观察阴道流血情况，大体估计阴道出血量。

（5）观察尿量，尿量可反映出其生命器官灌注是否充足，对休克患者需每小时测定尿量，患者尿量少或无尿可能是由于心力衰竭所导致的，也可能是表示血容量补充不足，需尽快查明原因并加以纠正，直至尿量≥20～30 mL。

（6）观察患者皮肤变化，人体血管收缩在皮肤和皮下组织上表现明显，当小动脉阻力降低时,皮肤会呈现红润、温暖的状态,但皮肤血管变化只可观察周围血液阻力变化,对肾、脑、胃肠道的血流变化情况反应不明显。

（三）转运注意事项

1.体位与搬运注意事项

由于患者失血后全身血容量不足,搬运时急救人员应该先保证患者的重要脏器血液供应,如大脑、心脏、肝脏等;应使患者处于平卧位或者中高位,也可平卧位和中高位交替使用。中高位就是使患者头部和躯干部抬高 $10\sim20°$,下肢抬高 $20\sim30°$ 的体位,也称休克体位。休克体位可以增加患者回心血量,防止脑水肿的发生,而且有利于呼吸道的通畅。多数休克患者的病情比较严重,生命体征不平稳,因此急救人员搬运时要动作轻柔,以免加重病情。

对于大量失血、休克严重、随时可能危及生命安全的患者,急救人员要做好随时进行气管插管、徒手 CPR 和电击除颤等抢救准备。

2.监护

在转运过程中要严密监护患者的生命体征,对于晚期妊娠妇女可同时进行胎心监护;注意观察患者阴道流血量、尿量及皮肤颜色和温度;注意静脉通路的畅通和保证输液速度。

3.急救用药

(1)补充血容量:患者发生失血性休克不仅是由于失血量大,还由于失血速度过快,因此需快速为其进行静脉滴注,以补充血容量,常用输液种类为全血、氯化钠、平衡液、羟乙基淀粉等。休克严重者可先给予 $1\sim2$ L 的等渗平衡盐溶液以改善患者的微循环。视患者创伤情况及失血量大小,选择适当的静脉通道、所需液体种类,调整输液速度,以达到短时间内有效扩容的目的。

(2)药物的应用:5％葡萄糖＋多巴胺 20 mg 给予患者静脉滴注以维持血压水平;由于失血及休克会导致心肺功能下降,可给予患者适量去乙酰毛花苷静脉注射;休克严重者可采用地塞米松＋葡萄糖溶液静脉滴注。

(3)止血及处置原发病:明确患者出血原因,如果是由于子宫收缩乏力引起的需给予缩宫素静脉滴注;如果是由于宫外孕破裂或子宫破裂引起的出血,可在院前应用止血药物(如氨甲环酸、酚磺乙胺等),同时应尽快到达医院施行手术止血挽救生命。

（四）院前院后交接

(1)转运过程中急救人员要详细记录患者的生命体征变化以及阴道流血量,对于孕妇要记录胎心的变化。转运途中急救人员应及时通知收治医院的急诊科及妇产科等相关科室医生,进行交接及抢救母婴的准备。

（2）转运到院后，急救人员应与急诊科、妇产科等医生进行现场交接，详细交代患者的病史及临床表现、转运过程的病情变化，以及做过的诊疗处置、使用过的药物名称和剂量，输液的种类和液体量；对急诊医生交代目前患者的生命体征，并将转运过程中的病情记录交予接收的医生。交接后接收医院的医护人员应迅速将患者送入相关的科室进行进一步检查和的处置。

（3）院前急救人员也要做好各项医疗护理文书记录并留档。

第二节　妇产科急腹症

一、概述

急腹症是指腹腔内、盆腔和腹膜后的组织和脏器发生了急剧的病理变化，从而产生腹部疼痛的症状和体征，同时可伴有全身反应，是一个需紧急处理的临床综合征。妇产科急腹症是妇产科急诊患者中较常见病症之一，以急性腹痛为主要临床症状，由于妇女特有的解剖和生理变化，发病前多没有症状，或者仅有轻微的症状，然后突然发生腹痛且疼痛剧烈，因缺乏典型的症状和体征，故诊断较为困难。如果不能及时地进行治疗，可造成严重后果，尤其妊娠期急腹症病情发展快，甚至可能危及母体和胎儿的生命安全。所以患者发生妇产科急腹症后需要立即进行救治，以免耽误了最佳治疗时机。院前救治则应根据急腹症的疾病种类，权衡母体和胎儿的利与弊，进行个体化处理。

妇产科常见的急腹症包括妊娠本身和合并妊娠的急腹症，如异位妊娠（流产或破裂）、自然流产和难免流产、胎盘早剥、子宫破裂、妊娠合并急性胰腺炎、妊娠合并阑尾炎等，以及非孕期妇科急腹症如急性盆腔炎、卵巢囊肿蒂扭转等。

二、临床表现

（一）妊娠本身急腹症

（1）宫外孕破裂或流产：一般患者有停经史，停经后出现剧烈腹痛和阴道出血，这是异位妊娠三联症。如果患者停经后出现剧烈腹痛症状，必须警惕宫外孕，需进行彩超检查。

（2）自然流产和难免流产：难免流产者可能引起剧烈腹痛症状，不全流产者腹痛呈阵发性腹痛，阴道出血比较多。

（3）胎盘早剥：患者多有妊娠高血压病史和腹部外伤史，典型症状为阴道出血、腹痛，伴有子宫张力明显增高和子宫压痛，严重的患者会有恶心呕吐、出汗、面色苍白、脉搏细弱、血压下降等休克表现;检查子宫可发现硬如板状,阴道流血与贫血不成正比,胎心不规律或消失。

(4)子宫破裂:多发生于患者妊娠晚期或分娩期,多有子宫手术史,典型症状为瞬间发生下腹部一阵撕裂样剧痛继而出现全腹持续性疼痛,并伴有休克的临床表现,以及异常阴道出血、血尿,腹部轮廓改变,胎心消失等。

(5)妊娠合并急性胰腺炎:多发生于患者妊娠晚期和产褥期,可有高脂饮食或饱餐史,疼痛位于左上腹,可放射治腰背肩部,可伴有恶心、呕吐、腹胀等,严重者可出现脉速及休克症状;患者上腹部压痛及反跳痛,肌紧张,但胎心变化不明显。

(6)妊娠合并阑尾炎:妊娠各期均可发生,但常见于妊娠 6 个月,其阑尾炎穿孔及腹膜炎的发生率增加。不同时期急性阑尾炎的临床表现差别较大,妊娠早期的症状体征与非妊娠期基本相同;妊娠中期、晚期因增大的子宫使阑尾的解剖位置发生变化,腹痛和压痛的位置较高;炎症严重时可出现中毒症状和消化道症状。

(二)非妊娠期急腹症

(1)急性盆腔炎:患者可有慢性盆腔感染史、宫腔内手术操作史及不洁性生活史,发病时有发热、腹痛和阴道分泌物增多的症状;多有为高烧、寒战等中毒症状,逐渐出现的持续性下腹痛且进行性加重,常伴有恶心、呕吐、腹胀、腹泻,阴道脓性白带增多;腹部检查有压痛、反跳痛及明显的肌紧张,甚至出现肠鸣音减弱或消失。

(2)卵巢囊肿蒂扭转:有急性扭转和慢性不全扭转之分,通常患者有卵巢囊肿史,可以出现突发的下腹疼痛,伴有恶心、呕吐等不适症状,这种症状可以在突然改变体位时发生;检查可以发现子宫的一侧有增大的卵巢囊肿,卵巢囊肿的蒂部有明显的压疼。卵巢囊肿一旦出现急性蒂扭转可以在短时间内造成卵巢的出血坏死,需要急症手术。

三、院前可进行的辅助检查

院前急救人员可采集患者的血常规、凝血常规及合血的血液标本备用,有条件的情况下可行车载 B 超、血糖、血气分析等检查。

四、诊断与鉴别诊断

根据患者的停经史及临床症状体征,早期妊娠急腹症发生异位妊娠和流产的可能性较大;中、晚期的突发性疼痛伴胎心的改变及休克表现,则考虑为胎盘早剥和子宫破裂的可能。

妊娠合并急性胰腺炎的患者有高脂血症史,疼痛位于左上腹,可放射至腰背肩部,疼痛位于上腹部;妊娠合并阑尾炎的诊断要注意患者增大的子宫使阑尾的解剖位置发生变化,使腹痛和压痛的位置较高;非妊娠期急性盆腔炎的诊断应该与急性阑尾炎、宫外孕、卵巢囊肿蒂扭转进行鉴别;卵巢囊肿蒂扭转的鉴别可根据患者的病史进行诊断。

五、院前急救措施

(一)病情评估

院前急救医护人员到达现场后应立即询问患者的病史,对患者进行血压、脉搏、呼吸、体温等生命体征的检测和查体;根据患者的病史及临床症状体征进行初步诊断,在对病情进行评估的同时还要与患者及家属进行沟通。

(二)现场处置要点

(1)使患者采取平卧位,头部略微抬高向左侧或右侧倾斜。

(2)使患者保持呼吸道通畅,给予患者高浓度、高流量吸氧,缓解其体内缺氧状况。

(3)建立静脉通道,如周围静脉穿刺困难时,可选择锁骨下静脉或周围其他大静脉进行穿刺,保持静脉通路的畅通。

(4)观察患者的腹痛情况,必要时插尿管观察尿量,尤其是对于休克患者,每小时尿量应≥20~30 mL。

(5)对于妊娠期急腹症合并有阴道出血的患者,可铺臀垫收集阴道流血,以便准确计算阴道流血量。

(6)对于腹痛伴休克患者要观察患者皮肤变化当小动脉阻力降低时,皮肤表现为红润、温暖,可以此间接了解周围血液阻力变化。

(三)转运注意事项

1.体位与搬运注意事项

由于患者病因不同,急救人员搬运时应该先考虑保证血液供应重要脏器,对于急腹症合并出血性疾病及休克的患者,一般采取平卧位或者中高位。该体位可以增加患者回心血量,防止患者脑水肿的发生,而且有利于患者呼吸道的通畅。多数休克患者的病情比较严重,生命体征不平稳,因此搬运时动作要轻柔,以免加重病情。对于某些腹痛的患者,如妊娠合并急性胰腺炎、急性盆腔炎和卵巢囊肿蒂扭转,也可采用自主体位和半卧位。

2.监护

转运过程中急救人员要对患者的生命体征进行监护,注意观察腹痛的情况,妊娠妇女可同时进行胎心监护;对于有阴道流血的患者,要注意观察阴道流血量;对于有休克情况者要观察尿量,观察患者的皮肤颜色和温度,注意其静脉通路的畅通和输液速度。

3.急救用药

(1)补充血容量:患者若发生休克,无论是何种原因,均需要快速为患者进行静脉输液,补充血容量,常用液体为晶体液、胶体液、血液制品等。休克严重者可首先给予等渗平衡盐溶液输入,以改善患者的微循环,从而达到短时间内有效扩容的目的。

(2)药物的应用:在未明确诊断之前,原则上不建议应用止痛药物,可酌情给予小剂量镇静药物如地西泮;对于血压低的休克患者在补充血容量的情况下,应给予升压药物(多巴胺 20~40 mg)静脉滴注;另外,由于休克可导致患者心功能不全,可给予适量去乙酰毛花苷静脉注射;休克情况严重患者可加用地塞米松,并用碳酸氢钠纠正酸中毒。

(3)止血及处置原发病:如果患者为宫外孕破裂、难免流产、胎盘早剥或子宫破裂有出血的急腹症,可给予氨甲环酸 1 g 静脉滴注止血,并应尽早到达救治医院。

(四)院前院后交接

(1)转运过程中急救人员要详细记录患者的生命体征变化和阴道流血量,对于孕妇要记录胎儿监护或胎心的变化。转运途中急救人员应及时通知收治医院的急诊科等相关科室,进行交接及抢救患者的准备。

(2)转运到院后急救人员应与急诊科等相关医生进行现场交接,详细交代患者目前的生命体征、病史、临床表现和初步诊断,以及转运过程的病情变化和诊疗,使用过后药物名称和剂量、输入液体量和种类,并将转运过程中的病情记录交予接收的医生。

(3)院前急救人员也要做好各项医疗护理文书记录并留档。

第三节　紧急接生

一、概述

急产指产程开始后子宫收缩的节律性、对称性、极性均正常,只是子宫收缩力过强、节律过频,致宫口扩张速度过快,产道又无阻力,分娩在短时间内完成,总产程小于 3 小时即可诊断急产;以经产妇及体形瘦弱者多见。

(1)对母亲的影响:产程过快,可致初产妇软产道(包括宫颈、阴道、会阴)撕裂;过高的宫腔压力可增加羊水栓塞的风险;因来不及消毒可致产褥感染;若胎儿先露下降受阻,可致子宫破裂;胎儿娩出后,可发生继发性子宫肌纤维缩复不良,导致胎盘滞留或产后出血。

(2)对胎儿及新生儿的影响:过强、过频的宫缩会影响子宫胎盘的血液供应,易发生胎儿窘迫、新生儿窒息甚至新生儿死亡的情况;胎儿娩出过快,胎头在产道内受到的压力突然解除,易致新生儿颅内出血;因来不及消毒,易发生新生儿感染;若新生儿坠地,可致其骨折、外伤。

二、临床表现

(1)病史:孕 28 周以上的孕妇,突然感到腰腹坠痛,短时间内就出现有规律的下腹疼痛,间隔时间极短;自述出现排便感且不自觉的屏气,出现阴道流水、阴道出血情况。

(2)体征:产妇腹部宫缩明显,甚至看到胎先露头或臀于阴道口,产妇用力后或稍加辅助后胎儿很快娩出;有的产妇会出现如厕用力排便时将胎儿娩出的情况。

三、院前可进行的辅助检查

院前急救人员可进行超声多普勒胎心检查和床边超声检查。

四、诊断及鉴别诊断

医生对该症的诊断与鉴别主要依靠患者的临床表现。

五、院前急救措施

(一)病情评估及现场处置

急救人员遇到急产产妇可能有两种情况:

1.产妇宫缩频繁,胎头未娩出或胎头已着冠

此时,急救人员应立即消毒患者的外阴、阴道,戴手套对患者进行阴道检查或肛诊检查,视患者宫口开大情况决定能否来得及送医院产房。若患者宫口开大到 6 cm 以上,多来不及到医院,要立即进行现场接产准备。

(1)给孕妇吸氧,叮嘱产妇不要用力屏气,要大口哈气。

(2)向家属交代病情,如条件允许,协助护送至产房准备接产;如条件不允许,就地接产。

(3)准备接生用具消毒物品,如无菌垫、产包和无菌手套等,备好抢救新生儿的药品及物品,做好新生儿复苏的准备。

(4)产妇取平卧、半卧或侧卧位,急救人员戴无菌手套,用干净纱布保护会阴,胎头娩出后用手托住头部,注意千万不能硬拉或扭动胎儿。胎儿前肩娩出后,用手辅助后肩娩出至此整个胎儿从产道娩出。胎儿娩出后可予产妇肌注或静滴催产素 $10\sim20$ U,以促进子宫收缩及胎盘自然娩出,并消毒脐带后将其断脐。

(5)将新生儿包裹,做好保暖,用干净柔软的布擦净婴儿口鼻内的羊水,注射维生素 K,预防颅内出血。

2.胎儿甚至胎盘已经娩出

(1)胎儿娩出后胎盘未娩出,可等待胎盘娩出后立即消毒脐带、断脐。若产妇阴道流血多,可肌注缩宫素 10～20 U,检查软产道裂伤情况;有条件者,可现场缝扎止血;若无条件,可用无菌纱布压迫出血部位,并立即送医院进行进一步处理。

(2)到达现场后若胎盘已娩出,也可不剪断脐带,可将胎盘放至高于婴儿或与婴儿同高的位置,等待到达医院后由助产人员进行消毒并断脐。

(3)产后应对新生儿注射维生素 K,以预防颅内出血。

(二)转运注意事项

急产分娩的产妇在转运的过程中,应该采取平卧位,急救人员应注意其血压脉搏等生命体征的变化,注意宫缩情况及阴道流血量;对于阴道流血多的产妇及时开放静脉通道,给予输液补充血容量,并应用宫缩药物(缩宫素、欣母沛等)及止血药物(氨甲环酸)。

(三)院前院后交接

(1)转运过程中急救人员应及时通知产科医生及儿科医生,进行交接准备。

(2)转运到院后急救人员应与产科医生及儿科医生进行现场交接,包括交代产妇的一般情况,分娩过程中产妇及新生儿的处理,用药的情况和注意事项。交接后产儿科医护人员应再次对产妇进行常规检查,包括产道是否有裂伤、胎盘胎膜是否完整娩出,必要时进行相应的补救手术。产妇及新生儿应遵医嘱注射破伤风抗毒素及抗菌药物,预防感染。

(3)院前急救人员应做好各项医疗护理文书记录。

第四节　妊娠期高血压疾病

一、概述

妊娠高血压疾病为妊娠与高血压并存的一组疾病,严重威胁母婴健康。子痫前期一子痫是妊娠高血压疾病中的一种类型,基本病理生理改变是全身小血管痉挛和血管内皮损伤,其特点为病因的异质性、严重程度的延续性和临床表现的多样性。子痫则是子痫前期－子痫严重程度的延续,是病情进一步恶化的表现,分为产前子痫、产时子痫和产后子痫,是产科四大死亡原因之一。通常产前子痫的患者较多,产后 48 小时发生子痫的患者仅占 25%。由于子痫抽搐进展迅速,处理不及时往往是造成母婴死亡的最主要原因,因此该症的院前抢救是至关重要的。

二、临床表现

妊娠晚期、临产时或新产后,产妇多有妊娠期高血压病史,发作前可有不断加重的严重表现和前驱症状,包括头痛、视物模糊、恶心呕吐,面部肌肉跳动(经数秒钟后,先是眼球固定,瞳孔散大)、头常扭向一侧、全身肌肉强直性抽搐(两臂屈曲,两手握固,下肢僵直)、呼吸暂停、面色青紫、眼球上翻,10多秒钟后,全身肌肉发生强有力的抽动,可见口吐白沫或血沫,陷入昏迷;经0.5～2分钟后,患者抽搐渐止,表现为肌肉松弛、青紫渐退、呼吸深、发鼾声等。抽搐发作时如病情轻者,抽搐后可很快清醒或抽搐1～2次后不再抽搐,但易激惹、烦躁;重者则陷入深度昏迷,并可继续抽搐。一旦发生子痫,将严重威胁母婴生命安全。

三、诊断与鉴别诊断

子痫通常在子痫前期的基础上发生抽搐,但应于癫痫、脑炎、脑肿瘤、脑血管畸形破裂出血、糖尿病高渗性昏迷、低血糖昏迷相鉴别,通过询问患者的病史及检查,一般不难鉴别。

四、院前可进行的辅助检查

院前急救人员应进行产妇心电图检查、胎心监护、腹部B超检查,可进行血常规、凝血常规标本和血气分析的检测。

五、院前急救措施

(一)迅速反应

在接到急救电话后,急救人员应迅速出诊,并以最短的时间到达事发现场,之后立即对产妇进行血压、脉搏、呼吸、体温的检测。

(二)及时准确地评估伤情

子痫多发生于晚期妊娠和临产前,患者常表现为眼球固定、瞳孔放大、头向一侧扭转和牙关咬紧,继而口角及面部肌肉开始颤动,全身及四肢肌肉强直,双手紧握,双臂直伸,发生强烈的抽动。若抽搐频繁或患者昏迷不醒,则说明病情严重。

若当救护人员到达现场时患者已经停止抽搐,但需要医护人员具备良好的应变能力,迅速判断患者的意识状态及受伤情况,一些孕妇在抽搐时往往会咬伤舌头或导致身体某些部位受伤,如骨折,脱臼等,必要时应根据伤情进行相关处理。

(三)现场处理措施

(1)现场予患者面罩或气囊吸氧,使其平卧、头偏向一侧,以防黏液吸入呼吸道或舌头阻塞呼吸道,使呼吸道保持通畅。患者昏迷未清醒时,禁止给予一切饮食和口服药物,防误吸而致吸入性肺炎,必要时用开口器置于上下牙齿之间或舌钳将舌头拉出,防止舌咬伤及舌后坠影响呼吸,同时应注意防止产妇跌伤。

(2)由于患者病情有可能会随时变化,所以即使到现场患者已经停止抽搐,但医务人员应该给其建立静脉通道,方便转运途中孕妇用药。

(3)控制抽搐:硫酸镁为治疗子痫首选药物,使用硫酸镁时要严密观察患者病情,给药前测血压、脉搏、呼吸、膝反射。首次负荷剂量为硫酸镁 4～6 g,溶于 25% 硫酸镁 20 mL 中静推(15～20 分钟)或者溶于 5% 葡萄糖注射液 100 mL 中快速静滴(15～20 分钟),继而用硫酸镁 1～2 g/h 静滴维持。快速滴注时,医护人员应每 15 分钟测一次患者的血压、脉搏、呼吸、膝反射,共两次。若患者出现胸闷、呼吸困难,应立即减量或停药以防意外发生。尤其注意首次剂量注射时患者的不良反应,如面部潮红,全身热感,咽喉灼热,心跳加快等。这主要是因为高浓度硫酸镁引起血管扩张,只需调整滴速,症状即可消失。另外,医护人员也可考虑用地西泮 10 mg 静脉推注(>2 分钟)控制抽搐。

(4)控制血压:可用硝苯地平 10～20 mg 口服或舌下含化。

(5)降低颅内压:可用 20% 甘露醇 250 mL 快速静脉滴注降低颅压。

(6)严密监测患者的生命体征及胎心变化,注意温度的变化,避免声音和亮光的刺激,防止子痫再次发作,应尽量减少现场停留时间,迅速回院。

(四)转运注意事项

(1)使患者平卧或左侧卧于担架上,持续吸氧,向家属说明病情和途中风险,并向其了解患者的病史及用药情况。转运途中医护人员要陪护在患者身边,以随时救护。

(2)在救护车上予心电监测,随时观察患者生命体征变化情况。在旁准备开口器、舌钳、压舌板、电动吸痰器及救护药品;对于清醒患者,应给予安慰及鼓励。

(3)子痫产妇易造成胎儿宫内缺氧,转运中应注意观察患者的胎心变化,有条件的可进行胎儿监护;应对产妇的病情做耐心解释,取得产妇及家属的合作,配合急诊转运。

(五)院前院后交接

(1)转运过程中急救人员应详细记录产妇和胎儿的病情变化以及生命体征,并及时通知收治医院的产科医生及儿科医生,做好交接及抢救母婴的准备。

(2)转运到院后急救人员应与产科医生及儿科医生进行现场交接,详细交代产妇发病以来的临床表现、转运过程中做过何种处理、用药情况和现在的生命体征,并将转运过程中的病情记录交于产科医生。交接后,产科医护人员应迅速将产妇送入病房进行常规检查和相应的处置。

(3)院前急救人员也要做好各项医疗护理文书记录并留档。

第八章 儿科急症

第一节 小儿热性惊厥

一、概述

热性惊厥(febrile seizure,FS)是婴幼儿时期最常见的惊厥性疾病,患病率为 2%~5%。FS 是指发生在患儿 6 个月~5 岁,在发热初期或体温快速上升期出现的惊厥(排除了中枢神经系统感染和会引发惊厥的其他急性病)。

二、临床表现

根据临床特点可将该病分为单纯型和复杂型两种。

(1)单纯型:发作表现为全面性发作,无局灶性发作特征,发作持续时间小于 15 分钟,24 小时之内或同一热性病程中仅发作一次患者的,此型占热性惊厥,75% 左右。

(2)复杂型:发作时间长(>15 分钟)、局灶性发作、惊厥在 24 小时之内或同一热性病程中发作大于等于两次。

三、院前可进行的辅助检查

院前可进行的检查包括呼吸、心率,血压,脉氧、血糖、血常规、电解质等项目的测量。

四、诊断与鉴别诊断

热性惊厥的诊断主要是根据特定的发生年龄和典型的临床表现,最重要的是要排除可能导致发热期惊厥的其他各种疾病,如中枢神经系统感染、感染中毒性脑病、急性代谢紊乱、外伤、脑血管疾病等。

五、院前急救措施

（一）病情评估

评价患儿的基础生命体征，如体温、肤色、血压、心率、呼吸是否正常，是否有意识丧失，是否惊厥持续，是否有外伤。

（二）病情处置要点

如果患儿无心跳呼吸停止的情况，仅仅持续惊厥，需要尽快进行止痉处理，首选静脉缓慢注射地西泮 0.3～0.5 mg/kg（每次≤10 mg），速度为 1～2 mg/min；如患儿在推注过程中发作终止应立即停止推注，若 5 分钟后发作仍未控制或控制后复发，可重复注射一剂。

（三）转运注意事项

(1)使患儿的保持头向一侧倾斜，防止异物吸入呼吸道，注意患儿的肢体保护，防止出现骨折等意外。

(2)监护患儿的心率，血压，脉氧和体温。

（四）急救用药

多数 FS 呈短暂发作，持续时间 1～3 分钟，这时不必急于止惊药物治疗，应保持其呼吸道通畅，防止患儿跌落或受伤；勿刺激患儿，切忌掐人中、撬开牙关、按压或摇晃患儿导致其进一步受伤；抽搐期间分泌物较多，可让患儿平卧头偏向一侧或侧卧位，及时清理口鼻腔分泌物，避免窒息；同时监测患儿的生命体征、保证正常心肺功能，必要时吸氧，建立静脉通路。

若惊厥发作持续>5 分钟，则需要使用药物止惊，首选静脉缓慢注射地西泮 0.3～0.5 mg/kg（≤10 mg/次），速度为 1～2 mg/min，如推注过程中发作终止即停止推注，若 5 分钟后发作仍未控制或控制后复发，可重复一剂；如仍不能控制，按惊厥持续状态处理。该药起效快，一般注射后 1～3 分钟发挥作用，但推注速度过快可能使患儿出现抑制呼吸、心跳和降血压的不良反应。

如尚未建立静脉通路，可予咪达唑仑 0.3 mg/kg（每次≤10 mg）肌内注射，或用 3%水合氯醛溶液 1.5 mL/kg 灌肠，也可有止惊效果。对于 FS 持续状态的患儿，需要静脉用药积极止惊，并密切监护其发作后的表现，积极退热，寻找并处理发热和惊厥的原因。

（五）院前院后交接

到达医院后，急救人员需要对患儿的家长和接诊医生同时说明其生命体征指标，并交代用药及处置情况、患儿的既往病史及本次发作的诱因。

第二节　小儿过敏性休克

一、概述

　　过敏性休克是由于一般对人体无害的特异性过敏原作用于过敏患儿,导致以急性周围循环灌注不足为主的全身性速发变态反应。除引起休克的表现外,常伴有喉头水肿、气管痉挛、肺水肿等征象,低血压和喉头水肿是该症的主要致死原因。如不紧急处理,常导致患儿死亡。

　　引起过敏性休克的病因或诱因很多,以药物与生物制品为常见,其中最常见者为青霉素过敏。

二、临床表现

(一)病史

　　患儿往往于接触过敏变应原后发病,对于低龄儿童,家长是病史的主要来源,应重点询问发病诱因及既往史包括用药史、过敏史等。

(二)症状体征

　　按症状出现距变应原进入的时间不同,可分为两型:①速发型过敏性休克:休克出现于变应原接触后 0.5 小时之内,占 $80\%\sim90\%$,多见于药物注射、昆虫蜇伤或抗原吸入等途径。此型往往病情紧急、来势凶猛、预后较差,如青霉素过敏性休克常呈闪电样发作,出现在给药后即刻或 5 分钟内。②缓发型过敏性休克:休克出现于变应原接触后 0.5 小时以上,长者可达 24 小时以上,占 $10\%\sim20\%$,多见于服药过敏、食物或接触食物过敏,此型病情较轻,预后亦较好。

　　过敏性休克有两大特点:一是有休克表现,主要由微循环功能障碍、组织缺血缺氧以及脏器功能衰竭所表现出的临床症状,患儿常有面色苍白、四肢厥冷、呼吸急促、脉搏细弱、血压下降、尿量减少、精神萎靡或烦躁不安等情况。二是在休克出现之前或同时,常有一些与过敏相关的症状,主要表现有:①由喉头或支气管水肿与痉挛引起的呼吸道阻塞症状是本病最多见的表现,也是最重要的死因。患儿可出现喉头堵塞感、胸闷、气急、呼吸困难、窒息感、发绀等情况。②循环衰竭症状:如心悸、苍白、出汗、脉速而弱、四肢厥冷、血压下降等。③神经系统症状:如头晕、乏力、眼花、神志淡漠或烦躁不安、大小便失禁、抽搐、昏迷等。④消化道症状:如恶心、呕吐、食管梗阻感、腹胀、肠鸣、腹绞痛或腹泻等。⑤皮肤黏膜症状:往往是过敏性休克最早且最常出现的征兆,包括一过性的皮肤潮红、周围皮痒、口唇、舌部及四肢末梢麻木感,继而出现各种皮疹,重者可发生血管神经性水肿,还可出现喷嚏、水样鼻涕、刺激性咳嗽、声音嘶哑等情况。

三、诊断与鉴别诊断

诊断要点:①发病前有接受(尤其是注射后)某种药物病史或有蜂类叮咬病史。②起病急,很快发生上述临床表现,又难以药品本身的药理作用解释时,应马上考虑到本病的可能。

医生应与以下疾病相鉴别,包括严重哮喘发作、遗传性血管神经性水肿、异物吸入、血管迷走神经性反应、过度通气综合征和药物过量等。

四、急救措施

(一)一般处理及现场处置要点

(1)使患儿立即脱离或停止进入可疑的过敏物质,如过敏性休克发生于药物注射之中,应立即停止注射,并可在药物注射部位近心端扎止血带,视病情需要每 15~20 分钟放松止血带一次以防止组织缺血性坏死;如属其他过敏原所致,应将患儿撤离致敏环境或移去可疑过敏原。

(2)即刻使患儿取平卧位,松解领裤等扣带,如患儿出现呼吸困难,上半身可适当抬高;如患儿意识丧失,应将头部置于侧位,抬起下颌以防舌根后坠堵塞气道,清除口、鼻、咽、气管分泌物,畅通气道,对患儿使用面罩或鼻导管吸氧(高流量)。严重喉头水肿有时需行气管切开术,严重而又未能缓解的气管痉挛,有时需要气管插管和辅助呼吸;对进行性声音嘶哑、舌水肿、喘鸣、口咽肿胀的患儿推荐早期选择性插管。

(3)对神志、血压、呼吸、心率和经皮血氧饱和度等生命体征进行密切监测。

(二)治疗药品

1.一线药品:肾上腺素

肾上腺素能通过 α 受体效应使患儿的外周小血管收缩,恢复血管的张力和有效血容量;同时还能通过 β 受体效应缓解支气管痉挛,阻断肥大细胞和嗜碱性粒细胞炎性介质释放,是救治本病的首选药物。肾上腺素皮下注射的吸收和达到最大血浆浓度的时间均很长,并且因休克的存在而明显延缓,故抢救过敏性休克时,主张肌内注射肾上腺素。

肾上腺素是严重过敏反应的首选急救药物,注射剂量应根据患儿体重计算,婴儿或体重小于 10 kg 的患儿,使用 1∶1000 肾上腺素 0.01 mg/kg;1~5 岁儿童或体重在 7.5~

25.0 kg 的患儿,使用 1∶1000 肾上腺素 0.15mg(=0.15 mL);6～12 岁儿童或体重≥25 kg 的患儿,使用 1∶1000 肾上腺素 0.3 mg(=0.3 mL);青少年或成人,使用 1∶1000 肾上腺素 0.5 mg(=0.5 mL)。在严重过敏反应时使用肾上腺素没有绝对禁忌,快速及时注射肾上腺素能降低患儿住院及死亡的风险。如果注射一次效果不佳,5～15 分钟后可重复注射,最多注射三次。根据文献报道,有 6%～19% 的患儿需要注射第二次肾上腺素。一般经过 1～2 次肾上腺素注射后,多数患儿休克症状会在 0.5 小时内逐渐恢复。

2.二线药品

(1)糖皮质激素:对速发相过敏反应无明显的治疗效果,但可以阻止迟发相过敏反应的发生;有研究表明,应用全身糖皮质激素的患儿住院时间更短,但并无足够证据支持糖皮质激素对双向严重过敏反应有预防作用;可予患儿甲基泼尼松龙 1～2 mg/kg 静脉注射,最大量为 125 mg,每 4～6 小时/次,或予患儿泼尼松 1～2 mg/kg 口服,最大量为 80 mg。

(2)抗组胺药:抗组胺药是治疗过敏性休克的辅助药物,起效较慢,口服药 30 分钟后开始起效,但血药浓度通常要 60～120 分钟后才能达到峰值,还要再过 60～90 分钟药物才能渗入血管外组织,从而发挥最大作用。因此,该药不能起到紧急挽救生命的作用,并非严重过敏反应的首选药物。此外,抗组胺药的主要功能为抑制组胺受体活性,阻断组胺引发的过敏效应,但不能直接阻止肥大细胞脱颗粒,因此可用于缓解瘙痒、荨麻疹、水肿,但无法治疗低血压或气道阻塞症状,更不能替代肾上腺素。组胺 H2 受体拮抗剂治疗严重过敏反应的循证医学证据不足,不推荐在严重过敏反应中常规使用。

(三)其他治疗

(1)补充血容量:过敏性休克中的低血压常是血管扩张和毛细血管液体渗漏所致。对此,除使用肾上腺素等缩血管药物外,必须补充血容量以维持组织灌注,宜选用平衡血液。

(2)应用升压药:经上述处理后,血压仍低者,应给予升压药。

(3)吸入 β 肾上腺素能药:如有明显支气管痉挛,可雾化吸入沙丁胺醇溶液,以缓解喘息症状。吸入沙丁胺醇对由于使用 β 受体阻滞剂所致的支气管痉挛特别有效。不过,一些发生严重哮喘发作的过敏反应患儿,应该接受重复剂量的支气管扩张剂而不是肾上腺素。

(4)应用胰高血糖素:具有不依赖于 β 受体的变力性、变时性和血管效应,也可引起内源性儿茶酚胺的释放。用 β 受体阻断剂的患儿在治疗过敏性休克心血管效应时,用肾上腺素和其他肾上腺素能药物的治疗效果可能较差,这时可用胰高血糖素治疗。

(5)防治并发症:过敏性休克可并发肺水肿、脑水肿、心搏骤停或代谢性酸中毒等,应予以积极治疗。

（四）院前院后交接

到达医院后，急救人员需要对患儿的家长和接诊医生同时说明其生命体征指标，并交代用药及处置情况、患儿的过敏史及本次发作的诱因。

第三节　支气管哮喘急性发作

一、概述

支气管哮喘是一种以慢性气道炎症和气道高反应性为特征的异质性疾病，以反复发作的喘息、咳嗽、气促、胸闷为主要临床表现，常在夜间和（或）凌晨发作或加剧。呼吸道症状的具体表现形式和严重程度具有随时间而变化的特点，并常伴有可变的呼气气流受限。

哮喘发作多数发生在既往已确诊的患者，也可为首发表现。大多数患者发病与接触过敏原、刺激物或病毒性上呼吸道感染诱发及控制性药物依从性差有关，但也有少数患者无明确的诱因。该病严重发作时，也可发生于轻度和控制良好的哮喘患儿。

二、临床表现

（一）病史

对于哮喘急性发作恶化的患儿，应该在进行缓解气流阻塞的治疗同时有重点地采集病史。而一旦患儿好转，有能力提供更详细的病史时，医生应该立刻进一步明确诱发因素、发生症状的速度，以及恶化程度，这有助于指导医生进行进一步治疗和处置。患儿的哮喘长期控制情况，对于急性期的处理帮助有限，但有利于门诊治疗方案的调整和随访。医生应该询问患儿目前哮喘症状发生频率和持续时间，以及近期 β 受体激动剂的使用情况。

（二）症状体征

哮喘的典型症状为发作性伴有哮鸣音的呼气性呼吸困难。严重者被迫采取坐位或呈端坐呼吸，干咳或咳大量白色泡沫痰，甚至出现发绀等，发作时常有焦虑或烦躁，大汗淋漓，症状可在数分钟内发作，并持续数小时至数天，经用支气管舒张药治疗后缓解或自行缓解。在夜间及凌晨发作和加重是哮喘的特征之一。此外，临床上还存在没有喘息症状的不典型哮喘，患儿可表现为发作性咳嗽、胸闷或其他症状，如以咳嗽为唯一症状的咳嗽变异性哮喘,以胸闷为唯一症状的胸闷变异性哮喘。

哮喘急性发作时典型的体征是双肺可闻及广泛的哮鸣音,呼气相延长,但在非常严重哮喘发作时,哮鸣音反而减弱,甚至完全消失,表现为"沉默肺",是病情危重的表现。心率增快、奇脉、胸腹矛盾运动和发绀常出现在严重哮喘患者中。

三、院前可进行的辅助检查

呼气峰值流速(PEF)是主要反映大气道阻塞程度的一项指标,能客观地反映哮喘儿童的气道阻塞程度及病情变化。峰流速仪是一种能快速、客观反映 PEF 的仪器,便于携带。患儿家长可在家自备峰流速仪,随时监测 PEF 及日间变异率,并绘成图表,客观监测及评估患儿的气流受限情况。此外,院前急救人员还应检查患儿的心率、血压、脉氧等。

四、诊断与鉴别诊断

哮喘的诊断主要依据呼吸道症状、体征及肺功能检查,证实存在可变的呼气气流受限,并排除可引起相关症状的其他疾病。

(1)反复喘息、咳嗽、气促、胸闷,多与接触变应原、冷空气、物理、化学性刺激、呼吸道感染、运动以及过度通气(如大笑和哭闹)等有关,常在夜间和(或)凌晨发作或加剧。

(2)发作时双肺可闻及散在或弥漫性、以呼气相为主的哮鸣音,呼气相延长。

(3)上述症状和体征经抗哮喘治疗有效,或自行缓解。

(4)其他疾病所引起的喘息、咳嗽、气促和胸闷。

(5)临床表现不典型者(如无明显喘息或哮鸣音),应至少具备以下一项特点:一是证实存在可逆性气流受限:①支气管舒张试验阳性:吸入速效 β_2 受体激动剂(如沙丁胺醇压力定量气雾剂 $200\sim400~\mu g$)后 15 分钟,FEV1 增加$\geqslant12\%$;②抗炎治疗后肺通气功能改善:给予吸入糖皮质激素和(或)抗白三烯药物治疗 $4\sim8$ 周,FEV1 增加$\geqslant12\%$。二是支气管激发试验阳性。三是最大呼气峰流量(PEF)日间变异率(连续监测2周)$\geqslant13\%$。

若患儿符合第(1)~(4)条或第(4)(5)条者,可诊断为哮喘。

临床上哮喘发作需要与下述疾病引发的喘息及呼吸困难相鉴别,包括急性左心功能不全、慢性阻塞性肺疾病急性加重、急性肺栓塞、上气道阻塞、原发性支气管肺癌及支气管良性肿瘤、变应性支气管肺曲霉病、外源性过敏性肺泡炎、嗜酸细胞性肉芽肿性血管炎、高通气综合征及自发性气胸等。

五、急救措施

哮喘急性发作的治疗目标是使患者快速解除气道阻塞、低氧血症,同时预防远期复发。

(一)病情评估

医生可通过对患儿进行病史询问、体检(了解辅助呼吸肌活动情况、心率、呼吸频率,听诊)和辅助检查(PEF 或 FEV1、SpO_2 监测、动脉血气分析),对哮喘诊断进行进一步确认和初步评估(见表 8-1),同时应尽快予以吸氧、短效 β_2 受体激动剂(SABA)或联合异丙托溴铵和激素等治疗,一小时后再次评估患儿对初始治疗反应,根据反应不同进行进一步治疗。

表 8-1　儿童哮喘急性发作严重度分级

症状	轻度	重度[3]
精神意识改变	无	焦虑、烦躁、嗜睡或意识不清
血氧饱和度(治疗前)[1]	≥0.92	<0.92
讲话方式[2]	能成句	说单字
脉率/(次/分)	<100	≥200(0～3 岁) ≥180(4～5 岁)
发绀	无	可能存在
哮鸣音	存在	减弱,甚至消失

注:1.血氧饱和度是指在吸氧和支气管舒张剂治疗前的测得值。

2.需要考虑儿童的正常语言发育过程。

3.判断重度发作时,只要存在一项就可归入该等级。

(二)一般治疗及现场处置要点

儿童哮喘急性发作期的治疗需根据患儿年龄、发作严重程度及诊疗条件选择合适的初始治疗方案,并连续评估对治疗的反应,在原治疗基础上进行个体化治疗。

哮喘患儿急性发作时,首要处置应为使其脱离过敏原、避免诱发及危险因素的接触和暴露,并第一时间内予以及时恰当的治疗,及时使用吸入性速效 β_2 受体激动剂,建议使用压力定量气雾剂经储雾罐(单剂给药,连用 3 剂)或雾化吸入方法给药,以迅速缓解气道阻塞症状。有条件的患儿可进行家庭氧疗,初始可为高流量吸氧,应依据 SpO_2 监测调整吸氧浓度,维持 SpO_2 93％～95％即可。

如治疗后患儿喘息缓解,仍需定期进行哮喘专病门诊随访,以完善稳定期治疗(制订详细的哮喘行动计划,审核患儿是否正确使用药物、吸入装置和峰流速仪,找到急性发作的诱因并制定避免接触的措施,调整控制治疗方案);如治疗后患儿喘息症状未能有效缓解,或症状缓解维持时间短于 4 小时,应即刻前往医院就诊。

(三)急救药品

哮喘急性发作时的常用药物包括支气管舒张剂和激素,对经各种常规药物治疗气喘症状仍未缓解者,可酌情选用非常规的治疗药物。

1.β₂ 受体激动剂

β₂ 受体激动剂是目前作用最强的支气管舒张剂,通过兴奋气道平滑肌和肥大细胞膜表面的 β₂ 受体,舒张气道平滑肌,减少肥大细胞和嗜碱性粒细胞脱颗粒及炎性介质释放,降低微血管通透性,增加气道上皮纤毛摆动等机制缓解哮喘症状。

β₂ 受体激动剂种类较多,哮喘急性发作时,应选用能在数分钟内起效 SABA,包括沙丁胺醇和特布他林定量气雾剂或溶液。这类药物有松弛气道平滑肌作用,通常在数分钟内起效,疗效可维持数小时,是患儿在家和急诊室缓解轻中度急性哮喘症状的首选药物。

如患儿具备雾化给药条件,雾化吸入应为首选,可使用氧驱动(氧气流量 6~8 L/min)或空气压缩泵雾化吸入,常用药物为沙丁胺醇或特布他林,若患儿体重≤20 kg,每次用量为 2.5 mg;若患儿体重>20 kg,每次用量为 5 mg;第一小时可每 20 分钟一次,以后根据治疗反应逐渐延长给药间隔,根据病情每 1~4 小时重复吸入治疗。

如患儿不具备雾化吸入条件时,可使用压力型定量气雾剂(pMDI)经储雾罐吸药,每次单剂喷药,连用 4~10 喷(若患儿<6 岁,则用量为 3~6 喷),用药间隔与雾化吸入方法相同。

快速起效的长效的 β 受体激动剂(LABA 如福莫特罗)也可作为大于等于 6 岁的哮喘儿童的缓解药物使用,但需要和 ICS 联合使用。

经吸入速效 β₂ 受体激动剂及其他治疗无效的哮喘重度发作患儿,可静脉应用 β₂ 受体激动剂。药物剂量为沙丁胺醇 15 μg/kg 缓慢静脉注射,持续 10 分钟以上;病情严重需静脉维持时,剂量为 1~2 μg/(kg·min)。静脉应用 β₂ 受体激动剂时,患儿容易出现心律失常和低钾血症等严重不良反应,使用时要严格掌握指征及剂量,并进行必要的心电图、血气及电解质等监护。

2.糖皮质激素

全身应用糖皮质激素是治疗儿童哮喘重度发作的一线药物,早期使用可以减轻疾病的严重度,给药后 3~4 小时即可显示明显的疗效,可根据病情选择口服或静脉途径给药,药物及剂量如下:

(1)口服:泼尼松或泼尼松龙 1~2 mg/(kg·d),疗程为 3~5 天。口服给药效果良好,不良反应较小,但对于依从性差、不能口服给药或危重患儿,可采用静脉途径给药。

(2)静注:注射甲泼尼龙每次 1~2 mg/kg 或琥珀酸氢化可的松 5~10 mg/kg,根据病情可间隔 4~8 小时重复使用。若疗程不超过 10 天,可无需减量直接停药。

(3)吸入:早期应用大剂量 ICS 可能有助于哮喘急性发作的控制,可选用雾化吸入布地奈德悬液每次 1 mg,或丙酸倍氯米松混悬液每次 0.8 mg,每 6~8 小时进行一次。但患儿病情严重时不能以吸入治疗替代全身糖皮质激素治疗,以免延误病情。

3.抗胆碱能药物

吸入抗胆碱能药物可阻断节后迷走神经传出支,通过降低迷走神经张力而舒张支气管,其舒张支气管的作用比 β_2 受体激动剂弱,起效也较慢。

短效抗胆碱能药物(SAMA)是儿童哮喘急性发作联合治疗的组成部分,可以增加支气管舒张效应,其临床安全性和有效性已确立,尤其是对 β_2 受体激动剂治疗反应不佳的中重度患儿应尽早联合使用。若患儿体重≤20 kg,可用异丙托溴铵每次 250 μg;若患儿体重＞20 kg,可用异丙托溴铵每次500 μg,加入 β_2 受体激动剂溶液作雾化吸入,间隔时间同吸入 β_2 受体激动剂。如果患儿无雾化条件,也可给予 SAMA 气雾剂吸入治疗。

4.硫酸镁

硫酸镁有助于危重哮喘症状的缓解,安全性良好,可能的作用机制包括:①与钙离子竞争,使细胞内钙离子浓度下降,导致气道平滑肌松弛;②减少乙酰甲胆碱对终板去极化作用,减低肌纤维的兴奋性而使气道平滑肌松弛;③抑制肥大细胞内组胺释放的生物学效应;④镇静作用等。

药物及剂量:硫酸镁 25～40 mg/(kg·d)(≤2 g/d),分 1～2 次加入 10％葡萄糖溶液20 mL 中缓慢静脉滴注(20 分钟以上),酌情使用 1～3 天。不良反应包括一过性面色潮红、恶心等,通常在药物输注时发生,如过量可静注 10％葡萄糖酸钙拮抗。

5.茶碱类药物

茶碱具有舒张支气管平滑肌作用,并具有强心、利尿、扩张冠状动脉、兴奋呼吸中枢和呼吸肌等作用。但由于氨茶碱平喘效应弱于 SABA,而且治疗窗窄,从有效性和安全性角度考虑,在哮喘急性发作的治疗中,一般不推荐静脉使用茶碱。如患儿哮喘发作经上述药物治疗后仍不能有效控制时,可酌情考虑使用,但治疗时需密切观察,并监测心电图、血药浓度。

药物及剂量:氨茶碱负荷量为 4～6 mg/kg(≤250 mg),缓慢静脉滴注 20～30 分钟,继之根据年龄持续滴注维持剂量为 0.7～1 mg/(kg·h),如已用口服氨茶碱者,可直接使用维持剂量持续静脉滴注;亦可采用间歇给药方法,每 6～8 小时缓慢静脉滴注 4～6 mg/kg。

经合理联合治疗,但症状持续加重,出现呼吸衰竭征象时,应及时给予辅助机械通气治疗,在应用辅助机械通气治疗前禁用镇静剂。

(四)院前院后交接

到达医院后,急救人员需要对患儿的家长和接诊医生同时说明其生命体征指标,并交代用药及处置情况、患儿的既往病史及本次发作的诱因。

第四节　新生儿窒息

一、概述

新生儿窒息是指新生儿出生后不能建立正常的自主呼吸，而导致低氧血症、高碳酸血症及全身多脏器损伤，是引起新生儿死亡和儿童伤残的重要原因之一。

二、临床表现

胎儿宫内窘迫早期有胎动增加，胎心率≥160 次/分的症状；晚期则有胎动减少，甚至消失，胎心率＜100 次/分的症状；另外，也会出现羊水胎粪污染现象。

阿普加（Apgar）评分评估（见表 8-2）是国际上公认的评价新生儿窒息的最简捷、实用的方法，内容包括皮肤颜色（appearance）、心率（pulse）、对刺激的反应（grimace）、肌张力（activity）和呼吸（respiration）五项指标，每项 0～2 分，总共 10 分；分别于生后 1 分钟、5 分钟和 10 分钟进行，需复苏的新生儿在出生后 15 分钟、20 分钟时仍需评分。Apgar 评分 8～10 分为正常，4～7 分为轻度窒息，0～3 分为重度窒息。1 分钟评分可反映新生儿新生儿窒息严重程度，是复苏的依据；5 分钟评分反映了复苏的效果及有助于判断预后。

表 8-2　新生儿 Apgar 评分标准

体征	评分标准		
	0 分	1 分	2 分
皮肤颜色	青紫或苍白	身体红，四肢青紫	全身红
心率/（次/分）	无	＜100	＞100
弹足底或插鼻管反应	无反应	有些动作，如皱眉	哭，打喷嚏
肌张力	松弛	四肢略屈曲	四肢活动
呼吸	无	慢，不规则	正常，哭声响

多脏器受损症状缺氧缺血可造成多脏器受损，但不同组织细胞对缺氧的易感性各异，其中脑细胞最敏感，其次为心肌、肝和肾上腺；而纤维、上皮及骨骼肌细胞耐受性较高，因此各器官损伤发生的频率和程度则有差异：①中枢神经系统：缺氧缺血性脑病和颅内出血；②呼吸系统：羊水或胎粪吸入综合征、肺出血以及呼吸窘迫综合征等；③心血管系统：持续性肺动脉高压、缺氧缺血性心肌病，后者表现为各种心律失常、心力衰竭、心源性休克等；④泌尿系统：肾功能不全、肾衰竭及肾静脉血栓形成等；⑤代谢方面：低血糖或

高血糖,低钙血症及低钠血症、低氧血症、高碳酸血症及黄疸加重或时间延长等;⑥消化系统:应激性溃疡、坏死性小肠结肠炎;⑦血液系统:弥散性血管内凝血(常在生后数小时或数天内出现)、血小板减少(骨髓缺血性损伤可致骨髓抑制,5～7 天后可逐渐恢复)。

三、院前可进行的辅助检查

对宫内缺氧胎儿,可通过羊膜镜了解羊水胎粪污染程度或胎头露出宫口时取头皮血行血气分析,以评估宫内缺氧程度;生后应检测患儿的动脉血气、血糖、电解质、血尿素氮和肌酐等生化指标。

四、诊断与鉴别诊断

美国儿科学会(AAP)和妇产科学会(ACOC)1996 年共同制定了以下窒息诊断标准:①脐动脉血显示严重代谢性或混合性酸中毒,pH 值<7.0;②Apgar 评分 0～3 分,并且持续时间超过 5 分钟;③新生儿早期有神经系统表现,如惊厥、昏迷或肌张力低下等;④出生早期有多器官功能不全的证据。

2013 年中国医生协会新生儿科医生分会制定了新生儿窒息诊断和分度标准建议:①产前具有可能导致窒息的高危因素;②1 分钟或 5 分钟 Apgar 评分≤7 分,仍未建立有效自主呼吸;③脐动脉血 pH 值<7.15;④排除其他引起低 Apgar 评分的病因。其中,以上②～④为必要条件,①为参考指标。

五、院前急救措施

新生儿生后,若发生窒息应立即进行复苏及评估,而不应延迟至 1 分钟 Apgar 评分后进行,并需要由产科医生,儿科麻醉师共同协作进行。

(一)复苏方案

医生应采用国际公认的 ABCDE 复苏方案:① A(airway):清理呼吸道;② B(breathing):建立呼吸;③C(circulation):维持正常循环;④D(drugs):药物治疗;⑤E(evaluation):评估。前三项最重要,其中 A 是根本,B 是关键,评估贯穿于整个复苏过程中。呼吸、心率和血氧饱和度是窒息复苏评估的三大指标,并遵循"评估→决策→措施"循环往复,直到完成复苏。

医生应严格按照 A→B→C→D 步骤进行复苏,其步骤不能颠倒。大多数新生儿经过 A 和 B 步骤即可复苏,少数则需要 A、B 及 C 步骤,仅极少数需 A、B、C 及 D 步骤才可复苏。

复苏步骤和程序根据 ABCDE 复苏方案,参考中国新生儿复苏项目专家组编译及制定的《中国新生儿复苏指南(2016 年北京修订)》,复苏分以下几个步骤:

(1)快速评估:出生后立即用数秒钟快速评估其是否足月、羊水清否、有无哭声或呼吸、肌张力如何,以上任何一项为"否",则进行以下初步复苏。

(2)初步复苏:①保暖:新生儿娩出后立即置于预热的辐射保暖台上,或因地制宜采取保暖措施,如用预热的毯子裹住新生儿以减少热量散失等。对于极低出生体重儿(VLBWI),可生后不擦干,将其躯体及四肢放在清洁的塑料袋内,或盖以塑料薄膜置于辐射保暖台。②摆好体位:置新生儿头轻微仰伸位。③清理呼吸道:肩娩出前助产者用手挤出新生儿口咽、鼻中的分泌物。新生儿娩出后,立即用吸球或吸管清理分泌物,先口咽,后鼻腔,吸净口、咽和鼻腔的黏液。但应限制吸管的深度和吸引时间(10秒),吸引器的负压不应超过100 mmHg。如羊水混有胎粪,且新生儿无活力,在婴儿呼吸前,应采用胎粪吸引管进行气管内吸引,将胎粪吸出。如羊水清或羊水污染,但新生儿有活力(有活力的定义为呼吸规则或哭声响亮,肌张力好及心率>100次/分),则可以不进行气管内吸引。④擦干:用温热干毛巾快速擦干全身。⑤刺激:用手拍打或手指轻弹患儿的足底或摩擦背部两次以诱发自主呼吸。(注意:以上步骤应在30秒内完成。)

(3)正压通气:如新生儿仍呼吸暂停或喘息样呼吸,心率<100次/分,应立即正压通气。无论足月儿或早产儿,正压通气均要在氧饱和度仪的监测指导下进行。足月儿可用空气复苏;早产儿开始给21%~40%的氧,用空氧混合仪根据氧饱和度调整吸入氧浓度,使氧饱和度达到目标值。正压通气需要20~25 cmH$_2$O,少数病情严重者需30~40 cmH$_2$O,2~3次后维持在20 cmH$_2$O的压力;通气频率为40~60次/分(胸外按压时为30次/分)。有效的正压通气应显示心率迅速增快,以心率、胸廓起伏、呼吸音及氧饱和度作为评估指标。经30秒充分正压通气后,如新生儿有自主呼吸,且心率>100次/分,可逐步减少并停止正压通气;如新生儿自主呼吸不充分,或心率<100次/分,应继续用气囊面罩或气管插管正压通气。

(4)胸外心脏按压:如有效正压通气30秒后心率持续<60次/分,应同时进行胸外心脏按压,胸外按压和气管插管气囊正压通气45~60秒后再进行评估;用双拇指或食指和中指按压胸骨体下1/3处,频率为100~120次/分(每按压3次,正压通气1次),按压深度为胸廓前后径的1/3;持续正压通气>2分钟时可产生胃充盈,应常规插入胃管,用注射器抽气和通过在空气中敞开端口缓解。

(5)药物治疗:①肾上腺素:经气管插管气囊正压通气,同时胸外按压45~60秒后,心率仍<60次/分,应立即给予1:10000肾上腺素0.1~0.3 mL/kg,首选脐静脉导管内注入;或气管导管内注入,剂量为1:10000肾上腺素0.5~1.0 mL/kg,5分钟后可重复1次。②扩容剂:给药30秒后,如心率<100次/分,并有血容量不足的表现时,应给予生理盐水,剂量为每次10 mL/kg,于10分钟内静脉输注。大量失血需输入与新生儿交叉配血阴性的同型血。③碳酸氢钠:在复苏过程中一般不推荐使用碳酸氢钠。

（二）转运注意事项

复苏后监护与转运复苏后仍需监测新生儿的体温、呼吸、心率、血压、尿量、氧饱和度及窒息引起的多器官损伤。如并发症严重，新生儿需转运到新生儿重症监护中心（NICU）治疗，转运中需注意保温、监护生命指标和予以必要的治疗。

（三）院前院后交接

到达医院后，急救人员需要对患儿的家长和接诊医生同时说明其生命体征指标，并交代用药及处置情况，以及新生儿的生产史及母孕期情况。

第五节　儿童腹泻

一、概述

腹泻病是一组由多病原、多因素引起的以大便次数增多和大便性状改变为特点的消化道综合征，是婴幼儿最常见的疾病之一。6 月～2 岁婴幼儿发病率高，1 岁以内约占半数，是造成儿童营养不良、生长发育障碍甚至死亡的主要原因之一。

二、临床表现

（一）腹泻的共同临床表现

（1）轻型：常由饮食因素及肠道外感染引起，起病可急可缓，以胃肠道症状为主，表现为食欲低下，偶有溢乳或呕吐，大便次数增多，但每次大便量不多，稀薄或带水，呈黄色或黄绿色，有酸味，常见白色或黄白色奶瓣和泡沫，无脱水及全身中毒症状，多在数日内痊愈。

（2）重型：多由肠道内感染引起，常急性起病，也可由轻型逐渐加重、转变而来，除有较重的胃肠道症状外，还有较明显的脱水、电解质紊乱和全身感染中毒症状，如发热或体温不升、精神烦躁或萎靡、嗜睡、面色苍白、意识模糊甚至昏迷、休克。

（二）胃肠道症状

胃肠道症状包括食欲低下，常有呕吐，严重者可吐咖啡色液体，腹泻频繁，大便每日十余次至数十次，多为黄色水样或蛋花样便，含有少量黏液，少数患儿也可有少量血便。

（三）水、电解质及酸碱平衡紊乱

由于患儿吐泻丢失体液和液体摄入量不足,使体液总量,尤其是细胞外液量减少,导致不同程度(轻、中、重)的脱水。由于腹泻患儿丧失的水和电解质的比例不尽相同,可造成等渗、低渗或高渗性脱水,以前两者多见,常出现眼窝、囟门凹陷,尿少、泪少,皮肤黏膜干燥、弹性下降,甚至低血容量休克、电解质紊乱及酸碱失衡。

三、诊断与鉴别诊断

医生可根据临床表现和大便性状进行临床诊断,必须判定新生儿有无脱水(程度和性质)、电解质紊乱和酸碱失衡。从临床诊断和治疗需要考虑,医生可先根据大便常规有无白细胞将腹泻分为两组:

1.大便无或偶见少量白细胞

此类型多为侵袭性细菌以外的病因(如病毒、非侵袭性细菌、喂养不当)引起的腹泻,多为水泻,有时伴脱水症状,除感染因素外应注意下列情况:

(1)生理性腹泻:多见于 6 个月以内婴儿,外观虚胖,常有湿疹,生后不久即出现腹泻,除大便次数增多外,无其他症状,食欲好,不影响生长发育。近年来发现此类腹泻可能为乳糖不耐受的一种特殊类型,添加辅食后大便即逐渐转为正常。

(2)导致小肠消化吸收功能障碍的各种疾病:如双糖酶缺乏、失氯性腹泻、原发性胆酸吸收不良,食物过敏性腹泻等,可根据各病特点进行粪便酸度检测、还原糖检测、食物过敏原检测、食物回避—激发试验等加以鉴别。

2.大便有较多的白细胞

这表明结肠和回肠末端有侵袭性炎症病变,常由各种侵袭性细菌感染所致,仅凭临床表现难以区别,必要时应进行大便细菌培养、细菌血清型和毒性检测,尚需与下列疾病鉴别:

(1)细菌性痢疾:常有流行病学史,起病急,表现为全身症状重,大便次数多,量少,排脓血便伴里急后重,大便镜检有较多脓细胞、红细胞和吞噬细胞,大便细菌培养有志贺痢疾杆菌生长可确诊。

(2)坏死性肠炎:中毒症状较严重,表现为腹痛、腹胀、频繁呕吐、高热,大便呈暗红色糊状,渐出现典型的赤豆汤样血便,常伴休克;腹部 X 线摄片呈小肠局限性充气扩张、肠间隙增宽、肠壁积气等。

四、院前可进行的辅助检查

院前可进行的检查包括测量血压,血糖,血常规等,条件允许则可测动脉血气、电解质、血尿素氮和肌酐等生化指标。

五、院前急救措施

(一)病情评估

评价儿童的基础生命体征,如体温、肤色、血压、心率、尿量是否减少或者无尿、是否有酸中毒、意识障碍或者昏迷。

(二)现场处置要点

根据患儿有无脱水、酸中毒,予以口服补液盐或者静脉输液治疗补液。

(1)口服补液盐(ORS,2/3 张)可用于腹泻时预防脱水和轻、中度脱水而无明显周围循环障碍者,轻度脱水口服液量为 $50\sim80$ mL/kg,中度脱水用量为 $80\sim100$ mL/kg,于 $8\sim12$ 小时内将累积损失量补足。

(2)静脉输液:适用于中度及以上脱水、吐泻严重或腹胀的患儿。

总量:包括补充累积损失量、继续损失量和生理需要量,一般,轻度脱水补充的总量为 $90\sim120$ mL/kg、中度脱水补充的总量为 $120\sim150$ mL/kg、重度脱水补充的总量为 $150\sim180$ mL/kg。

溶液种类的选择:溶液中电解质溶液与非电解质溶液的比例应根据脱水性质(等渗、低渗、高渗)分别选用,一般等渗性脱水用 1/2 张含钠液,低渗性脱水用 2/3 张含钠液,高渗性脱水用 1/3 张含钠液。

输液速度的选择:主要取决于脱水程度和继续损失的量和速度,对重度脱水有明显周围循环障碍者应先快速扩容,用 20 mL/kg,2∶1 等张含钠液,$30\sim60$ 分钟内快速输入。累积损失量(扣除扩容液量)一般在 $8\sim12$ 小时内补完,约每小时补充 $8\sim10$ mL/kg。

(3)纠酸:脱水严重,往往伴有重度酸中毒,所以可以考虑补充等渗碳酸氢钠,目的不单纯是纠酸,而且包括扩容。

(4)补钾时机的选择及原则:见尿补钾,氯化钾静滴浓度不得超过 0.3%(40 mmol/L),每日输注时间不应小于 8 小时,严禁静脉推注。

(三)转运注意事项

急救人员应监护患儿的心率、血压、脉氧、尿量和体温,快速补充补液盐,根据病情酌情使用解痉药或者止酸药物。

(四)院前院后交接

到达医院后,急救人员需要对患儿的家长和接诊医生同时说明其生命体征指标,并交代用药及处置情况、患儿的既往病史及本次发作的诱因。

第九章　急性中毒

第一节　急性中毒的院前处置

一、概述

近年来,中毒性事件的发生在我国呈上升趋势,尤其是急性群体性中毒恶性事件的发生,严重影响社会生产力和社会经济的发展,威胁人民的生命安全。部分中毒性疾病进展十分迅速,硫化氢、氰化物等在较高浓度下均可于数秒钟内使人发生"闪电式"死亡,除草剂百草枯、敌草快具有很高的病死率,有机磷农药及重度一氧化碳中毒往往导致严重的并发症发生。中毒性疾病的救治贵在及早、及时、准确的处理,院前急救处理的好坏,直接关系到患者的生命和预后,并为院后治疗提供良好的基础,一定程度上降低院内治疗的难度。

二、急性中毒院前诊断

急性中毒的诊断是治疗的前提和基础,中毒性疾病的诊断应考虑以下方面:是否为急性中毒、引起中毒的毒物种类及中毒途径、中毒的严重程度及重要脏器功能损伤、其他疾病对中毒诊断和治疗的影响。

患者明确的毒物接触史,如自杀服用、误服、皮肤接触、工作接触等是诊断的前提。因此,详细询问患者病史是急性中毒诊断非常直接而且很重要的环节,可从患者、同事、亲属、亲友、现场知情者中调查,了解患者的精神状态,身边有无药瓶(药袋)等,必要时深入现场,寻找毒物。对不明原因的中毒应注意以下情况:①疑诊食物中毒,应详细了解进食的种类、来源和同餐人员的发病情况;②疑诊自杀者,应调查患者发病前的精神状态;③疑诊服药量过多,应了解患者的服药史、服药种类、服药量等;④疑诊气体中毒,应详细了解中毒现场空气是否流通,是否有毒气产生或泄漏等;⑤疑诊职业性中毒,应详细了解患者的职业史,包括工种、工龄、接触毒物的种类、接触时间、防护条件、同工种是否有类似发病情况等。

三、院前现场处理

(一)到达现场前

接到急救指令后,急救人员应立即用电话与现场联系,详细询问患者家属或知情者有关病史,包括中毒时间、中毒途径、摄入毒物量、患者状态,指导家属帮助患者脱离中毒环境,脱去沾有毒物、呕吐物的衣服,清洗皮肤、毛发和指甲,尽量清除口腔内毒物及催吐等,并保持患者呼吸道通畅。如患者出现呼吸、心跳停止者,则需要电话指导家属进行徒手心肺复苏。到达中毒现场前,急救人员一定要做好必要的个人防护,确保自身安全。

(二)现场急救

1.尽快帮助中毒者脱离毒源

急救人员应检查患者有无致命性中毒征象,如呼吸、脉搏、心率、血压、血氧饱和度等有无异常,对危重患者进行紧急处置;对于昏迷患者,对于保持其呼吸道通畅,将其头部偏向一侧,必要时进行紧急气管插管防止患者窒息;对于呼吸困难、缺氧的患者,给予吸氧,严重者给予呼吸兴奋剂;对于休克患者,应及时补液、抗休克治疗;如患者呼吸、心跳停止,应立即施行心肺复苏。患者中毒的毒物如有特效解毒剂,应尽快对患者应用解毒剂。另外,要注意检查患者是否存在中毒以外的其他合并伤(如烧伤、创伤等)。

2.终止毒物继续吸收

(1)针对经过呼吸道吸收导致中毒的病例,应当尽快将其移出中毒现场,使患者停留于空气流通处,接受进一步的诊治。

(2)对于经过消化道中毒的病例,应立即对其进行催吐,在可能的条件下予以洗胃,并给予活性炭口服,同时可以采取导泻措施。

(3)对于有身体污染的患者,应当去除被污染的衣物,清洗污染皮肤。

(4)对于急性化学品中毒患者,现场需要相应的洗消处理。

3.急危重症患者的现场复苏

急性中毒患者出现心跳、呼吸骤停,意味着循环和呼吸的突然中断。心跳、呼吸骤停患者的预后依赖于能否及时恢复自主循环。心肺复苏强调早期识别与呼叫、早期心肺复苏和早期电除颤。心肺复苏在院前的条件下,由一系列抢救环节组成,每一步都对患者的预后至关重要。在进行心肺复苏的同时,应尽早建立高级气道支持。气管插管是保证患者气道畅通的有效方法,经简易呼吸器通气给氧后可在无麻醉条件下进行插管。急救人员可以通过多种方法来确定插管是否处在正确位置,如通过喉镜直接观察,通过胸廓两侧是否相等扩张来判断,通过胸部、腹部听诊来判断,通过透明插管上的水汽凝结现象来判断等。

四、特效解毒剂治疗

1.有机磷杀虫剂急性中毒

治疗有机磷杀虫剂急性中毒的特效解毒剂,包括生理拮抗剂阿托品和肟类胆碱酯酶复能剂。阿托品为胆碱能节后纤维的乙酰胆碱拮抗剂,能够对抗毒蕈碱样症状。阿托品可以缓解中枢神经系统症状,不能对抗烟碱样症状,不影响胆碱酯酶活性。正常成年人阿托品的中毒剂量为 $8\sim12$ mg,致死剂量为 $80\sim120$ mg,在有机磷农药急性中毒时人体对阿托品耐受量增加。在口服有机磷农药导致中毒者,尤其是伴有昏迷、休克、呼吸衰竭者,使用阿托品强调早期给药、足量给药、静脉给药、反复给药,尽早达到"阿托品化"。但是,需要防止盲目大剂量使用阿托品,避免造成阿托品中毒。

2.高铁血红蛋白血症

亚硝酸盐和苯的氨基、硝基化合物急性中毒,其主要临床表现是高铁血红蛋白血症。美蓝(亚甲蓝)是治疗中毒性高铁血红蛋白血症的特效解毒剂,剂量为每次 $1\sim2$ mg/kg,加入 25% 葡萄糖溶液中静脉注射,必要时间隔 1 小时重复给药;使用中需要注意亚甲蓝不能肌内注射,剂量不能过大,用药不宜过快,如果使用剂量达到 $5\sim10$ mg/kg,只能促进高铁血红蛋白的形成。

3.氰化物急性中毒

对于氰化物急性中毒,可以使用 3% 亚硝酸钠 $10\sim12$ mL 缓慢静脉注射,必要时可隔半小时至 1 小时重复一次。本疗法的作用在于亚硝酸盐能使血红蛋白形成高铁血红蛋白,而氰离子则与高铁血红蛋白结合成氰化高铁血红蛋白,从而解除了氰对呼吸酶的抑制。但氰化高铁血红蛋白还会再解离出氰离子,故需立即注射硫代硫酸钠,使后者与氰离子形成稳定的硫氰酸盐,随尿液排出体外。近年来有人采用高铁血红蛋白形成剂4-二甲基氨基苯酚(4-DMAP),此药作用快、不良反应小、不引起血压下降,用法为 10% 的4-DMAP 2 mL(200 mg)肌内注射,必要时可重复注射。重症患者可同时静脉注射 15% 硫代硫酸钠溶液 50 mL,以加强解毒效果。急性氰化物中毒时应静脉注射亚甲蓝,也有一定的解毒效果,剂量为 10 mg/kg。

4.抗凝血杀鼠剂急性中毒

抗凝血杀鼠剂包括茚满二酮和羟基香豆素两大类。茚满二酮类和羟基香豆素类属于中至高毒类杀鼠剂,茚满二酮类包括敌鼠、敌鼠钠盐、氯鼠酮等,羟基香豆素类包括杀鼠灵(华法灵)、溴敌隆、克灭鼠、杀鼠醚等。

对于抗凝血杀鼠剂急性中毒,应需要及早应用特效拮抗剂,通常使用维生素 K_1 10～

20 mg 进行肌内注射,或以葡萄糖液稀释后静脉输入,每日 2～3 次。有文献报道,对于危重患者,维生素 K$_1$ 每日静脉输入量可以达到 100～120 mg,但是应该控制输液速度,监测血压及其他生命指征的变化,需要使用至凝血酶原时间恢复到正常范围。

5.氟乙酰胺急性中毒

乙酰胺(解氟灵)是氟乙酰胺急性中毒的特效解毒剂,其作用机制是在体内水解成大量乙酸,进而生成乙酰辅酶 A、柠檬酸,针对氟乙酸、氟乙酰辅酶 A、氟柠檬酸产生竞争性抑制作用,恢复体内三羧酸循环和正常的代谢过程。

使用乙酰胺治疗氟乙酰胺急性中毒,成年人的用量为每次 2.5～5.0 g,每日 2～4 次肌内注射;或每日 0.1～0.3 g/kg,分 2～4 次肌内注射;首次剂量应该为常规剂量的二倍。对于危重患者,每次乙酰胺使用剂量可以适当增加,一般需要用药 5～7 天。

6.砷及其固体化合物急性中毒

络合剂二巯基丙磺酸钠和二巯基丁二酸钠,对砷及其固体化合物急性中毒具有良好的治疗效果。二巯基丙磺酸钠治疗砷及其固体化合物急性中毒,用量为每次 250 mg 肌内注射,首日 3～4 次,次日 2～3 次,以后每日 1～2 次,一周为一疗程。二巯基丁二酸钠治疗砷及其固体化合物急性中毒,首次 2 g,稀释至 10～20 mL 后缓慢静脉注射,以后每次 1 g,每小时 1 次稀释至 10～20 mL 后缓慢静脉注射,可用 4～5 次,治疗数日,至症状缓解。

7.阿片类药物中毒

阿片的主要有效成分为吗啡(约 10％),吗啡对中枢神经系统的毒性表现为既兴奋,又抑制的双重作用,但以抑制为主。吗啡首先抑制大脑皮层的高级中枢,以后涉及延脑,对延脑呼吸中枢有强大的选择性抑制作用。大剂量吗啡可抑制延髓血管运动中枢和释放组胺,使周围血管扩张而导致低血压和心动过缓。吗啡还可使脊髓的兴奋性增强,提高胃肠道平滑肌及其括约肌张力,减慢肠道蠕动,对支气管、胆管及输尿管平滑肌也有类似作用。烯丙吗啡因化学结构与吗啡相似,故可竞争性拮抗吗啡的药理作用,应用后一般在 1～2 分钟内显示效果;用法为首剂 5～10 mg 进行静脉注射,于 2 分钟后仍未见呼吸增快和瞳孔扩大,则可再注射 10 mg;当药物显效后,每隔 15～20 分钟肌注 1 次,但总剂量不应超过 40 mg。纳洛酮是阿片受体专一结合的竞争性拮抗剂,亲和力远较吗啡强,用药后同样能迅速逆转阿片碱的中毒症状;用法为 0.4～0.8 mg 进行肌内注射或静脉注射,重症患者视病情可隔十几分钟至 3 小时重复注射,直至症状改善,可与烯丙吗啡交替使用以增强疗效。

8.苯二氮䓬类镇静催眠药中毒

镇静催眠药对中枢神经系统具有抑制作用,大剂量应用可麻醉抑制全身,包括延髓中枢,一次服用过大剂量后可引起急性中毒,出现昏迷、呼吸抑制、休克等现象,甚至危及生命。苯二氮䓬类的中枢神经抑制作用与增强 γ-氨基丁酸(GABA)能神经的功能有关。

同时苯二氮䓬类主要选择性作用于边缘系统和间脑,影响情绪和记忆力。中毒患者的特点为:中枢神经系统受抑制,但无锥体外系和自主神经系统症状。氟马西尼是苯二氮䓬类拮抗剂,能通过竞争抑制苯二氮䓬受体而阻断苯二氮䓬等类药物的中枢神经系统作用;剂量为每次 0.5 mg,缓慢静脉注射,需要时重复注射,总量可达 2 mg。

9.对乙酰氨基酚中毒

对乙酰氨基酚引起的原发性肝细胞毒性,主要是因为在药物的生物转化过程中产生了毒性较大的自由基代谢产物 N-乙酰-对-苯醌亚胺(NAPQI)。在体内还原型谷胱甘肽(GSH)等保护因子含量充足的情况下,NAPQI 与 GSH 结合而减毒,但在 GSH 被耗竭时NAPQI 会与细胞内其他重要的生物大分子结合,进而导致肝损害发生。乙酰半胱氨酸为还 GSH 的前体,属体内自由基清除剂,该药可增加肝细胞内谷胱甘肽的储存,使谷胱甘肽与对乙酰氨基酚的活性代谢产物结合,阻止其与肝细胞的大分子共价结合。本药宜尽早使用,争取在患者服对乙酰氨基酚 10 小时内用药。

五、转运与院前院内交接

(一)转运注意事项

(1)在保证患者得到有效救助的同时,尽可能减少现场滞留时间,尽快将患者转移运至有救治能力的医院和科室。

(2)转运过程中,急救人员应给予患者心电监护及血氧饱和度、生命体征的监测,严密观察患者意识、瞳孔变化,应根据病情变化及时处理。

(3)转运途中,急救人员应要延续现场救治的措施,如吸氧、输液、生命支持治疗,同时注意患者的保暖,避免出现低体温现象。

(4)转运过程中,急救人员应进一步详细采集患者病史,提前联系具有救治能力的医院和科室进行接诊工作。

(二)院前院后交接

转运途中,急救人员应详细填写院前急救病情交接单,将患者的中毒史、生命体征、救治措施、病情变化,以及现场采集的"毒物标本"或照片等,同接诊医务人员进行逐一交接。

第二节　常见工业毒物中毒

一、概述

工业性毒物中毒在我国时有发生,所造成的人员伤亡情况与当时的院前救治工作状况密切相关。随着现代医学的发展,强调中毒救治的医疗服务应当形成一个完整的体系。这个体系分别由院前急救、患者转运和院内救治体系构成,其中院前急救是中毒抢救医学中重要的组成部分。及时有效的院前处理,控制患者病情,对减轻中毒的致残和致死率具有十分重要的意义。

二、突发化学品中毒的特点

突发化学品中毒事件的院前救治工作不仅取决于一个国家的综合国力以及医疗卫生工作发展水平,在一定程度上还和突发化学品中毒自身特点有关。由于化学品种类、中毒事件发生的时间、地点和事件规模都具有高度的不确定性,所以对突发化学品中毒事件很难进行有效的事前防范。

回顾近年来国内外发生过的突发化学品中毒事件,通常具备下述特点:①无法预测所发生的时间、地点和化学品种类;②给人群造成突如其来的伤害;③不同化学品造成的伤害特点可以有很大不同;④事件发展趋势具有高度不确定性,事件发生后个别环节的处理疏漏可能造成致命的后果;⑤信息整合异常困难,媒体报道的速度常常快于专业机构的报告,容易造成事件发展的失控;⑥化学品突发中毒事件容易演变成具有广泛社会影响的政治事件,激发相关矛盾,影响社会稳定。

三、参与院前救治专业人员的防护

现场存在化学品危害因素时,参与救治急性中毒急危重症患者的医护人员必须配备符合安全防护标准的个人防护用品才可以进入有关区域。化学品危害因素可以是气态、颗粒物、液态和缺氧环境,个人防护状况需要根据现场情况决定。

(一)A级防护要求

事故产生窒息性或刺激性毒物,对生命及健康有即时危险时,急救人员进入化学中毒事故中心地带,尤其是毒物种类不明确的事故现场时,需要配备 A 级防护用品。

A级化学事故个体防护用品的配备,可以对周围环境中的气体与液体提供完善保护。它是一套完全封闭的、防化学品的服装,包括手套和靴子,以及一套隔绝式呼吸防护装置。

(二)B级防护要求

B级防护用品用于防护种类明确的气态、液态或固态有毒化学品,事故区域毒物浓度对生命及健康有即时危险,但毒物基本不会经过皮肤吸收。它是一套不密闭的、防溅洒的、抗化学品的服装,可以对液体提供如 A 级一样的保护,但不是密闭的,包括手套和靴子,以及一套隔绝式呼吸防护装置。

(三)C级防护要求

C级化学事故个体防护包括一种防溅洒的服装,配有面部完全被覆盖的滤式防护装置、防护手套和防护靴。治疗已经脱离化学事故现场的患者,如果患者衣物、皮肤沾染有化学毒物,参与救治的医护人员应当配备C级个体防护用品。需要注意的是,C级防护面具的滤毒罐(盒)需要定期更新,每种类型的滤毒罐使用时限不同,这和毒物的种类、浓度、使用者的活动情况等有关。超过使用时限的滤毒罐(盒)会失去吸附作用,致使吸入的化学毒物穿透面具进入人体,不能起到必需的保护作用。

四、院前急救措施

(一)现场检伤

在发生突发化学品急性中毒事件时,应当由具备相应救治经验的医生对中毒患者进行病情评估,优先抢救病情危重患者。在轻度中毒患者的躯体明显部位(一般是腕部)固定蓝色标记,表示患者目前可能受到一定程度伤害,需要进一步的诊断和治疗;在中度中毒患者的躯体明显部位固定黄色标记,表示需要尽快得到救治;在重度中毒患者的躯体明显部位固定红色标记,表示需要立即救治;在死亡患者的躯体明显部位固定黑色标记。急救人员应结合患者一般状况、心率、呼吸、血压、血氧饱和度、血糖、意识、神经反射等症状对病情进行评估,并给予相应的急救处理。

(二)现场处置要点

1.终止毒物继续吸收

(1)针对经过呼吸道吸收导致中毒的病例,应当尽快将其移出中毒现场,使患者停留于空气流通处,接受进一步的诊治。

(2)对于有身体污染的患者,应当去除被污染的衣物,尽可能早期进行洗消。

洗消是针对人员、场地、物品和设施去除毒物污染的过程,依据不同的洗消对象而采取不同的洗消方法。洗消的原则是既要及时、彻底、有效,又不能加重人体损伤。就人体洗消而言,主要依靠物理洗消方法,利用纱布等将集中存在的毒物清除掉,再用大量肥皂水和温热水进行清洗。必要时急救人员可以结合化学洗消方法,化学洗消方法主要有中和法、氧化还原法和催化法等。中和法是利用酸碱中和的原理,依据毒物的酸碱性质,选择5%~10%碳酸氢钠溶液或弱酸溶液;氧化还原法是利用了消毒剂与毒物发生氧化还原反应的原理,对毒性大的油状液态毒物进行洗消,常用消毒剂有漂白粉或次氯酸钙;催化法是利用催化剂使毒物转变为无毒物或低毒物的化学反应,如使用碱性溶液加速有机磷毒剂的分解。采用化学洗消方法时需要慎重选择,保证洗消剂不会和毒物反应后对人体造成更大的伤害,如利用酸碱中和的方法洗消,有可能产生热量作用于人体。若患者眼睛接触到具有刺激性、腐蚀性的气态、液态及固体化学品,应当及早使用流动清洁水源或生理盐水冲洗10分钟以上,尽可能减少对眼睛的化学性损伤。在洗消过程中,不可以忽略头皮、腋窝、会阴及其他皱褶部位的清洗。有些化学毒物需要特殊洗消方法,例如苯酚污染身体后,首先需要用大量流动清水冲洗,而后用浸泡30%~50%酒精的棉球擦洗创面,去除剩余苯酚,再用5%碳酸氢钠湿敷创面。皮肤接触黄磷后,需要立即用清水冲洗30分钟以上时间,而后用2%~3%硝酸银涂抹患处,防止黄磷自燃,也可以用1%硫酸铜溶液冲洗,必要时需要手术清创,防止黄磷吸收中毒。

2.治疗措施

化学品急性中毒具有发病突然、群体中毒多见、病情变化迅速等特点。化学品种类繁多,毒性差异较大,中毒急救人员应根据接触化学品种类不同,给予针对性的治疗。一氧化碳在极高浓度下可在数分钟至数十分钟内致人死亡;氰化物、硫化氢、氮气、二氧化碳在较高浓度下均可于数秒钟内使人发生"闪电式"死亡。一般认为窒息性气体中毒的机制与急性反应性喉痉挛、反应性延髓中枢麻痹或呼吸中枢麻痹等有关,急救人员有可能来不及抢救该类中毒患者。急救人员应第一时间了解中毒物种类、剂量等,有条件使用特效药物时应及时使用。如毒物不明或条件有限无法使用特效解毒药物,急救人员应积极补液、利尿维持患者生命体征,尽量减少现场滞留,结合病情合理将患者分流至有救治能力的医院和科室。

（三）转运注意事项

工业性毒物中毒事件发生时,一般伤员较多,合理、快速的院前急救和转运是保证院前急救成功的关键。

（1）当患者在抢救现场得到初步处置后,急救人员应将其就近转运至有救治条件的医疗机构,在转运过程中要做到有条不紊,对于不同的患者采取合适的体位及搬运方法,避免转运过程中的二次损伤;伤员较多时,优先转运生命体征不稳或病情严重者。

（2）转运途中急救人员应严密监测患者意识状态、心率、血压、呼吸等生命体征,根据患者病情变化,调整补液及药物使用。

（3）对休克、呼吸衰竭等危重患者,急救人员应途中开放其静脉通路快速补液、通畅呼吸道;对昏迷患者,以患者病情为依据采取正确合适的体位,及时吸痰,始终保持呼吸道通畅;患者发生心脏骤停时,急救人员应立即进行心肺复苏、除颤,并静脉注射肾上腺素等处理。

（4）转运途中急救人员应与目的医院保持密切联系,随时汇报患者病情变化;及时了解路况信息,选择合适路线避开拥堵路段,防止因交通堵塞等因素延误患者抢救及转运。

（四）院前院后交接

转运途中急救人员应详细填写院前急救病情交接单，将患者的中毒史、生命体征、院前处理措施、病情变化等逐一向接诊科室医务人员进行交接；同时告知事故现场情况，做好后续伤员的接诊救治工作。

第三节　有机磷杀虫剂中毒

一、概述

急性有机磷杀虫剂中毒（AOPP）是短时间内接触较大量有机磷杀虫剂后，引起的以神经系统损害为主的全身性疾病，临床表现包括胆碱能兴奋或危象，以及其后可能发生的中间期肌无力和迟发性神经病三类综合征，严重者可发生死亡。据 WHO 估计每年全球有数百万人发生 AOPP，其中约 20 万人死亡，且大多数发生在发展中国家。我国每年发生的中毒病例中 AOPP 占 20%～50%，病死率为 3%～40%。

有机磷杀虫剂由于化学结构中的取代基不同，剂毒性相差很大，国内按照大鼠急性经口 LD_{50} 将其分为四类：①剧毒类：$LD_{50} < 10$ mg/kg，如对硫磷（1605）等；②高毒类：LD_{50} 为 10～100 mg/kg，如甲胺磷等；③中等毒类：LD_{50} 为 100～1000 mg/kg，如乐果等；④低毒类：LD_{50} 为 1000～5000 mg/kg，如马拉硫磷等。

有机磷杀虫剂可经胃肠道、呼吸道、皮肤和黏膜吸收，吸收后随血液循环迅速分布于各脏器，其中肝内浓度最高，主要经肾脏由尿排出。有机磷杀虫剂大多在肝内进行生物转化，有些经氧化后毒性反而增强。

二、临床表现

（一）病史

患者有明确的有机磷杀虫剂接触史，如有自服、误服，皮肤涂抹外用，喷洒农药污染皮肤，呼吸道吸入等接触史，家属提供残留的农药瓶等是直接证据之一。有机磷杀虫剂中毒的常见病因有：①由于患者自服、误服等引起，也有应用有机磷杀虫剂治疗皮肤病或驱虫发生中毒的病例报告。②由于患者生产和使用过程中接触有机磷杀虫剂经皮肤或呼吸道吸收所导致。

（二）临床表现

急性有机磷杀虫剂中毒发病时间与毒物种类、剂量、侵入途径和机体状态（如空腹或进餐)等密切相关。若患者为口服中毒,则在 10 分钟~2 小时发病;吸入者则在数分钟至半小时内发病;皮肤吸收者则在 2~6 小时后发病。典型的中毒症状包括呼出大蒜味气体、瞳孔缩小(针尖样瞳孔)、大汗、流涎、气道分泌物增多、肌纤维颤动及意识障碍等。患者的临床表现有以下方面。

1.毒蕈碱样症状

毒蕈碱样症状为中毒后最早出现的症状,主要是副交感神经末梢过度兴奋,患者表现为平滑肌痉挛和腺体分泌增加。平滑肌痉挛的表现包括瞳孔缩小、胸闷、气短、呼吸困难、恶心、呕吐、腹痛、腹泻;括约肌松弛的表现包括大小便失禁;腺体分泌增加的表现包括大汗、流泪和流涎;气道分泌物明显增多的表现包括咳嗽、气促、双肺有干性或湿性啰音,严重者发生肺水肿。

2.烟碱样症状

烟碱样症状主要由乙酰胆碱在横纹肌神经肌肉接头处蓄积过多所致,患者主要表现为肌纤维颤动(面、眼睑、舌、四肢和全身骨骼肌肌束震颤),甚至全身肌肉强直性痉挛,也可出现肌力减退或瘫痪,严重者可因呼吸肌麻痹引起呼吸衰竭。交感神经节后交感神经纤维末梢释放儿茶酚胺,患者可表现为血压增高和心律失常。

3.中枢神经系统症状

中枢神经系统症状早期可表现出头晕、头痛、疲乏、无力等症状,继而出现烦躁不安、谵妄、运动失调、言语不清、惊厥、抽搐,严重者可出现昏迷、中枢性呼吸循环功能衰竭等症状。

4.中间期肌无力综合征(intermediate myasthenia syndrome,IMS)

患者在 AOPP 后 1~4 天(个别患者在 7 天后)可出现以曲颈肌、四肢近端肌肉、第3~7 和第 9~12 对脑神经所支配的部分肌肉和呼吸肌麻痹为特征性临床表现的综合征。患者可表现为转颈、耸肩、抬头、咀嚼无力,睁眼、张口、四肢抬举困难,腱反射减弱或消失,不伴感觉障碍;严重者出现呼吸肌麻痹,表现为胸闷、气短、呼吸困难,迅速出现呼吸衰竭,如无呼吸支持很快死亡。

5.有机磷迟发性神经病(OPIDP)

少数患者在急性中毒症状消失后 1 个月左右出现感觉及运动型多发神经病,主要累及肢体末端,出现进行性肢体麻木、无力,呈迟缓性麻痹,表现为肢体末端烧灼、疼痛、麻木及下肢无力,严重者呈足下垂及腕下垂,四肢肌肉萎缩。

6.反跳

反跳是指 AOPP 患者经积极抢救治疗,临床症状好转后数天至一周病情突然急剧恶化,再次出现 AOPP 症状。其原因可能与皮肤、毛发、胃肠道或误吸入气道内残留的有机磷毒物继续被吸收,或解毒剂减量、停用过早有关。

7.多脏器损害

急性有机磷农药中毒亦可导致多脏器损害,患者表现为心肌损伤、肺水肿、肝肾功能损伤、溶血等,其心肌损伤与农药对心脏的直接毒性作用和间接毒性作用有关。

三、院前可进行的辅助检查

全血胆碱酯酶活力测定是诊断有机磷杀虫剂中毒的特异性实验室指标,对于长期接触有机磷杀虫剂者其胆碱酯酶活力可处于较低水平。

四、诊断与鉴别诊断

(一)诊断

(1)病史:患者有明确的有机磷农药接触史,有自服、误服,皮肤涂抹外用,喷洒农药污染皮肤,呼吸道吸入等接触史,最好要求家属提供残留的农药瓶等直接证据。

(2)临床表现及体格检查:具备或不完全具备胆碱能危象和非胆碱酯酶抑制的毒性表现。

(3)辅助检查:胆碱酯酶活力明显降低,血、尿、粪便或胃内容物中检测到有机磷农药或其特异性代谢产物成分。

(4)病情分级:根据患者的临床表现和实验室检查可分为:①轻度中毒:短时间内接触较大量有机磷杀虫剂后,在 24 小时内出现较明显的毒蕈碱样自主神经症状和中枢神经系统症状,如头晕、头痛、乏力、恶心、呕吐、多汗、胸闷、视物模糊、瞳孔缩小等。全血或红细胞胆碱酯酶活性一般在 $50\%\sim70\%$。②中度中毒:在轻度中毒基础上,出现肌束震颤等烟碱样表现,全血或红细胞胆碱酯酶活性一般在 $30\%\sim50\%$。③重度中毒:除上述胆碱能兴奋或危象的表现外,具有肺水肿、昏迷、呼吸衰竭、脑水肿表现之一者,可诊断为重度中毒,全血或红细胞胆碱酯酶活性一般在 30% 以下。

(二)鉴别诊断

AOPP 应与中暑、急性胃肠炎或脑炎、脑血管意外、阿片类中毒等鉴别,尚需与氨基甲酸酯类杀虫剂、沙蚕毒素类、毒蕈中毒等中毒鉴别。除此之外,在诊断过程中应注意合并症的鉴别诊断,如吸入性肺炎、外伤、合并其他毒物中毒等。

(1)氨基甲酸酯类杀虫剂与 AOPP 临床症状体征相似,胆碱酯酶活力也明显下降,与有机磷杀虫剂抑制胆碱酯酶不同的是其作用快、恢复快,依据毒物接触史及毒物检测结果可明确诊断。

(2)其他类型杀虫剂多数杀虫剂无典型的胆碱能危象表现,胆碱酯酶活力正常,依据毒物接触史、临床表现及实验室检查一般不难鉴别。

五、院前急救措施

(一)病情评估

AOPP患者早期可能因胆碱能危象而出现呼吸功能衰竭,部分患者出现心脏骤停。因此,在现场环境安全、患者脱离中毒环境后,医生应立即评估患者病情,注意其有无胆碱能危象及其他危及生命的并发症。

(二)现场处置要点

急性中毒的治疗应采取综合措施,包括清除农药和防止农药继续吸收、及早合理应用特效解毒药物,以及给予对症和支持治疗等。

1.一般处理

急救人员应带患者迅速离开中毒现场,脱去患者的污染衣服,用肥皂和温水彻底清洗污染其皮肤、头发和指甲以清除毒物。早期、彻底的洗胃是抢救成功的关键,因此洗胃应在中毒后尽早进行。催吐仅在不具备洗胃条件时进行,不主张药物催吐。对明确AOPP的患者宜用温清水、2%碳酸氢钠(敌百虫禁用)或1:5000高锰酸钾溶液(对硫磷禁用)洗胃。如无法立刻明确患者中毒药物的种类时,临床救治中多应用清水洗胃。

2.及时应用特效解毒剂

肟类复能剂和抗胆碱能药物是目前AOPP的主要解毒剂,解毒的应用遵循早期、联合、足量、重复的原则,以复能剂为主,抗胆碱能药为辅。复能剂可复活被有机磷杀虫剂农药抑制的胆碱酯酶,直接与有机磷化合物结合使其失去毒性,并具有较弱的、类似阿托品抗胆碱作用,对横纹肌神经肌肉接头阻断有直接对抗作用。此类药物对于不同有机磷杀虫剂的作用并不完全相同。抗胆碱能药(阿托品、长托宁)通过阻断乙酰胆碱的M样作用,减轻或消除AOPP的M样作用,对有机磷农药所致的呼吸中枢抑制、肺水肿、循环衰竭等作用,以及对N样症状及胆碱酯酶活力恢复无效,使用原则为早期、适量、反复、个体化,直至M样症状明显好转或达到"阿托品化"后维持。

(1)阿托品:能阻断乙酰胆碱对副交感神经和中枢神经系统毒蕈碱的作用,对缓解毒蕈碱症状和对抗呼吸抑制有效,但是对于烟碱样症状和恢复胆碱酯酶活力没有作用。阿托品采用静脉注射给药,使用剂量和间隔时间应根据患者病情、有机磷杀虫剂的品种、摄入量和中毒时间而定,使用阿托品治疗重度中毒患者的原则是早期、足量、重复给药,直到毒蕈碱症状好转达到阿托品化状态;用药剂量为给予阿托品10~20 mg静脉注射,然后根据病情给予5~10 mg静脉注射,每10~20分钟一次,对于轻、中度中毒应减少剂量,使用阿托品治疗应使患者达到阿托品化。阿托品化的临床表现是瞳孔较前散大、口干、皮肤干燥、颜面潮红、肺部湿啰音消失、心率加快等。一旦患者出现阿托品化即应减少阿托品用量,包括减少一次给药剂量和延长给药时间间隔。如果在使用阿托品的过程中患者出现瞳孔散大固定、狂躁不安、高热、神志不清、昏迷加重、尿潴留等症状,则提示阿托品中毒,应暂停用药并观察。

(2)新型选择性胆碱药盐酸戊乙奎醚:具有较强的中枢和外周抗胆碱作用,替代阿托品治疗或与阿托品联合急性有机磷杀虫剂中毒具有较好疗效。通常采用长托宁 1 mg 肌内注射,间隔时间为 12 小时;阿托品 1 mg 静脉注射,间隔时间为 4～6 小时;同时给予阿托品 2～5 mg 静脉注射,必要时配合胃肠道彻底去毒、血液净化治疗,具有较好的疗效,而且方法简单易行。当用本品治疗有机磷杀虫剂中毒时,不能以心跳加快来判断是否"阿托品化",而应以口干和出汗消失或皮肤干燥等症状判断"长托宁化"。

(3)氯解磷定、解磷定:对复能剂有效的有机磷杀虫剂中毒,除要尽早应用外,还应根据患者的中毒程度,给予合理的剂量和应用时间。对于重度中毒患者,首剂给予氯解磷定 1 g 肌内注射,根据病情可重复给药,连用 5 天以上,小儿常用量按每次 20 mg/kg 体重给予;解磷定 2 g,加入液体中静脉滴注 q12h,连用 5 天以上,小儿常用量按每次 30 mg/kg 体重给予。联合上述长托宁和阿托品适应,可取得较好的疗效,对于轻、中度中毒肟类复能剂应减少使用剂量。

3.对症治疗

有机磷杀虫剂中毒的主要死因有呼吸衰竭、中枢神经衰竭、心肌损害、心搏骤停、休克等,因此积极对症治疗、维持生命体征的稳定非常重要。医生应常规给予患者动态生命体征监护,保持其呼吸道通畅,合理氧疗,患者发生中间期肌无力综合征或呼吸衰竭时应及时给予机械通气。对于中毒患者常规给予肾上腺糖皮质激素,应用脱水剂治疗脑水肿,用抗生素预防及控制感染,进行输血或成分输血,一般至少观察一周。应当指出的是,对于急性有机磷杀虫剂中毒患者,应当根据其具体病情制定出符合患者实际情况的个体化诊治方案,且方案应随病情变化而不断调整。

4.尽量减少现场滞留时间

急救人员应在现场收集可疑"药瓶",尽快同患者转运至有救治条件的医疗机构。

(三)转运注意事项

(1)急救人员在途中需要严密观察患者的血压,心率,呼吸等生命体征变化,一旦患者发生胆碱能危象,应及时给予阿托品等解毒剂,以维持生命体征稳定。

(2)转运途中,急救人员要延续现场救治的措施,如吸氧、输液、生命支持治疗,同时注意患者的保暖,避免出现低体温现象。

(3)转运途中,急救人员应进一步详细采集患者病史,详细填写院前急救病情交接单,提前与接诊医院和科室进行联系。

（4）急救人员将患者转运目标医院后，需要将患者的中毒史、生命体征、救治措施、病情变化、院前急救病情交接单，以及现场采集的"药瓶"和照片一并同接诊医务人员进行交接。

第四节　杀鼠剂中毒

杀鼠剂中毒是急诊科常见的中毒性疾病之一，据不完全统计，当今世界鼠药品种达100多种。临床上杀鼠剂中毒常见于口服自杀或误服，在隐匿性中毒亦占有一定比例。国内最常见的是抗凝血类杀鼠剂（溴敌隆、溴鼠灵等），痉挛杀鼠剂（毒鼠强、氟乙酰胺等）国内早已禁止生产和使用，但是仍有不法商贩采用更换商品名和包装的方法偷售含有上述剧毒杀鼠剂成分的鼠药。

一、溴敌隆中毒

（一）概念

溴敌隆又名"溴敌鼠"，分子式为 $C_{30}H_{23}BrO_4$，其作用机制与第一代抗凝血杀鼠剂相似，因化学结构与维生素 K 相类似，当其进入机体后，竞争性抑制维生素 K，影响凝血因子（Ⅱ、Ⅶ、Ⅸ、Ⅹ）在肝内合成，从而影响凝血活酶和凝血酶的形成，使凝血时间和凝血酶原时间延长；并可破坏毛细血管致通透性增强，导致出血；但其毒性较第一代抗凝血杀鼠剂增强，化学性质稳定，在体内不易被分解排泄，故易造成蓄积中毒。溴敌隆除能经消化道进入机体外，尚可由呼吸道、皮肤破损处进入机体。大鼠经口半数致死量（LD_{50}）为1.125 mg/kg，小鼠经口 LD_{50} 为 1.75 mg/kg，家兔口 LD_{50} 为 1.0 mg/kg，为高毒化学物。

（二）临床表现

（1）病史：有明确的本品摄入史，部分为隐匿式中毒，特别是同时出现多人发病时，应考虑到本病的可能。

（2）临床表现：中毒患者一般在 5～7 天为中毒症状的高峰期，临床表现特点是出血，服毒早期多无临床表现，常在服毒 5 天后出现症状，如皮下出血、鼻衄、牙龈出血、呕血、血便、血尿；严重者可导致多脏器出血而引起血压下降、贫血、昏迷以及休克症状，甚至会危及患者生命。

（三）院前可进行的辅助检查

（1）辅助检查：包括血常规、尿常规、肝功、肾功、心肌酶谱、脑钠肽、血清电解质、凝血功能,动脉血气等,其中血常规、凝血功能检查具重要意义,患者表现为凝血酶原时间和部分凝血酶原时间延长,部分患者伴有血红蛋白降低。

(2)毒物鉴定:溴敌隆半衰期比较长,有明显出现倾向时,亦可进行血液溴敌隆浓度检测。

(四)诊断与鉴别诊断

(1)诊断:有明确服毒史、凝血功能异常者诊断并不困难,对于无明确毒物接触时的出血患者不能排除的隐匿性中毒,可进行血液溴敌隆浓度测定。

(2)鉴别诊断:应与严重肝病、血友病、血小板减少性紫癜、弥散性血管内凝血、流行性出血热等进行鉴别。

(五)院前急救措施

1.病情评估

对患者的一般状况、心率、呼吸、血压、血氧饱和度、血糖、意识、神经反射等进行评估,对病情严重程度进行分级,重点关注与出血相关临床表现和并发症。

2.现场处置要点

(1)清醒者可给予催吐,现场如有洗胃条件,尽可能现场洗胃;皮肤接触者用肥皂水彻底清洗;眼部污染者用清水彻底冲洗。

(2)及时评估病情,建立静脉通道,维持生命体征稳定;具有活动性出血、失血性休克时,应积极补液抗休克治疗。

(3)维生素 K_1 为其特效解毒剂,可给予患者维生素 K_1 每次 10 mg 肌内注射,每日 2 次,直至凝血酶原时间完全恢复正常;重症患者可增加剂量,通常采用静脉滴注方式分次给药,总量可达 120 mg/d。

(4)对严重出血患者,如消化道大出血、脑出血等,可静脉滴注新鲜冷冻血浆凝血酶原复合浓缩物。浓缩凝血酶原复合物从健康人新鲜血浆分离而得,内含凝血因子Ⅱ、Ⅶ、Ⅸ、Ⅹ,对于抗凝血杀鼠剂所导致的出血症状有良好疗效。首次剂量 10～20 U/kg 体重,以生理盐水或 5% 葡萄糖液 50～100 mL 稀释后在 1 小时内静脉输入;以后根据病情可以减量,每 12～24 小时使用 1 次,应用 2～3 天。

(5)现场收集患者服用后的"药瓶"并拍照,与患者一同送至目标医院。

(六)转运注意事项

(1)途中急救人员应严密观察患者生命体征,如心率、呼吸、血压,如有异常及时给予相应处理。

(2)搬运过程急救人员要轻柔,避免诱发或加重出血。

（3）转运途中急救人员应进一步详细采集患者病史，详细填写院前急救病情交接单，提前与有救治能力的医院和科室联系。

（七）院前院后交接

转运至医院后，急救人员应将患者的中毒史、生命体征、院前处理措施、主要病情变化，以及院前急救病情交接单、现场收集的"药瓶"等逐一向接诊科室医务人员进行交接，尤其需要交代患者已经应用维生素 K_1 剂量。

二、毒鼠强中毒

（一）概述

毒鼠强又名"没鼠命"，是剧毒化学药品，属小分子有机氮化合物，分子式为 $C_4H_8O_4N_4S_2$，环状结构，化学名称为四亚甲基二砜四胺，简称"四二四"，目前在我国已经禁止生产和使用。毒鼠强药力极强，是剧毒急性灭鼠剂，毒性是氟乙酰胺（已禁用）的 1.8 倍，磷化锌的 15 倍，氰化钾的 100 倍，砒霜的 100 多倍。哺乳动物口服的 LD_{50} 为 0.10 mg/kg，大鼠经口染毒 LD_{50} 为 0.1～0.3 mg/kg，小鼠经口染毒 LD_{50} 为 0.2 mg/kg，经皮下的最为致死量（MLD）为 0.1 mg/kg，对人的致死量为 6～12 mg。毒鼠强的商品名称较多，如特效灭鼠灵、杀鼠王、原子能灭鼠王、一扫光、王中王、三步倒、闻到死、猫鼠药、速杀神、华夏药王、神奇诱鼠精、强力鼠药、毒鼠灵等。

毒鼠强化学性质稳定，在弱酸、弱碱溶液中能稳定存在，常温下，其饱和水溶液放置 5 个月仍可保持稳定的生物学活性，因此容易造成二次中毒。毒鼠强不易被完整的皮肤吸收，人误服后主要通过口腔及咽部黏膜迅速吸收入血，以原形存在于体内，并很快均匀分布于各组织器官中，对中枢神经系统，特别是脑干有使其兴奋的作用，主要引起抽搐。毒鼠强对 GABA 有拮抗作用，主要是由于阻断 GABA 受体所致，使兴奋在脑和脊髓内广泛传播，产生抽搐与惊厥，临床表现和脑电图类似癫痫发作，少数中毒较重者，可能在中枢留下引起皮质放电的兴奋灶，因而出现后续性癫痫大发作样抽搐，脑电图出现棘波。此类兴奋灶具有可逆性，也可涉及精神异常，严重者可因呼吸衰竭而死亡。由于毒鼠强阻滞 GABA 受体的作用是可逆的，因而抽搐惊厥可自行缓解，反复发作，误食者中毒后若不及时抢救，多在数小时内死亡。

（二）临床表现

（1）病史：毒鼠强接触或口服史。

（2）神经系统：毒鼠强对神经系统影响较大，中毒后首发症状表现为头痛头昏、无力、口唇麻木、有酒醉感，重者神志模糊，躁动不安，四肢抽搐，继而阵发性强直性惊厥，突然晕倒,癫痫样大发作,伴有口吐白沫,两眼向上凝视,鼻腔出血,大小便失禁等症状,每次持3～6分钟,多自行停止,间隔数分钟后再次发作。中毒很深者可于数分钟内因呼吸麻痹而死亡,重度患者脑电图均有明显异常改变,而且持续时间长,并随着临床症状的改善而好转;轻度患者脑电图则无异常改变,脑电图改变与病情密切相关,并随病情转归而动态演变,是判断中毒程度和病情的一项较有意义的指标。

(3)消化系统:首发症状表现为恶心、呕吐,上腹部有烧灼感,并伴有腹疼,重者甚至出现呕血、肝脏肿大及触痛。有的病例可见肝功能改变,约1/3病例血清丙氨酸氨基转移酶升高,多数病例7～17天后恢复正常。转氨酶升高与肝肿大不成比例。

(4)循环系统:多数患者中毒后会出现心悸、胸闷,出现窦性心动过缓,有的心率可慢至30次/分,少数呈窦性心动过速,部分心电图有心脏损伤或缺血表现。已有研究表明大多数病例的心肌酶普遍升高,肌酸激酶同工酶和肌酸激酶同工酶/肌酸激酶为判断心肌损伤比较敏感的指标,提示毒鼠强中毒后会有心肌损伤。反复发作性抽搐(尤其是癫痫持续状态)导致组织严重缺氧和酸中毒也可造成心肌继发损伤,心肌损伤是原发还是继发有待进一步研究。虽然毒鼠强中毒后患者的心肌酶明显升高,但心血管系统的临床表现并不严重,未出现单独循环衰竭的病例,心电图仅表现为窦性心动过速 S-T 段压低、房性期前收缩、室性早搏等轻度异常。

(5)泌尿系统:毒鼠强主要通过肾脏以原形从尿液中排出,排出速率较慢,每天以小于 25%LD$_{50}$ 浓度排泄。据报道,有的患者中毒后 40 天血中尚能检出毒鼠强,6 个月时尿中才检测不到毒鼠强成分。尸检发现,死亡者心肺、脑、肝、肾、胃等出现点状出血,可能与呼吸困难、缺氧有关,少数血尿素氮偏高有关。

(三)院前可进行的辅助检查

(1)肌酶谱检查:毒鼠强中毒患者肌酸磷酸激酶(CPK)、乳酸脱氢酶(LDH)、天门冬氨酸氨基转移酶(AST)明显升高,其中 CPK 升高最显著,可高出正常值数十倍。但是其同工酶 CK-MB 变化相对较小,提示其升高的主要原因是于骨骼肌痉挛所致。

(2)心电图检查:主要表现为窦性心动过速或过缓,少数患者有 ST 段改变、不完全右束支传导阻滞、房性期前收缩和室性早搏等。

(3)毒物分析:血、尿液或剩余食物、呕吐物等进行毒物检测对明确诊断具有重要意义。

(四)诊断与鉴别诊断

1.诊断

毒鼠强中毒具有潜伏期短、发作快的特点,进食后一般数分钟至半小时内发病,凡发作迅速且抽搐者,首先应怀疑毒鼠强中毒。诊断要点如下:①毒鼠强接触史;②以癫痫样大发作等中枢神经系统兴奋为主的临床表现;③血、尿和呕吐物等生物样品中检出毒鼠强。

2.鉴别诊断

(1)氟乙酰胺中毒:毒鼠强中毒后数分钟至半小时内即迅速发病,而氟乙酰胺中毒则一般为服食后数小时才发病。两者中毒及解毒机制完全不同,乙酰胺用于氟乙酰胺中毒解救,但不能解救毒鼠强中毒。对二者进行确诊仍需毒物分析检测。

(2)原发性癫痫发作或持续状态:毒鼠强中毒后由于发病突然,突出表现为抽搐惊厥发作及昏迷,伴发绀、口吐白沫、小便失禁,呈癫痫大发作状态,若无中毒病史或进行毒物检测,极易误诊为单纯的癫痫发作,但主要鉴别依据为毒物检测。

(3)脑血管意外、蛛网膜下腔出血:重度中毒患者强烈的全身持续抽搐和继发性严重脑缺氧,可导致颅内小血管破裂,抽搐控制后 CT 等影像学检查可出现颅内少量出血现象,以致误诊。老年人因常有高血压、糖尿病史,尤其容易引起误诊,青壮年可误诊为蛛网膜下腔出血。

(五)院前急救措施

1.病情评估

对患者的一般状况、心率、呼吸、血压、血氧饱和度、血糖、意识、神经反射等进行评估,对病情严重程度进行分级,重点关注有无抽搐发作。

2.现场处置要点

(1)清除体内毒物:对于意识清晰者可催吐,对经口中毒的患者均要进行彻底洗胃;中、重度中毒的患者洗胃后要保留洗胃管,以备反复洗胃和灌入活性炭。

(2)建立静脉通道,控制和预防抽搐发作。苯巴比妥为基础用药,可与其他镇静止痉药物合用,轻度中毒每次用量为 0.1 g,每 8 小时肌内注射 1 次;中重度中毒每次用量为 0.1~0.2 g,每 6~8 小时进行一次肌内注射;儿童每次用量为 2 mg/kg,抽搐停止后可逐渐减量,通常使用 3~7 天。地西泮为癫痫大发作和癫痫持续状态的首选药物成人每次用量为 10~20 mg,儿童每次用量为 0.3~0.5 mg/kg,缓慢静脉注射,成人的注射速度不超过 5 mg/min,儿童的注射速度不超过 2 mg/min,必要时可重复静脉注射,间隔时间在15 分钟以上。癫痫持续状态超过 30 分钟的重症患者可考虑使用力月西、丙泊酚、硫喷妥钠、维库溴铵等。

(3)对症支持治疗:密切监护心、脑、肝、肾等重要脏器功能,及时给予相应的治疗措施。呼吸衰竭患者应及早进行气管插管或切开、呼吸机机械通气,维持血压、血氧的稳定,在保持进出量基本平衡的基础上,适当增加输液量,同时应用甘露醇、呋塞米脱水利尿,促进毒物的排泄,并减轻中毒及缺氧所致的脑水肿,保护肝、肾功能,维持水、电解质、酸碱平衡。

(4)现场采集患者服用后的"药瓶"并拍照,与患者一同送至目标医院。

3.转运注意事项

(1)转运途中,急救人员要延续现场救治的措施,如吸氧、输液、生命支持治疗,同时应注意患者的保暖,避免出现低体温现象。

(2)转运途中,急救人员严密观察患者生命体征,如心率、呼吸、血压,一旦发生抽搐等严重并发症,应及时给予相应处理,以维持生命体征稳定。

(3)转运途中,急救人员应进一步详细采集患者病史,详细填写院前急救病情交接单,提前与有救治能力的医院和科室联系。

4.院前院后交接

急救人员将患者转运至目标医院后,应将患者的中毒史、生命体征、现场救治、途中病情变化、现场采集的"药瓶"和照片,以及院前急救病情交接单逐一同接诊医务人员交接。

三、氟乙酰胺中毒

(一)概述

氟乙酰胺为有机氟内吸性杀虫剂,易溶于水及有机溶剂,目前我国已经禁止生产和使用,但是临床上经常可见名为其他灭鼠药实际成分为氟乙酰胺的鼠药中毒病例,其同类产品有氟乙酸钠(氟醋酸钠)、甘氟。它可经消化道、皮肤、呼吸道吸收,在体内代谢排泄缓慢,易致蓄积中毒。急性中毒多因误服,或误食由本品毒死的畜肉所致。民间自行配制的毒鼠药,如三步倒、一扫光、王中王、邱氏鼠药,均含有氟乙酰胺。豚鼠经皮 LD_{50} 为 10 mg/kg,大鼠经口 LD_{50} 为 5.3 mg/kg。

氟乙酰胺进入体内后经酰胺酶脱胺形成氟乙酸,干扰三羧酸循环。氟乙酸与三磷酸腺苷和辅酶 A 作用,形成氟代乙酰辅酶 A,再与草酰乙酸缩合,生成氟柠檬酸,后者有抑制乌头酸酶的作用,使氟柠檬酸不能代谢为乌头酸,从而阻断三羧酸循环中柠檬酸的氧化,造成柠檬酸积聚,丙酮酸代谢受阻,妨碍了正常的氧化磷酸化作用,最终造成神经、心血管、消化系统损害。氟离子具有亲钙性,可使血钙减少,神经系统应激性增加,易产生痉挛等症。此外,血中柠檬酸增加可对肌肉产生直接刺摄,引起痉挛等症状。

(二)临床表现

(1)病史:有口服或氟乙酰胺接触史。

(2)患者潜伏期一般为 10~15 小时,严重中毒患者可在 30 分钟至 1 小时内发病。

(3)神经系统:最早的表现有头痛、头晕、无力、四肢麻木、易激动、肌束震颤等,随着病情发展,患者出现不同程度意识障碍及全身阵发性、强直性抽搐,反复发作,常导致呼吸衰竭而死,部分患者可有谵妄、语无伦次,精神异常。

（4）消化系统：口服中毒者常有恶心、呕吐、可出现血性呕出物、食欲缺乏、流涎、口渴、上腹部烧灼感，氨基转移酶可升高。

（5）心血管系统：早期表现为心悸、心动过速，心律失常（期前收缩、房室传导阻滞、短阵性房性心动过速、交界性逸搏等），出现游走心律，中毒患者心电图检查可有 QT 间期延长、ST 改变，出现 U 波及心脏电交替现象；严重者有心肌损害或心力衰竭，甚至心室颤动，全部病例心肌酶可有一项或多项异常。

（6）呼吸系统：表现为呼吸道分泌物增多、呼吸困难，严重者出现窒息。

（7）泌尿系统：重度中毒者可有肾脏损害，氟乙酰胺在体内代谢为氟乙酸，阻断三羧酸循环，妨碍肾实质细胞能量代谢致肾功能受损；另外，频繁抽搐可引起肾组织缺氧，出汗、呼吸急促等症状使患者排出水分过多，可引起血容量不足，致肾血流灌注减少、肾小球滤过率下降，导致继发性肾损害。同时，缺氧及低血压等因素又引起交感神经兴奋，肾动脉收缩，加重肾脏缺血。患者尿中可出现颗粒管型，出现少尿，血肌酐、尿素氮进行性升高。

（三）实验室检查

（1）血氟、尿氟含量增高；血钙降低，血酮增加。

（2）心肌酶：中毒越严重，心肌酶值越高。

（3）可伴有白细胞升高，肝肾功能异常。

（4）口服中毒患者，从呕吐物或洗胃液中检测出氟乙酰胺。

（四）诊断与鉴别诊断

患者有明确的灭鼠药接触史、典型的临床表现，结合毒检结果和实验室检查可确诊该病。

（1）毒鼠碱：剧毒，味苦，对抗抑制性神经递质甘氨酸，兴奋脊髓、延脑、大脑皮层，引起强直性或反射性惊厥、角弓反张、牙关紧闭、苦笑状，易致呼吸停止，迅速死亡。

（2）毒鼠强：毒鼠强通过阻断大脑 γ-氨基丁酸受体，出现阵挛性惊厥，类似癫痫大发作。

（3）原发性癫痫、继发性癫痫：原发性癫痫常有明确既往史及癫痫大发作史；继发性癫痫常有原发性疾病，如脑肿瘤、脑寄生虫病、脑血管病、心血管病、代谢性疾病，极少见的诱因有破伤风、狂犬病、重金属（铅、汞）中毒、中药（淫羊藿、鹿角胶）中毒、酗酒、吸毒等。

（五）院前急救措施

1.病情评估

急救人员应对患者的一般状况、生命体征，意识状态，及有无抽搐发作等进行评估。

2.现场处置要点

(1)清除毒物减少毒物吸收:皮肤接触者,应立即更换受污染衣服,清水彻底清洗皮肤;口服中毒者立即给予催吐,洗胃及全胃肠洗消处理。

(2)及时应用解毒剂:乙酰胺在体内水解成乙酸,与氟乙酸竞争活性基团,干扰氟柠檬酸的形成,清除氟乙酰胺对三羧酸循环的阻断作用,用药后可延长潜伏期、减轻症状及减少发作。使用原则为早期、足量、持续,常用法为 2.5～5.0 g,每日 2～4 次肌内注射,或每日用量为 0.1～0.3 g/kg,分 2～4 次肌内注射;危重患者首次可给予 5～10 g,维持 5～7 天。不良反应主要有注射部位局部疼痛,可与 2% 普鲁卡因混用止痛,剂量过大可产生血尿,可减量或加用激素。

(3)对症支持治疗:①控制抽搐:抽搐者可给予地西泮 10～20 mg 缓慢静脉注射,根据病情可反复注射或加入液体中静脉滴注,或同时给予苯巴比妥 0.1～0.2 g 肌内注射,每6～8 小时一次。②高热:以物理降温为主、酒精或温水擦浴。③心肌损害:给予营养心肌药物用 1,6-二磷酸果糖、能量合剂治疗,根据不同类型的心律失常给予相应的抗心律失常药物治疗,心力衰竭者可给予西地兰稀释后缓慢静脉注射。④昏迷:积极治疗脑水肿,可给予甘露醇、呋塞米交替使用。⑤呼吸衰竭:可给予机械通气治疗。

(4)急救人员应现场采集可疑"药瓶",尽快转运至有救治能力的医院。

3.转运注意事项

同前文毒鼠强中毒内容。

4.院前院后交接

同前文毒鼠强中毒内容。

第五节　药物中毒

药物中毒是指进入人体的药物达到了中毒剂量,从而影响器官和组织的正常功能,产生相应的损伤和临床表现。误服、服药过量和药物滥用均可引起药物中毒,药物种类不同,症状差异较大,其中镇静催眠药中毒是急诊最常见药物中毒类型之一。

一、概述

镇静催眠药对中枢神经系统具有抑制作用,大剂量应用可麻醉抑制全身,包括延髓中枢。患者一次服用过大剂量此类药物后可引起急性中毒,出现昏迷、呼吸抑制、休克等,甚至危及生命,称为急性镇静催眠药中毒。镇静催眠药一般可分为巴比妥类、苯二氮䓬类、非巴比妥非苯二氮䓬类和吩噻嗪类。

镇静催眠药均为脂溶性,易通过血—脑屏障作用于中枢神经系统,其吸收、分布、蛋白结合、代谢、排出,以及起效时间和作用时间,都与药物的脂溶性强弱有关。苯二氮䓬类的中枢神经抑制作用与增强 GABA 能神经的功能有关。巴比妥类对 GABA 能神经有与苯二氮䓬类大致相似的作用机理。苯二氮䓬类主要选择性作用于边缘系统和间脑,影响情绪和记忆力。巴比妥类的分布较广泛,但主要作用于网状结构上行激活系统使整个大脑皮层产生弥漫性的抑制,中毒量引起意识障碍。巴比妥类药物对中枢神经系统的抑制有剂量-效应关系,随着剂量的增加,由镇静、催眠到麻醉,以至延髓的呼吸中枢麻痹,导致呼吸衰竭,血管运动中枢麻痹,阻断 α 肾上腺素能受体,血压下降,导致休克,并可并发肝肾损害。非巴比妥非苯二氮䓬类中毒的机理与巴比妥类相似。吩噻嗪类药物的药理作用复杂而多样化,涉及皮质下中枢,其主要作用于整个脑干网状结构,经抑制神经突触的多巴胺受体而发挥作用。

二、临床表现

(1)病史:有口服或注射药物过量史。

(2)巴比妥类中毒:中毒症状与剂量正相关,重度中毒时,患者中枢神经系统抑制进行性加重,意识障碍和呼吸、心血管功能抑制程度较深,昏迷时间较长,并发症较多;患者临床表现为由嗜睡到深昏迷,由呼吸浅而慢到呼吸停止,由低血压到休克,体温下降,肌张力松弛,腱反射消失,胃肠蠕动减慢;长期昏迷患者可并发肺炎、肺水肿、脑水肿、肾衰竭而威胁生命;存活者可出现肝损害或黄疸。

(3)苯二氮䓬类中毒:特点是中枢神经系统受抑制,但无锥体外系和自主神经系统症状;患者如未合并其他镇静催眠药物中毒,则重度中毒不多见,很少出现长时间深度昏迷等严重症状,呼吸、循环多无明显抑制,如果出现,应考虑同时服用了其他镇静催眠药等因素。

(4)非巴比妥非苯二氮䓬类中毒:水合氯醛中毒除了主要对中枢神经系统有抑制作用外,还对心、肝、肾有较大损害;格鲁米特中毒者意识障碍有周期性波动,因其能直接作用于血管运动中枢,心血管抑制多较重,有抗胆碱能神经作用,患者表现为瞳孔散大、口干、便秘、尿潴留;甲丙氨酯中毒者除昏睡等外,常有面色潮红、瞳孔散大、血压下降;在重度中毒患者的抢救中,中毒症状明显好转后仍可死亡。

(5)吩噻嗪类中毒:特点是除了嗜睡、昏迷外,锥体外系反应明显,患者表现为肌张力增强、震颤、牙关紧闭等;另外,还有拮抗 α 肾上腺素能神经的作用,可见体温下降、低血压、休克、心律失常甚至心脏骤停;抗胆碱症状患者表现为瞳孔散大、口干、尿潴留、心动过速、肠蠕动减少等,抢救后存活者常出现肝损害或黄疸。

三、院前可进行的辅助检查

院前可进行的检查包括动脉血气分析、血氧饱和度监测,血液生化检查(如血糖、转氨酶、尿素氮、肌酐、心肌酶、电解质等)血液、尿液、胃液中药物的定性及定量测定。

四、诊断与鉴别诊断

(一)诊断

医生可结合患者服药过量史、临床症状进行初步诊断,有条件者可进行药物浓度检测;不能排除苯二氮䓬类中毒的昏迷患者,可给予氟马西尼进行诊断性治疗。

(二)鉴别诊断

(1)脑血管意外:患者多有局部定位体征,头颅 CT 检查有助确定诊断。

(2)癫痫:患者以往有发作史,脑电图检查有助诊断。

(3)糖尿病酮中毒昏迷、高渗性非酮症昏迷:进行血糖、尿糖、血酮、血清电解质测定可有助诊断。

(4)尿毒症昏迷:患者先有烦躁不安、谵妄的情况,最后转入昏迷,表现为血尿素氮升高,血二氧化碳结合力降低,代谢性酸中毒。

(5)癔症:根据患者的伴随症状、体征、毒物接触史,及向患者家属详细地询问患者发病前的精神、情绪状态,必要时进行毒物分析可助最终诊断。

五、院前急救措施

(一)病情评估

医生应结合患者的一般状况、心率、呼吸,对根据患者病情的严重程度进行分级。通过血压、血氧饱和度、血糖、意识、神经反射等,可将患者病情的严重程度分为 A(濒危患者)、B(危重患者)、C(急诊患者)、D(非急诊患者),之后结合分级给予相应处理。本类疾病需要重点关注患者的神志、呼吸,以及呼吸道是否通畅,口腔有无分泌物,有无误吸、呼吸衰竭、低血压休克等并发症。

(二)现场处置要点

(1)现场如有洗胃条件,应及时对患者进行洗胃;如无洗胃条件,对清醒患者可给予催吐。洗胃后由胃管注入活性炭悬液,对吸附各种镇静催眠药均有效;同时可注入 50% 硫酸钠溶液 40~60 mL 导泻。需要注意的是,由于硫酸镁可被少量吸收而加重中枢神经抑制,故不宜用于本病的导泻。

(2)补液、强力利尿、碱化尿液:一般选用呋塞米和碳酸氢钠溶液,可促进毒物自肾排出,对巴比妥类中毒效果好,对吩噻嗪类无效。氟马西尼是苯二氮䓬类拮抗剂,能通过竞争抑制苯二氮䓬类受体而阻断苯二氮䓬类等类药物的中枢神经系统作用;剂量为每次0.5 mg,缓慢静脉注射,需要时可重复注射,总量可达 2 mg。纳洛酮对促进意识恢复有一定疗效,每次用量为 0.4~0.8 mg,静脉注射,根据病情,可间隔 15 分钟至半小时重复1 次。

(3)对症支持治疗:患者易出现呼吸衰竭、低血压,低血压多由于血管扩张所致,应输液补充血容量,如无效,可考虑给予血管活性药物治疗;对于有深度昏迷或有呼吸抑制表现者,给予呼吸兴奋剂,必要时进行气管插管,机械通气;维持水电解质平衡,纠正心律失常、酸中毒,防治感染、肺水肿、脑水肿、肾衰竭等;吩噻嗪类中毒,如锥体外系反应明显,震颤可选用苯海索、东莨菪碱等;肌肉痉挛及张力障碍,可用苯海拉明 25~50 mg 口服,或肌注 20~40 mg。

(4)急救人员应在现场需收集可疑"药瓶"并拍照,和患者一同转运至目标医院。

(5)急救人员应尽量减少现场滞留时间,及时将患者转运至有救治能力的医院和科室。

(三)转运注意事项

(1)转运途中,急救人员应要延续现场救治的措施,如吸氧、输液、生命支持治疗,同时注意患者的保暖,避免出现低体温现象。

(2)转运途中急救人员应严密观察患者生命体征,如心率、呼吸、血压,一旦患者发生呼吸衰竭、心跳呼吸骤停等严重并发症,应及时给予相应处理。

(3)转运途中,急救人员应进一步详细采集患者病史,详细填写院前急救病情交接单。

(四)院前院后交接

急救人员将患者转运至有救治能力的医院和科室后,应对患者的中毒史、生命体征、现场救治情况、途中病情变化,以及院前急救病情交接单、现场采集的"药瓶"和照片逐一进行交接。

第六节　动物毒中毒

动物毒中毒是指有毒动物或其毒素进入人体内引起的中毒,有些动物的器官、血液或分泌物等具有很强的毒性,人食用或经其他途径进入体内后可发生中毒,甚至死亡。中毒多为意外事故,也可见于自杀与他杀,常见的动物毒中毒包括毒蛇咬伤、蜂蜇伤、河豚中毒和鱼胆中毒等。

一、毒蛇咬伤

(一)概述

蛇毒是自然界成分最复杂、最浓缩的天然高效价毒素之一,毒液多为淡黄色或乳白色半透明黏稠状液体,成分达 100 多种。蛇毒含有多种不同的毒性成分,各种毒性组分在不同毒蛇中含量有较大差异,同种毒蛇的毒性组分可因地域分布、季节性、蛇龄等不同而异。毒性组分由酶、多肽、糖蛋白和金属离子等组成,其中毒性蛋白质达数十种,占蛇毒总量的 90%～95%。蛇毒可对人体的机体神经系统、血液系统、肌肉组织、循环系统、泌尿系统、内分泌系统、消化系统等产生损害作用。全世界有毒蛇超过 660 种,致命性毒蛇近 200 种;我国蛇类有 200 余种,其中毒蛇有 60 余种,剧毒类有 10 余种。

(二)临床表现

毒蛇咬伤的临床表现各不相同,20%～50% 的毒蛇(近 75% 的海蛇)为"干咬",即毒蛇咬而不释放毒素,所以患者无明显中毒症状和体征;可产生明显症状和体征的毒蛇咬伤不到毒蛇咬伤总量的 50%。患者神经毒性发作可在数分钟内,一般不超过 6 小时,神经功能恢复可能需要数天甚至长达数周;凝血功能可在几小时内发生异常,持续 2 周以上。

1.局部表现

毒蛇咬伤局部可见两颗较大呈"··"分布的毒牙咬痕,亦有呈"∷"形,除毒牙痕外,还出现副毒牙痕迹的分布形状,而有两排整齐深浅一致的牙痕多属无毒蛇咬伤。神经毒类毒蛇咬伤的局部症状不明显,患者无红、肿、痛、出血等症状,或初期仅有轻微的痛、肿和麻痒感,牙痕小且不渗液,容易被临床医生忽视或轻视,导致严重后果。血液毒素类毒蛇咬伤可致局部出现明显的肿胀、疼痛、瘀斑,轻者出现血自牙痕或伤口处流出难以凝固的现象,严重者可出现伤口流血不止的现象。细胞毒类毒蛇咬伤主要导致患者局部剧痛、红肿、水疱和皮肤、软组织坏死,眼镜蛇、五步蛇极易产生潜行性皮下组织坏死。

2.全身表现

(1)无毒蛇咬伤:患者表现为局部有成排细小牙痕,牙周伴或不伴轻微充血,无其他中毒症状;少数患者出现头晕、恶心、心悸、乏力等症状,但往往是紧张、恐惧的情绪影响所致.

(2)神经毒:患者表现为四肢无力、吞咽困难、言语不清、复视、眼睑下垂、呼吸浅慢、窒息感、瞳孔对光反应与调节消失、呼吸麻痹、昏迷,危重患者甚至出现自主呼吸停止和心脏骤停。

(3)血液毒:患者表现为皮下出血、瘀斑,全身各部位如鼻腔、牙龈、巩膜、尿道、消化道,甚至脑部均可出血;合并 DIC 时,患者除全身出血外,还会出现皮肤潮冷、口渴、脉速、血压下降、休克,血管内溶血时有黄疸、酱油样尿,严重者出现急性肾衰竭。蝰蛇、某些颊窝毒蛇和海蛇等咬伤易引起急性肾损伤,其原因包括长时间低血压或低血容量、DIC、微血管病性溶血、蛇毒对肾小管的直接毒性效应、血红蛋白尿、肌红蛋白尿和横纹肌溶解引起高血钾等,导致患者急性肾小管坏死、急性弥散性间质性肾炎、急性肾皮质坏死、肾血管炎、细胞外基质增生性肾小球肾炎等,最终可能发展成急性肾衰竭。

(4)细胞毒:患者表现肿胀可延及整个患肢甚至躯干,溃烂坏死严重者可致患肢残废,心肌损害者可出现心功能不全,横纹肌破坏者可出现肌红蛋白尿合并肾功能不全,病情恶化者可出现全身炎症反应综合征(SIRS),甚至出现多器官功能障碍综合征(MODS)。

(5)混合毒:患者表现为同时出现神经毒素、血液毒素和(或)细胞毒素的临床表现,如眼镜王蛇咬伤以神经毒素表现为主,合并细胞毒素表现;五步蛇咬伤以血液毒素和细胞毒素表现为主。

(三)院前可进行的辅助检查

院前可进行的检查包括血常规、尿常规、肝功、肾功、心肌酶谱、脑钠肽、血清电解质、凝血功能,动脉血气、心电图,此外,应用酶联免疫吸附实验(ELISA)能迅速检测患液血液、伤口渗液、尿液或组织中的特异蛇毒抗原。

(四)诊断与鉴别诊断

(1)诊断:有明确毒蛇咬伤史,以及相应的临床症状,其中对毒蛇及蛇毒性质进行鉴别是诊断的关键之一。

(2)鉴别诊断:毒蛇咬伤应注意与蜈蚣咬伤、蝎子和黄蜂蜇伤鉴别。

(五)院前急救措施

1.病情评估

医生应对患者的一般状况、心率、呼吸、血压、血氧饱和度、意识等进行评估,并对患者病情严重程度给予分级。医生应对患者伤口处伤处红、肿、热、痛,出血,及"齿痕"情况进行评估,注意观察患者的肌力、尿量,以及有无视物不清、吞咽困难、言语不清等症状。

2.现场处置要点

(1)现场急救原则是迅速清除和破坏局部毒液,减缓毒液吸收,将患者尽快送达医院。有条件时应迅速负压吸出局部蛇毒,同时使用可破坏局部蛇毒的药物如胰蛋白酶、依地酸二钠(仅用于血液毒)对患者进行伤口内注射,或用 1/1000 高锰酸钾溶液进行伤口内冲洗。

（2）记住蛇的基本特征，如蛇形、蛇头、蛇体和颜色，有条件最好拍摄致伤蛇的照片，但现场最好不要企图去捕捉或追打蛇，以免二次被咬。

（3）解压：去除患者受伤部位的各种受限物品，如戒指、手镯、脚链、手表、较紧的衣（裤）袖、鞋子等，以免因后续的肿胀导致无法取出，加重局部伤害。

（4）镇定：让患者尽量保持冷静，避免慌张、激动。

（5）制动：尽量全身完全制动，尤其是受伤肢体制动，可用夹板固定伤肢以保持制动，使伤口在相对低位（保持在心脏水平以下），使用担架将患者抬送到可转运的地方，尽快将患者送到医疗机构。

（6）局部紧急处理：咬伤后应立即就地取材，于伤口近心端绷扎，以阻止静脉、淋巴回流，在局部伤口采取有效排毒或全身应用抗蛇毒血清后可解除绷扎。注意绷扎不要过紧，以容一指为宜，以免加重组织坏死，可每半小时松开1分钟。

（7）如有条件，可给予患者对乙酰氨基酚或阿片类药物口服进行局部止痛。

（8）复苏急救人员到达现场急救时，原则上应在患者健侧肢体建立静脉通道，并留取血标本备检，根据情况给予患者生命体征监测，必要时给予液体复苏。如患者恶心、有发生呕吐风险时，应将其者置于左侧卧位，密切观察气道和呼吸，随时准备复苏；如患者意识丧失、呼吸心跳停止，应立即进行心肺复苏。

（9）特效解毒剂：抗蛇毒血清是中和蛇毒的特效解毒药，起效迅速，被毒蛇咬伤后应尽快使用。单价特异性抗蛇毒血清疗效最好，应首选使用。如不能确定毒蛇的种类，可使用多价抗蛇毒血清。部分患者对抗蛇毒血清可发生过敏反应，应用前必须进行过敏试验，具体方法为以 0.1 mL 抗蛇毒血清加 1.9 mL 生理盐水，然后吸取 0.1 mL 经稀释后的血清在前臂内侧做皮内注射，观察 15～20 分钟，若注射部位无丘疹隆起，周围无红晕或蜘蛛足者为阴性；皮试阳性者应常规脱敏，同时使用异丙嗪和糖皮质激素。

3.转运注意事项

（1）转运途中，急救人员应严密观察患者的生命体征，如心率、呼吸、血压，患者一旦发生呼吸衰竭、心跳呼吸骤停等严重并发症，应及时给予相应处理。

（2）转运途中，急救人员应延续现场救治的措施，如吸氧、输液、生命支持治疗，同时注意患者的保暖，避免出现低体温现象。

（3）转运途中，急救人员应进一步详细采集患者病史，详细填写院前急救病情交接单，并联系有救治能力的医院和科室。

4.院前院后交接

急救人员应向急诊医生重点交接患者中毒史、生命体征、现场救治、转运途中病情变化等，以及院前急救病情交接单和现场采集的毒蛇标本或照片。

二、蜂蜇伤

（一）概述

蜂毒是一种成分复杂的混合物，多肽类占干蜂毒的 70%～80%，酶类物质占 14%～15%，另有非肽非酶类物质如组胺、儿茶酚胺、腐胺、精脒、精胺、蚁酸，以及 19 种游离氨基酸和两种高分子质量变应原 B 与 C 等。蜂毒属于神经和血液毒素，具有显著的亲神经特性以及出血和溶血等作用。人被单蜂蜇伤后仅出现局部反应，而被群蜂螫伤时则可迅速出现全身系统反应。

（1）蜂毒中的组胺、5-羟色胺等多种生物活性物质局部作用时可使小静脉和毛细血管扩张及通透性增加，导致患者出现局部红肿、痒感和荨麻疹；严重时导致患者出现血压下降、休克、肺水肿及喉头水肿，而休克、喉阻塞，可致患者早期死亡。它们也能引起支气管、肠道、子宫及大血管平滑肌收缩、消化道及呼吸道腺体分泌物增加，进而引起哮喘、恶心、呕吐、腹痛、腹泻和孕妇流产或早产。

（2）蜂毒中的蜂毒肽和磷脂酶 A2 具有强烈溶血作用。蜂毒本身及急性溶血可引起血白细胞总数和中性粒细胞反应性增多。蜂毒中的蚁酸、组胺样物质、神经毒素、透明质酸酶、组胺酸脱羧酶等都具有导致出血的作用。

（3）蜂毒具有向神经性，在大脑网状组织上具有阻滞作用和溶胆碱活性，并能改变皮层的生物电活性，尤其是蜂毒肽对 N2 胆碱受体有选择性阻滞作用，可使中枢神经系统突触内兴奋传导阻滞，并表现出中枢性烟碱型胆碱受体阻滞作用；此外，蜂毒肽还能抑制周围神经冲动传导。

（4）蜂毒可直接或间接抑制损害心肌而导致心肌缺血及心律失常，严重者可发生室性心动过速并危及生命。

（5）蜂螫过敏主要是速发型变态反应性疾病，已知蜂毒中有变应原 B 和 C、透明质酸酶、磷脂酶 A2、蜂毒肽也有抗原特性。

（二）临床表现

人体被蜜蜂蜇伤后，产生的症状轻重取决于蜂毒的量、注毒的部位、个体敏感性、生理和心理状态、年龄和性别。

（1）局部检查：蜂蜇后在皮肤上留下折断的毒刺，局部红肿直径大于 5 mm，剧烈的红肿痛痒。

（2）全身反应：包括泛发荨麻疹、血管神经性水肿等皮肤炎症，流涕、哮喘、胸闷等呼吸道症状，恶心、呕吐、腹痛、腹泻等消化道症状，以及头晕、头痛、心悸、肢体麻木、烦躁不安、视物模糊、面色苍白或潮红，伴全身散在风团等。严重者出现过敏性休克、昏迷、大小便失禁乃至心脏停搏等。蜂毒中毒可累及心、脑、肝、肾等重要器官,最终可导致多脏器功能衰竭而死亡。

(3)蜂蜇伤后数小时至12小时,患者会出现疱疹、皮下出血、硬结、无菌性小脓疱,可持续数天,并可出现血清病样反应和肾功能衰竭等。血清病样反应发生在蜜蜂蜇伤后3～10天,患者会出现发热、皮疹、淋巴结肿大、关节酸痛和肾脏损害等,可持续数天。

(三)院前可进行的辅助检查

院前可进行的检查包括血常规、尿常规、肝功、肾功、心肌酶谱、脑钠肽、血清电解质、凝血功能,动脉血气、心电图等检查。

(四)诊断与鉴别诊断

(1)诊断:有明确毒蜂蜇伤史,结合蜇伤后相应的临床表现,并排除引起类似症状的其他虫咬。

(2)鉴别诊断:主要应与其他虫咬伤中毒相鉴别。

(五)院前急救措施

1.病情评估

医生应对患者的一般状况、心率、呼吸、血压、血氧饱和度、意识状况进行评估,并对病情严重程度进行分级,特别要注意患者的蜇伤部位有无红、肿、热、痛和有无毒针残留,以及有无气道分泌物增加、喉阻塞、溶血、出血、恶性心律失常、休克等严重并发症。

2.现场处置要点

(1)急救人员应及时评估患者病情,对严重者应建立静脉通路,给予相应处理以维持生命体征稳定。

(2)局部处理:观察被蜇伤处,立即用小镊子紧贴皮表拔除螫针外,应急时可用指甲将螫针刮除;在患处用75%酒精擦洗,并用毛巾冷敷,或局部涂碘伏、注射麻黄素以减轻疼痛。

(3)对于眼球被蜂蜇伤的患者,除对症治疗外,急救人员应局部用皮质类固醇类激素和素高捷眼膏(小牛血去蛋白提取物眼用凝胶);若有并发症如角膜溃疡,可给予抗生素、阿托品散瞳、素高捷眼膏滴眼,及口服止痛药物治疗。

(4)对于出现憋气、哮喘、喉头水肿或音哑者,急救人员应给予氧气吸入,可给予异丙肾上腺素或沙丁胺醇气雾吸入,积极给予糖皮质激素治疗;出现咽喉水肿时,可行气管插管保持气道通畅。

(5)尽量减少现场滞留时间,及时将患者转运至有救治能力的医院和科室。

3.院前用药

(1)对于膜翅目昆虫毒素还没有特异性抗血清用于治疗,一般都以治疗过敏症的药物治疗,如注射钙制剂、肾上腺素或皮质类固醇。

（2）对仅有轻微胸闷或皮肤刺激性不适者,使用含有酒石酸肾上腺素的气雾剂或喷雾剂即可。严重的全身性过敏反应应作为急症病例来处理,特别是出现呼吸循环障碍时,应立即注射肾上腺素肌内注射,剂量为 1∶1000 稀释液 0.3～0.5 mL,儿童用量为 0.2～0.3 mL,如果 5～10 分钟内无效可重复给药。

（3）糖皮质激素治疗,可抗炎、抗过敏、减轻气道水肿,减少迟发性炎症,在激素治疗的同时,如患者出现周身皮疹、皮痒、水肿者,可给予马来酸氯苯那敏 4 mg 口服,一日 3 次,直至症状消失。

（4）常规肌内注射盐酸苯海拉明 25 mg 可控制过敏反应,并对蜂毒毒性有拮抗作用;内服和外敷季德胜蛇药治疗蜂螫中毒有效。

4.转运注意事项

（1）转运途中,急救人员应严密观察患者生命体征,如心率、呼吸、血压,患者一旦发生喉阻塞、呼吸衰竭、恶性心律失常、心跳呼吸骤停等严重并发症,应及时给予相应处理。

（2）转运途中,急救人员要延续现场救治的措施,如吸氧、输液、生命支持治疗;对昏迷患者应及时清除口腔分泌物,维持呼吸道通畅,防止误吸。

（3）转运途中,急救人员应进一步详细采集患者病史,详细填写院前急救病情交接单,联系有救治能力的医院和科室。

5.院前院后交接

急救人员将患者转运至医院后,应重点向急诊医生交接患者的生命体征、螫伤史、螫伤部位、现场救治、转运途中病情变化等情况。

三、河豚中毒

（一）概述

河豚又名"鲀鱼""气泡鱼""气鼓鱼""辣头鱼"等,在我国主要产于沿海和长江中下游,且在淡水和海水中均能生活。河豚中毒是指食用了含有河豚毒素的鱼类引起的食物中毒,在我国沿海每年都有数十人因食用河豚丧命。

河豚的主要有毒成分为河豚毒素,是一种小分子非蛋白质性质的麻痹毒素,性质稳定,将其煮沸、盐腌、曝晒等均不能破坏。其毒性比氰化钠大 1000 倍,食用 0.5 mg 就可致人死亡,主要存在于河豚鱼的性腺、肝脏、脾脏、皮肤和血液等部位;其中卵巢和肝脏有剧毒,春季为卵巢孕育阶段,毒性最大。本病发病迅速,具有一定的病死率。毒素对胃肠黏膜有刺激作用,对神经细胞膜的钠通道有高度阻滞作用,可阻断神经冲动的传导,引起中枢神经和末梢神经麻痹,最后出现呼吸中枢和循环运动中枢麻痹而死亡。毒素所致的呼吸麻痹是最主要的死亡原因。

（二）临床表现

（1）有进食河豚的历史,有明显的地区性和季节性。

（2）起病急,一般潜伏期短,绝大多数患者在食用河豚 30 分钟后发病,也有长达 5～6 小时才发病的情况;病情发展迅速,患者首先感觉手指、口唇、舌尖麻木或刺痛感,再到四肢的其他部位,并且麻感逐渐加重,继而出现胃肠道症状,四肢无力瘫痪,最后出现广泛的肌肉麻痹等。

（3）神经系统表现:患者中毒后首先出现口唇、舌尖麻木,舌和喉咙苍白,并且有蚁走和辛辣感,继而全身麻木,共济失调,四肢无力瘫痪,重者出现严重的意识障碍。其中,咽和喉最先麻痹,导致患者言语不清和下咽困难。

（4）消化系统表现:胃肠道症状出现较早,患者主要表现为恶心、呕吐、腹泻和上腹部痛,腹泻多为水样便,偶有血便。

（5）呼吸系统表现:初为呼吸窘迫、呼吸频率快、呼吸浅表,继而呼吸困难、发绀明显,最后呼吸肌进行性麻痹,成为患者死亡的主要原因之一。

（6）循环系统表现:脉细速,出现多种心律失常,重者血压下降,最终导致患者循环衰竭。

（7）视觉系统表现:瞳孔先缩小而后散大或两侧不对称,随着患者症状加重,出现眼球固定,瞳孔反射丧失。

（8）河豚中毒死亡多发生在患者中毒后 4～6 小时,最快的可在中毒后 10 分钟死亡,若患者能存活 24 小时以上,则预后良好。通常河豚中毒的病死率为 40%～60%,但是如能及时给予机械通气治疗,则治愈率明显提高。

（三）院前可进行的辅助检查

院前可进行的检查包括血常规、尿常规、肝功、肾功、心肌酶谱、脑钠肽、血清电解质、凝血功能、动脉血气、心电图等检查,以及鉴定患者吃剩的鱼,确定是否为河豚。

（四）诊断与鉴别诊断

（1）诊断:有明确进食河豚史,进食后出现相应的临床症状,排除引起此类临床症状的其他疾病。

（2）鉴别诊断:主要应与其他食物中毒相鉴别。

（五）院前急救措施

1.病情评估

医生应对患者的一般状况、心率、呼吸、血压、血氧饱和度、意识等进行评估,特别要注意患者有无言语不清、呼吸困难、呼吸肌麻痹、心律失常等并发症。

2.现场处置要点

(1)及时催吐、洗胃、吸附、导泻,以减少毒素吸收,减轻中毒症状。

(2)对于病情较重者,医生应建立静脉通路,积极输液利尿,以促进毒素的尽快排泄;莨菪类药物(包括阿托品、东莨菪碱、山莨菪碱等)对河豚中毒有一定效果,可酌情使用,其他治疗药物包括糖皮质激素、纳洛酮等。

(3)对于昏迷患者,医生应及时清除口腔分泌物,采取昏迷体位,防止误吸;对于呼吸困难的患者,医生应给予吸氧、呼吸兴奋剂,必要时可行气管插管以及机械通气治疗,心跳骤停时行心肺复苏术。

(4)尽量减少现场滞留时间,及时将患者转运至有救治能力的医院或科室。

3.转运注意事项

(1)转运途中,急救人员应严密观察患者的生命体征,如心率、呼吸、血压,患者一旦发现呼吸肌麻痹、呼吸衰竭、恶性心律失常、心跳呼吸骤停等严重并发症,应及时处理;对于昏迷患者,应及时清除口腔分泌物,维持呼吸道通畅,防止误吸。

(2)转运途中,急救人员应延续现场救治的措施,如吸氧、输液、生命支持治疗。

(3)转运途中,急救人员应进一步详细采集患者病史,如实填写院前急救病情交接单,联系有救治能力的医院和科室。

4.院前院后交接

急救人员将患者转运至医院后,应向急诊医生重点交接患者的中毒史、生命体征、现场救治,以及转运途中病情变化等情况。

四、鱼胆中毒

(一)概述

鱼胆中含有多种致命物质,其中胆汁毒素为蛋白分解产物,极具强毒性,不易被乙醇和热破坏;鲜鱼胆中含水溶性鲤醇硫酸酯钠,可使钙内流,溶酶体膜稳定性降低,造成细胞损伤;胆盐和氰化物可破坏细胞膜,使细胞受损伤,氰化物还能影响细胞色素氧化酶的生理功能;组胺物质可引起人体过敏反应。

(二)临床表现

(1)有进食鱼胆的病史,病情与进食鱼胆的种类及大小有一定关系。

(2)潜伏期为 0.5～12 小时。

(3)消化道症状:腹痛、恶心、呕吐、腹泻、大便呈水样或蛋花样,无脓血。

(4)肝脏损害表现:肝区痛、黄疸、肝肿大等。

(5)肾脏损害表现:腰痛、尿少、浮肿、蛋白尿,尿镜检有管型和红细胞、急性肾衰竭。

(6)神经系统表现:头昏、头痛、烦躁不安,可有末梢型感觉及运动障碍,如唇、舌及四肢远端麻木、双下肢周围神经瘫痪;重者可抽搐、昏迷。

(7)循环系统表现:心律失常、心脏扩大、心力衰竭、阿-斯综合征及休克等。

(三)院前可进行的辅助检查

院前可进行的检查包括血常规、尿常规、肝功、肾功、心肌酶谱、脑钠肽、血清电解质、凝血功能,动脉血气、心电图等检查。

(四)诊断与鉴别诊断

(1)诊断:进食鱼胆后出现相应的临床症状,并排除引起此类症状的其他疾病。

(2)鉴别诊断:主要应与其他食物中毒相鉴别。

(五)院前急救措施

1.病情评估

医生应对患者的一般状况、心率、呼吸、血压、血氧饱和度、意识等进行评估,对患者病情严重程度进行分级,现场需特别注意患者有无呼吸衰竭、心律失常、休克及精神异常等并发症。

2.现场处置要点

(1)及时催吐、洗胃、吸附、导泻。

(2)对于病情较重者,急救人员应建立静脉通路,维持生命体征稳定。

(3)以输液、利尿、碱化尿液等对症支持治疗为主,如患者伴有呼吸衰竭,可给予尼可刹米、洛贝林,必要时给予气管插管,呼吸机辅助通气;患者抽搐发作时,应及时给予镇静、控制抽搐,可给予地西泮 10 mg 静脉注射;早期应用肾上腺皮质激素,应有一定作用。

(4)尽量减少现场滞留时间,并尽快转运至有救治能力的医院和科室。

3.转运注意事项

(1)转运途中,急救人员应给予必要的监护与观察,延续现场相关治疗。

(2)对于昏迷患者,急救人员应及时清除口腔分泌物,防止窒息。

(3)急救人员应预防和治疗新出现的并发症,如抽搐、呼吸衰竭等。

(4)转运途中,急救人员应进一步详细采集病史,提前联系有救治能力的医院和科室。

4.院前院后交接

急救人员将患者转运至医院后,应向急诊医生重点交接患者的中毒史、生命体征、现场救治,以及转运途中病情变化等情况。

第七节　有毒植物中毒

有毒植物中毒指的是因有毒植物类进入机体内引起的中毒,多为意外事故,也可见于自杀与他杀。常见的植物中毒有曼陀罗中毒、含氰苷类植物中毒、食源性急性亚硝酸盐中毒、发芽马铃薯中毒等,中毒表现随有毒植物所含毒性成分不同而异。

一、曼陀罗中毒

(一)概述

曼陀罗是茄科曼陀罗属植物,草本或半灌木状,高 0.5～1.5 米,茎粗壮,圆柱状,呈淡绿色或带紫色,下部木质化。中国各省份都有分布,生长于田间、沟旁、道边、河岸等处。其全株均有毒,种子毒性最大。毒性物质为莨菪碱、东莨菪碱和阿托品等,临床表现与阿托品中毒相似。

(二)临床表现

(1)病史:有进食混有曼陀罗种子的豆类加工的食品史,或误食曼陀罗浆果、种子、叶子史。

(2)潜伏期一般为 0.5～3 小时,主要表现为副交感神经系统的抑制和中枢神经系统的兴奋,与阿托品中毒症状相似。患者出现口干、皮肤干燥呈猩红色(尤其在面部显著)、心跳增快、呼吸加深、血压升高(严重者血压下降)、头痛、头晕、多语、哭笑无常、极度躁动不安、谵妄、幻听、幻视等症状;严重者表现为体温升高(可达 40 ℃)、瞳孔散大、视力模糊、对光反应消失或减弱、阵发性抽搐及痉挛,甚至出现昏迷、严重腹胀、呼吸减弱,可因呼吸衰竭而死亡。轻症者上述症状可在 24 小时内消失或基本消失,严重者在 12～24 小时后进入昏睡,并有痉挛、发绀,最后昏迷,甚至死亡。

(三)院前可进行的辅助检查

院前可进行的检查包括血常规、尿常规、肝功、肾功、心肌酶谱、脑钠肽、血清电解质、凝血功能,动脉血气、心电图等,以及进行曼陀罗籽的鉴别、生物碱比色定性、薄层层析定性和尿阿托品定性分析。

(四)诊断与鉴别诊断

(1)诊断:有进食混有曼陀罗种子、浆果、叶子的病史,进食后出现相应的临床症状,并排除引起此类症状的其他疾病。

(2)鉴别诊断:主要应与其他食物和药物中毒以及神经系统疾病相鉴别,尤其需要与口服阿托品导致的药物过量相互鉴别。

(五)院前急救措施

1.病情评估

医生应对患者的一般状况、心率、呼吸、血压、血氧饱和度、意识等进行评估,并结合患者副交感神、经系统抑制和中枢神经系统兴奋症状进行初步诊断,根据患者病情给予相应处理。

2.现场处置要点

(1)及时催吐、洗胃。

(2)注射解毒剂:皮下注射毛果芸香碱或肌内注射水杨酸毒扁豆碱。

(3)优先处理危及生命的并发症,病情较重患者,应对其建立静脉通路,维持生命体征稳定。对于昏迷患者,应及时清除口腔分泌物,采取昏迷体位,防止呕吐窒息;对躁狂者应专人护理以防意外,并应给以足量的镇静剂,如水合氯醛或硫喷妥钠等,但忌用吗啡或、长效巴比妥类,以防增加中枢神经的抑制作用;对高热患者可进行物理降温和应用退热剂;患者发生呼吸衰竭时,及时应用呼吸兴奋剂,必要时给予气管插管,呼吸机辅助通气;对于心跳呼吸骤停者,应积极给予心肺复苏。

(4)尽量减少现场滞留时间,并尽快转运至有救治能力的医院和科室。

(5)现场采集毒物样品并拍照,将其一同送至目标医院。

3.转运注意事项

(1)急救人员应加强监护与观察病情变化,延续现场相关治疗。

(2)急救人员应预防和治疗新发并发症,如抽搐、呼吸衰竭等。

(3)转运途中,急救人员应进一步详细采集病史,并提前联系有救治能力的医院和科室。

4.院前院后交接

急救人员将患者转运至医院后,应向急诊医生重点交接患者的中毒史、生命体征、现场救治和转运途中病情变化等情况。

二、含氰苷类植物中毒

(一)概述

含氰苷类植物主要中毒成分为氰苷。中毒机制为产生的氢氰酸与人体组织细胞含铁呼吸酶结合,使细胞无法利用氧气,导致人体缺氧和组织损伤。常见含氰苷类的食物有苦杏仁或桃仁、李子仁、枇杷仁、樱桃仁、木薯等。

（二）临床表现

（1）病史：有进食上述还有氰苷类食物或其制品史。

（2）临床表现：苦杏仁中毒的潜伏期长短不一，短者为 0.5 小时，长者为 12 小时，一般在 1～2 小时内发作；木薯中毒的潜伏期长短不一，短者为 2 小时，长者为 12 小时，一般多为 6～9 小时内发作。苦杏仁中毒时，患者会口中苦涩、流涎、头晕、头痛、恶心、呕吐、心悸、四肢无力等现象；较重者表现为胸闷、呼吸困难，呼吸时有时可嗅到苦杏仁味；严重者表现为意识不清、呼吸微弱、昏迷、四肢冰冷，常发生尖叫，继之意识丧失、瞳孔散大、对光反射消失、牙关紧闭、全身阵发性痉挛，最后因呼吸麻痹或心跳停止而死亡；此外，亦可引起多发性神经炎的。木薯中毒的临床表现与苦杏仁中毒的临床表现相仿。

（三）院前可进行的辅助检查

院前进行的检查包括血常规、尿常规、肝功、肾功、心肌酶谱、脑钠肽、血清电解质、凝血功能，动脉血气、心电图等检查。此外，医生还可进行毒物鉴定，如可对剩余食物进行氰化物的检验，也可对胃内容物毒物鉴定，证实有氰化物存在。

（四）诊断与鉴别诊断

（1）诊断：进食含有氰苷类植物及其制品史，进食后出现相应的临床表现，并排除引起此类症状的其他疾病。

（2）鉴别诊断：主要应与其他食物和毒物中毒以及神经系统疾病相鉴别。

（五）院前急救措施

1.病情评估

医生应对患者的一般状况、心率、呼吸、血压、血氧饱和度、意识等进行评估，特别要注意患者是否有组织缺氧和脏器损伤的相关临床症状。

2.现场处置要点

（1）对于清醒患者，急救人员应及时催吐、洗胃。

（2）对于严重患者，急救人员应建立静脉通路，维持患者生命体征稳定。

（3）注射解毒剂：首先使患者吸入亚硝酸异戊酯，接着缓慢静脉注射 3％亚硝酸钠溶液，继后静脉注射新配制的 50％硫代硫酸钠溶液。

（4）对症支持治疗：对于昏迷患者，急救人员应保持其呼吸道通畅，及时清除口咽部分泌物，防止误吸；患者呼吸衰竭时，应给予气管插管、机械通气；患者心跳呼吸骤停时，应积极给予心肺复苏。

(5)尽量减少现场滞留时间,并尽快转运至有救治能力的医院和科室。

3.转运注意事项

(1)转运途中,急救人员应延续现场急救措施,加强监护,及时处理危及生命的并发症。

(2)对于昏迷患者,转运途中应注意保暖,急救人员继续详细询问记录患者病史,联系有救治能力的医院和科室。

4.院前院后交接

急救人员将患者转运至医院后,应向急诊医生重点交接患者的中毒史、生命体征、现场救治和转运途中病情变化等情况。

三、食源性急性亚硝酸盐中毒

(一)概述

食源性急性亚硝酸盐中毒是指进食了含有较大量亚硝酸盐的食物后,在短期内引起的以高铁血红蛋白症为主的全身性疾病。高铁血红蛋白使红细胞失去携氧能力而引起组织细胞缺氧,并产生相应的临床症状和器官损伤。

(二)临床表现

(1)病史:主要为进食了腐烂变质的蔬菜、腌制不久的咸菜、存放过久的熟食、过量的亚硝酸盐腌肉,或误将亚硝酸盐当作食盐烹调的食物。

(2)食源性急性亚硝酸盐中毒是进食了含有较大量的亚硝酸盐食物后,在短期内引起的以高铁血红蛋白症为主的全身性疾病。临床症状与高铁血红蛋白的升高程度有关。正常人的高铁血红蛋白浓度小于2%,当高铁血红蛋白在10%～30%时,患者可有头晕、头痛、乏力、胸闷、恶心、呕吐,口唇、耳郭、指(趾)甲轻度发绀等症状;当高铁血红蛋白在30%～50%时,患者会出现显著乏力,精神错乱、呼吸急促、头晕等症状;当高铁血红蛋白在50%～70%时,黏膜明显发绀,患者会出现心律失常、酸中毒、癫痫、昏迷等症状;当高铁血红蛋白超过70%,如不紧急治疗,可导致患者死亡。

(三)院前可进行的辅助检查

院前可进行的检查包括血常规、尿常规、肝功、肾功、心肌酶谱、脑钠肽、血清电解质、凝血功能、动脉血气、心电图等,以及毒物鉴定。

(四)诊断与鉴别诊断

(1)诊断:根据毒物接触史,缺氧及皮肤黏膜发绀,外周血氧饱和度降低(85%左右),

而心肺检查无明显异常,抽出血液呈咖啡色等症状可进行初步诊断。

(2)鉴别诊断:主要应与其他食物和毒物中毒,或可导致机体缺氧的疾病相鉴别。

（五）院前急救措施

1.病情评估

医生应对患者的一般状况、心率、呼吸、血压、血氧饱和度、意识等进行评估,特别要注意患者的皮肤黏膜有无发绀,外周血氧饱和度,心肺检查有无异常和抽搐血液的颜色等情况。

2.现场处置要点

(1)对于清醒患者,急救人员应及时催吐、洗胃,并给予吸氧治疗。

(2)对于严重患者,急救人员应建立静脉通路,给予相应处理,维持生命体征稳定。

(3)特效解毒剂:患者发绀明显时,可给予亚甲蓝治疗,成人剂量为每次 $1\sim2\ mg/kg$ 静脉注射,如 $1\sim2$ 小时后症状不减轻或重现,可重复 1 次。如现场无亚甲蓝,可应用大量维生素 C。

(4)对症支持治疗:对治疗脑水肿,可给予脱水、利尿治疗;结合患者病情给予合适的体位,对昏迷患者,应防止误吸;患者呼吸衰竭时,应给予气管插管机械通气治疗;患者心跳呼吸骤停时,应积极给予心肺复苏。

(5)现场采集相关食物成分或其制品,以备后期检测。

(6)尽量减少现场滞留时间,并尽快转运至有救治能力的医院和科室。

3.转运注意事项

(1)转运途中,急救人员应延续现场急救措施,在途中进行严密监护,及时处理危及生命的并发症。

(2)转运途中,急救人员应注意为患者保暖,并进一步详细采集患者病史,提前联系有救治能力的医院和科室。

4.院前院后交接

急救人员将患者转运至医院后,应向急诊医生重点交接患者的中毒史、生命体征、现场救治和转运途中病情变化等情况。

四、发芽马铃薯中毒

（一）概述

马铃薯中含有一种叫"龙葵碱"的毒素,一般成熟马铃薯的龙葵碱含量很少,不会引起中毒,但皮肉青紫发绿的不成熟马铃薯或发芽的马铃薯中含有该毒,尤其在发芽的部位毒素含量较高。龙葵碱对胃肠道黏膜有较强的刺激作用,对呼吸中枢有麻痹作用,并能引起脑水肿、充血,同时对红细胞还有溶血作用。

(二)临床表现

(1)病史:有食入发芽马铃薯的病史。

(2)急性发芽马铃薯中毒一般在食后数十分钟至数小时发病,患者先有咽喉及口内刺痒或灼热感,继有恶心、呕吐、腹痛、腹泻等消化道症状。轻者1~2天自愈;重者因剧烈呕吐而有失水及电解质紊乱,血压下降的情况;此外,还可出现头晕、头痛、轻度意识障碍、呼吸困难的情况,重者可因心脏衰竭、呼吸中枢麻痹死亡。

(三)院前可进行的辅助检查

院前可进行的检查包括血常规、尿常规、肝功、肾功、心肌酶谱、脑钠肽、血清电解质、凝血功能,动脉血气、心电图等。

(四)诊断与鉴别诊断

(1)诊断:通过进食马铃薯后出现上述症状,排除引起相似症状的其他疾病后,可初步诊断。

(2)鉴别诊断:主要应与其他食物和毒物中毒相鉴别。

(五)院前急救措施

1.病情评估

医生应对患者的一般状况、心率、呼吸、血压、血氧饱和度、意识等进行评估。

2.现场处置要点

(1)对于清醒患者,急救人员应及时催吐、洗胃。

(2)对于严重患者,急救人员应建立静脉通路,给予相应处理,维持生命体征稳定。

(3)因无特效解毒剂,本病以对症治疗、支持治疗为主。对于昏迷患者,急救人员应注意防止误吸;对于呼吸困难,呼吸衰竭患者,急救人员应及时给予氧疗、呼吸兴奋剂,必要时给予气管插管、机械通气;患者心跳呼吸骤停时,急救人员应积极给予心肺复苏。

(4)尽量减少现场滞留时间,尽快将患者转运至有救治能力的医院和科室。

3.转运注意事项

转运途中,急救人员应严密监护,延续现场急救措施,及时处理危及生命的情况,并注意患者有无恶心、呕吐等发作。

4.院前院后交接

急救人员将患者转运至医院后,应向急诊医生重点交接患者的中毒史、生命体征、现场救治和转运途中病情变化等情况。

第八节　毒蕈中毒

一、概述

毒蕈即毒蘑菇、毒菇,多野生,种类繁多。毒菇外观比较艳丽,某些蕈种外观上与可食用无毒野生蕈相似,易被误采食中毒,是一种常见的食物中毒。毒蕈中含多种有毒成分,不同蕈种所含毒素各有差异。毒蕈毒素多耐热,一般分为毒蕈碱、溶血毒素、肝毒素、神经毒素。

二、临床表现

不同蕈种所含毒素毒性各不相同,故中毒后临床表现各异。患者中毒后病情比较复杂,经常表现出混合症状,而且病情常与进食量和进食毒蕈的种类有关。

1.潜伏期

潜伏期随蕈种毒素不同而异:含毒蕈碱的毒蕈发病迅速,患者快则进食数分钟至6小时出现临床症状,如毒粉褶蕈、牛肝蕈等引起的中毒;鹿花菌、马鞍蕈等中毒,患者进食后6～12小时发病;也有近48小时症状不明显者,如白毒伞蕈等中毒。

2.中毒表现

患者发病初多为消化道症状,其后出现各型临床表现,各型之间可相互重叠,依据主要损害的靶器官,大致分为以下几个临床类型:

(1)胃肠炎型:潜伏期为数分钟至6小时,患者主要表现为恶心、呕吐、腹痛、腹泻及流涎等,轻者经对症治疗,多可较快好转;重者吐泻严重,腹痛剧烈,有水样粪便,有时可带血及黏液,由于患者体液大量丢失及电解质紊乱可引起血液浓缩,腓肠肌痉挛,甚至休克、谵妄及昏迷,出现预后不良的情况。

(2)溶血出血型:潜伏期一般为6～12小时,除胃肠炎症状外,尚有明显溶血,患者表现为血红蛋白尿、溶血性黄疸、肝脾大及溶血性贫血等,大量溶血可引起急性肾衰竭;若能及时治疗,预后尚佳。某些毒蕈毒素可引起血小板减少,导致皮肤紫癜、呕血或便血等出血现象发生。

(3)神经精神型:潜伏期数分钟至6小时,除胆碱能神经兴奋症状外,重者可因呼吸道阻塞、呼吸抑制导致死亡。患者主要表现为幻觉、谵妄、兴奋、狂躁、抽搐、惊厥、昏迷或头晕、嗜睡昏睡、神志不清、精神错乱,部分患者有迫害妄想类似精神分裂症表现;类似周围神经炎中毒性轴索病,患者表现为四肢远端对称性感觉和运动障碍、麻木或强直、膝反射消失等,严重者预后不良。

（4）肝脏损害型：其毒素为毒性极强的毒肽和毒伞肽，除对肝脏有严重的损害外，对肾、心、脑、神经系统均有毒害作用，潜伏期为 6～48 小时。患者以中毒性急性肝损害为突出临床表现，病初仅表现为胃肠炎，多不严重，1～2 日内症状减轻，之后可无症状或仅有轻微乏力，似病已愈，即为假愈期。但实际上此时肝脏损害已开始，病情轻者，可无明显的症状即转入恢复期；大多数患者随即出现肝、脑、心、肾等内脏损害，其中肝损害最为严重，迅速出现黄疸及肝功能异常，伴全身出血倾向，常并发 DIC，同时伴有不同程度的意识障碍，甚至发生急性肝坏死，出现肝昏迷；少数患者因中毒性心肌病变或中毒性脑病发生猝死，而肝损害表现尚不严重。本型患者病情凶险而复杂，死亡率较高，需度过 2～3 周危险期后才能逐步康复。

三、院前可进行的辅助检查

院前可进行的检查包括血常规、尿常规、肝功、肾功、心肌酶谱、脑钠肽、血清电解质、凝血功能、动脉血气、心电图等，以及现场对毒蕈进行采集和拍照，以对毒蕈种类进行初步鉴定，有条件者可对剩余食物或胃内容物内的毒蕈类物质检查。

四、诊断与鉴别诊断

（1）诊断：有明确进食毒蕈史，进食后出现相应的临床症状，排除引起此类临床症状的其他疾病。

（2）鉴别诊断：对于病史叙述不清、病情严重或意识障碍的患者，需要与其他相关疾病进行鉴别诊断；具有胆碱能神经兴奋症状时需注意与急性有机磷农药中毒相鉴别；其他需要鉴别的疾病包括急性重症肝炎急性肝坏死、溶血性贫血、急性肾衰竭、中枢神经系统疾病等。

五、院前急救措施

（一）病情评估

医生应对患者的一般状况、心率、呼吸、血压、血氧饱和度、意识状况等进行评估，根据患者病情的严重程度进行分级，并结合患者有无胃肠道症状、出血、溶血、精神异常等，对毒蕈的毒素类型进行初步判断。

（二）现场处置要点

（1）对于清醒患者，急救人员应及时催吐、洗胃，吸附、导泻。

（2）对于病情严重者，急救人员应建立静脉通路，给予相应处理，维持生命体征稳定。

（3）进行必要的药物治疗：阿托品有拮抗毒蕈碱作用，适用于含毒蕈碱的毒蕈中毒，凡出现胆碱能症状者,应及早使用。阿托品的用量为 1 mg,儿童每次 0.03～0.05 mg/kg,进行皮下或肌内注射,酌情每 15 分钟至 6 小时重复给药,必要时可加大剂量并改为静脉注射,直至症状改善。糖皮质激素适用于溶血毒素引起的溶血反应,对中毒性心肌病、中毒性肝病和脑神经病变,有一定的治疗作用,其使用原则是早期、短程、大剂量,如甲泼尼龙用量为 200 mg/d 或地塞米松用量为 20～40 mg/d,一般连用 3～5 日。

(4)对症及综合治疗:①补液,纠正水、电解质紊乱及酸碱平衡失调;②早期防治中毒性脑水肿、控制抽搐、防治呼吸衰竭。

(5)采集患者食用剩余的毒蕈,尽量减少现场滞留时间,及时将患者转运至有救治能力的医院或科室。

(三)转运注意事项

(1)转运途中,急救人员应给予必要的监护与观察,延续现场的急救措施。

(2)对于昏迷患者,急救人员应及时清除口腔分泌物,采取昏迷体位,防止呕吐窒息。

(3)如转院途中患者发生呼吸衰竭,急救人员应给予呼吸兴奋剂,必要时给予气管插管,呼吸机辅助通气。

(4)转运途中,急救人员应进一步详细采集病史,提前联系接诊医院。

(四)院前院后交接

急救人员将患者转运至医院后,应向急诊医生重点交接患者的中毒史、生命体征、现场救治和转运途中病情变化等情况。

第三篇

创伤性疾病的院前急救

第十章　严重多发性创伤

　　创伤是指机械性致伤因素作用于人体所造成的组织结构完整性的破坏或功能障碍。本章将简要介绍有关创伤的基础知识,重点是创伤的共性规律和救治原则,至于各部位创伤的诊断和治疗可参见相关章节。此外,战伤是一种特殊的创伤,属于创伤的范畴。战伤虽有其自身特点,但在许多方面与创伤都有共性或相似性,故在此也作一扼要介绍。

第一节　严重创伤的分类

一、概述

　　创伤的分类是为了尽快对伤员进行正确的诊断,以便使伤员得到及时有效的救治,提高救治工作的有效性和时效性,同时也有利于日后的资料分析和经验总结,使创伤基础理论研究和救治水平不断提高和发展。创伤分类的方法较多,常用的有以下几种:

　　(1)按致伤因素分类:可分为烧伤、冷伤、挤压伤、刃器伤、火器伤、冲击伤、毒剂伤、核放射伤及多种因素所致的复合伤等。

　　(2)按受伤部位分类:一般分为颅脑伤、颌面部伤、颈部伤、胸(背)部伤、腹(腰)部伤、骨盆伤、脊柱脊髓伤、四肢伤和多发伤等。患者诊治时需进一步明确受伤的组织和器官,如软组织损伤、骨折、脱位或内脏破裂等。

　　(3)按伤后皮肤完整性分类:皮肤保持完整无开放性伤口者称闭合伤,如挫伤、挤压伤、扭伤、震荡伤、关节脱位和半脱位、闭合性骨折和闭合性内脏伤等;有皮肤破损者称开放伤,如擦伤、撕裂伤、切割伤、砍伤和刺伤等;在开放伤中,又可根据伤道类型再分为贯通伤(既有入口又有出口者)、盲管伤(只有入口没有出口者)、切线伤(致伤物沿体表切线方向擦过所致的沟槽状损伤)、反跳伤(入口和出口在同一点)。一般而言,开放伤易发伤口感染,但某些闭合性伤如肠破裂等也可造成严重的感染。

(4)按伤情轻重分类:一般分为轻度、中度、重度伤,轻度伤主要是指局部软组织伤,患者暂时失去作业能力,无生命危险,或只需小手术;中度伤主要是指广泛软组织伤、上下肢开放骨折、肢体挤压伤、机械性呼吸道阻塞、创伤性截肢及一般的腹腔脏器伤等,患者丧失作业能力和生活能力,需手术,但一般无生命危险;重度伤指危及患者生命或治愈后有严重残疾者。

创伤的分类是为了让医生准确了解创伤的性质和严重程度,给来诊的创伤患者进行明确的诊断并给予及时而有效的治疗,同时也有利于资料的总结分析。依据不同的着眼点,创伤的分类方法也不同,但任何一种分类方法,都基于一个目的,就是更好地指导医生的临床工作,为临床医生提供处理伤员的依据。

二、分类详解

(一)按伤口分类

依据体表的完整性是否遭到破坏,可以将创伤分为开放性和闭合性两大类。开放性创伤易于诊断,但常伴随创口感染;闭合性创伤的诊断有一定难度,需要接诊医生有丰富的经验和完善的检查。闭合性创伤救治延误,常导致严重的后果,如腹腔内脏器破裂,发生严重的腹腔感染或失血性休克。

1.开放性创伤

在开放性创伤中,有穿入伤和穿透伤两种。穿入伤是指利器或投射物穿入体表后造成的损伤,可仅限于皮下,也可伤及内脏。与此相对应的是非穿入伤,是指体表完整而皮肤下组织发生的损伤,如挫伤等闭合性损伤。穿透伤是指穿透体腔和伤及内脏的穿入伤,也就是说,凡穿透各种体腔(脑膜腔、脊髓膜腔、胸膜腔、腹膜腔、关节腔)造成内脏损伤者均称之为穿透伤,反之为非穿透伤。

(1)擦伤:是最轻的一种创伤,系致伤物与皮肤表面发生切线方向运动所致,即皮肤与物体粗糙面摩擦后而产生的浅表损伤;通常患者仅有表皮剥脱,少许出血点和渗血,继而可出现轻度炎症,一般1~2天可自愈。

(2)撕裂伤:钝性暴力作用于体表,造成皮肤和皮下组织撕开和断裂,如行驶的车辆、开动的机器和奔跑的马匹撞击人体时,易产生此类损伤。此类伤口形态各异,如瓣状、线状、星状等。撕裂伤伤口常见有特征性的细丝状物,恰似藕断丝连,系尚未断离的、抗裂强度较大且富含胶原的纤维组织,伤口污染多较严重。

(3)切伤和砍伤:切伤为锐利物体(如刀刃)切开体表所致,其创缘较整齐,伤口大小及深浅不一,严重者其深部血管、神经或肌可被切断。因利器对伤口周围组织无明显刺激,故切断的血管多无明显收缩,出血常较多。砍伤与切伤相似,但使用球刃器较重(如斧)或作用力较大,故伤口多较深,并常伤及骨组织,伤后的炎症反应较明显。

（4）刺伤：为刺刀、竹签、铁钉等尖细物体猛力插入软组织所致的损伤。刺伤的伤口多较小，易被血凝块堵塞，但较深，有时会伤及内脏，此类伤口易并发感染，尤其是厌氧菌感染。

2.闭合性创伤

（1）挫伤：最为常见，系钝性暴力（如枪托、石块）或重物打击所致的皮下软组织损伤。患者主要表现为伤部肿胀、皮下瘀血，有压痛，严重者可有肌纤维撕裂和深部血肿。如致伤力为螺旋方向，形成的挫伤称为捻挫，其损伤更为严重。内脏发生挫伤（如脑挫伤）时，可造成实质细胞坏死和功能障碍。

（2）挤压伤：肌丰富的肢体或躯干在受到外部重物（如倒塌的工事或房屋）数小时的挤压或固定体位的自压（如全麻手术患者）而造成的肌组织创伤。伤部受压后可出现严重缺血，解除挤压后因液体从血管内外渗而出现局部严重肿胀，致使血管外间质压力增高，反转来又进一步阻碍伤部的血循环。此时，血管内可发生血栓，组织细胞可出现变性坏死。大量的细胞崩解产物，如血红蛋白、肌红蛋白等，被吸收后可引起急性肾衰，即挤压综合征。挤压伤与挫伤相似，但受力更大，致伤物与体表接触面积也更大，压迫的时间较长，故损伤常较挫伤更重。

（3）扭伤：为关节部位一侧受到过大的牵张力，相关的韧带超过其正常活动范围而造成的损伤，此时关节可能会出现一过性半脱位和韧带纤维部分撕裂，并有出血、局部肿胀、青紫和活动障碍；严重的扭伤可伤及肌和肌腱，以至发生关节软骨损伤和骨撕脱等，治愈后可因韧带或关节囊薄弱而复发。

（4）震荡伤：为头部受钝力打击所致的暂时性意识丧失，无明显或仅有很轻微的脑组织形态变化。

（5）关节脱位和半脱位：为关节部位受到不匀称的暴力作用后所引起的损伤。骨骼完全脱离关节面者称为完全性脱位，部分脱离关节面者称为半脱位。通常肩关节稳定性较差，易发生脱位，而髋关节稳定性好，不易发生脱位。脱位的关节囊会受到牵拉，较严重者可使关节囊变薄，复位后亦易复发。

（6）闭合性骨折：为强暴力作用于骨组织所产生的骨断裂。因致伤力和受力骨组织局部特性不同，骨折可表现出不同的形态和性质，如横断形、斜形、螺旋形、粉碎性、压缩性、嵌入性、完全性、不完全性、一处或多处等。骨折断端受肌牵拉后可发生位移，并可伤及神经、血管。

（7）闭合性内脏伤：为强暴力传入体内后所造成的内脏损伤。如人体头部受到撞击后，能量传入颅内，形成应力波，迫使脑组织产生短暂的压缩、变位，在这一过程中可发生神经元的轻度损伤；如受伤较重，可发生出血和脑组织挫裂，形成脑挫伤。行驶的机动车撞击胸腹部时，患者体表可能完好无损，而心、肺、大血管可发生挫伤和破裂，肝、脾等实质内脏器官，或充盈的膀胱等也可发生撕裂或破裂性损伤。在高速行驶的车辆紧急制动时,佩戴腰安全带的人员因人体惯性运动受到安全带的阻挡,此时可发生闭合性的安全带伤,表现为内脏器官挫伤、破裂和出血,甚至脊柱压缩性骨折。

(二)按致伤部位分类

人体致伤部位的区分和划定,与正常的解剖部位相同。

(1)颅脑伤:前起于眉间,经眶上缘、颧骨上缘、颞颌关节、外耳道、乳突根部,到枕外粗隆连线以上部分,该部有完整的颅骨,脑组织正存于其间,常见的损伤为颅骨骨折、硬膜外和硬膜下出血、脑震荡、脑挫伤等;如仅伤及头部皮肤、皮下和肌等软组织而未伤及脑组织,则称为头部软组织伤,严重的颅脑伤是死亡率最高的一种创伤。

(2)颌面颈部伤:上界与颅脑部连接,下界前起于胸部上切迹,经锁骨上缘内 1/3,斜方肌上缘,到第 5 颈椎棘突的连线,其中眼部以骨性眶缘为界;颌面部上界亦即颌面颈部上界,颌面部下界为下颌骨下缘,延至外耳道,其余属颈部;该部内含气管、食管、甲状腺、甲状旁腺、大血管、神经和肌肉等器官和组织;发生颌面颈部伤时,可不同程度地影响呼吸、语言、进食和内分泌功能,颈部大血管破裂时,可因大出血而迅速致死。

(3)胸部伤:上界为颈部连接,上外界为锁骨中外 1/3 交界处与腋部的连线;下界从胸骨剑突向外下斜行,沿肋下缘到第 8 肋间,水平向后,横过第 11 肋中点,到第 12 胸椎下缘;胸壁的半骨性结构使胸腔保持一定的形状,因而可有效地保护胸腔内心肺等主要器官;胸部损伤轻时仅累及胸壁,重则伤及心肺和大血管,造成患者气胸、血气胸、心包积血,以及心肺出血和破裂。

(4)腹部伤:上界与胸部连接,下界为骨盆上缘、即耻骨联合上缘、耻骨棘、腹股沟韧带、髂前上棘,髂嵴和髂骨上缘;腹腔内含有许多实质内脏器官和空腔内脏器官,腹壁的表面积大、质地软,受外界致伤因子作用的概率较高,故易发生损伤,重者可造成内出血、器官破裂和腹腔感染。

(5)骨盆部(阴臀部)伤:上界与腹部连接,下界从耻骨联合下缘向外,横过股骨大粗隆,到臀下皱襞,包括外阴部和会阴部;盆腔内主要有膀胱、直肠和泌尿生殖与消化两系统的排出口;发生骨折时易引起内脏器官继发损伤;大小便时,伤部易受到污染。

(6)脊柱脊髓伤:上起于枕外粗隆,下达骶骨上缘,两侧到横突尖部;脊柱损伤伴有脊髓损伤时,可发生不同高度和范围的截瘫,甚至造成终身残疾;救护时必须让伤员平卧,最好躺在平板上。

(7)上肢伤:上界与颈部和胸部连接,下界为手指末端;上肢是人体工作和生活的重要部位,常见的损伤为肱骨、桡骨和尺骨骨折,重者可发生断指或断肢,同时可伴有神经血管和肌损伤。

(8)下肢伤:上界与骨盆部相连接,下界为游离的脚趾;下肢的主要功能是支持和移动身体的重量,常见的损伤有股骨和胫腓骨骨折、挤压伤等,同时伴有神经血管和肌损伤。

(9)多发伤:除了以上按解剖部位进行分类外,还有多个解剖部位出现的损伤;凡有两个或两个以上解剖部位出现的损伤,而其中一处可危及生命者称为多发伤;亦有人不同意这一定义,认为只要出现两个或两个以上解剖部位的损伤(不论其损伤程度如何),都应视为多发伤;至于同一部位(如下肢或腹部)发生多个损伤,一般不称为多发伤。

(三)按致伤因子分类

(1)冷武(兵)器伤:所谓冷武器是与火器相对而言的,多指不用火药发射,以其利刃或锐利尖端而致伤的武器,如刀、剑、戟等,此类武器所致的损伤称为冷武(兵)器伤。

(2)火器伤:各种枪弹、弹片、弹珠等投射物所致的损伤。20 世纪 60 年代以后,轻武器逐渐向小型化、轻量化和高速化方向发展,此类高速弹头击中人体时,特别是在 200 米以内击中时,因其速度快,质量小,易发生破裂,大量能量迅速传递给人体组织,故常造成严重损伤,高速小弹片(珠)的速度随距离增加而迅速衰减,但在近距离内,却有很大的杀伤力。此外,小弹片(珠)常呈面杀伤,即一定范围内含有许多弹片(珠)散布,同一人可同时被许多弹片(珠)击中,从而造成多处受伤。

(3)烧伤:因热力作用而引起的损伤。近代战争中,常使用各种纵火武器,如凝固汽油弹、磷弹、铝热弹、镁弹、火焰喷射器等,因此烧伤的发生率急剧增高;大当量核武器爆炸时,光辐射引起的烧伤则更为严重;在平时,因火灾、接触炽热物体(如烙铁、开水等)也可发生烧伤或烫伤。

(4)冷伤:因寒冷环境而造成的全身性或局部性损伤。依损伤性质可将冷伤分为冻结性损伤和非冻结性损伤两类:前者亦称"局部冷伤"或"冻伤",后者包括一般的冻疮、战壕足和浸泡足。两类损伤的区别在于发生冻结性损伤的环境温度已达到组织冰点以下,且局部组织有冻结,而非冻结性损伤是长期或反复暴露于寒冷潮湿环境中导致的无组织冻结和融化过程的寒冷性损伤。在寒冷的地区和季节,如保温措施不力,不论平时还是战时均可能发生大量冻伤。

(5)冲击伤:为在冲击波作用下人体所产生的损伤。冲击波超压常引起鼓膜破裂、肺出血、肺水肿和其他内脏出血,严重者可引起肺组织和小血管撕裂,导致空气入血,形成气栓,出现致死性后果,此即临床上常说的爆震伤。动压可造成不同程度的软组织损伤、内脏破裂和骨折,类似于一般的机械性创伤。除空气冲击波可致伤外,水下冲击波和固体冲击波(经固体传导)也可造成各种损伤。此外,冲击波还可使建筑物倒塌或碎片飞散而产生继发性损伤。

(6)化学伤:敌人使用化学武器时,人员可因受化学战剂染毒而致伤,如糜烂性毒剂芥子气和路易剂可使皮肤产生糜烂和水疱,刺激性毒剂西埃斯和亚当剂对眼和上呼吸道黏膜有强烈刺激作用,窒息性毒剂光气和双光气作用于呼吸道可引起中毒性肺水肿。

(7)放射性损伤:因高能电离辐射、镭及各种放射性同位素引起的组织损伤,称为放射性损伤。高能电离辐射包括α射线、β射线、γ射线、X射线和中子射线等。其中X射线是由人工设备制造的,而α射线、β射线则来自放射性物质的衰变,如铀、铯-137和钍等;X射线和γ射线都是高能磁辐射,而α射线、β射线则是带电荷的亚原子粒子流。当这些射线闯入人体时,它们会以很大的能量来破坏细胞的染色体、酶,使细胞的正常功能发生紊乱,也可破坏机体神经体液调节和许多器官组织,致使全身功能紊乱,甚至造成死亡。

(8)复合伤:是由两种或两种以上的致伤因素同时或相继作用于人体,造成解剖部位或脏器的损伤,且至少有一处危及生命的伤害,如放射线与热力作用造成的放烧复合伤,热力和冲击波造成的烧冲伤等。复合伤与多发伤是两个不同的概念,不可混淆。

(四)按人群分类

(1)儿童创伤:男孩创伤发生率约为女孩的1.5倍,乡村儿童意外伤害的发生率明显高于在城市,且以6岁左右的儿童最多,5岁以下的儿童容易被各种锋利玩物所伤,4岁以下儿童创伤的最常见原因为跌伤,其次为烫伤;在交通事故伤中,6～12岁儿童的发生率最高,四肢是常见的创伤部位,骨折常发生于股骨、桡骨、肱骨及指骨,在较严重的创伤中,最多见的创伤部位是头部和颈部;近一半的儿童创伤发生在家庭内,这提示人们安全的环境和成人的监护仍然是值得重视的环节。

(2)老年人创伤:随着年龄的增加,其体力逐渐下降、机体器官机能逐步减退、反应能力慢慢下降,使其极易成为创伤袭击的对象,而且后果往往非常严重。在老年人的创伤中,最常见的是摔伤和交通事故伤,后果往往是骨折、颅脑损伤等。骨折常见于髋部、腰椎、腕关节、肩关节等,随着年龄的增长,发生骨折的危险性也不断升高,这与老年人骨质丢失、受伤机会增多及多器官疾患增加有关。女性由于绝经后雌激素减少,骨丢失加速,较男性更易发生骨折,老年女性创伤多见于单纯摔伤,而男性则多由各种意外事故所致。总而言之,老年人之所以易发生严重的创伤,与其整个人体生理功能和结构的退行性变有密切关系,如果通过长期合理的锻炼以及适当的饮食调理等,则完全可能减缓机体退行性变的进程,防止或减少严重创伤的发生。

(3)孕妇创伤:创伤在妊娠期的发生率为6%～7%,是除妊娠合并症和并发症外导致孕妇死亡的主要原因,约占母体死亡的20%。孕妇发生严重创伤时胎儿死亡率高达61%,孕妇合并休克则可达80%。对受创伤的孕妇进行抢救时,必须考虑胎儿与母体两方面,权衡利弊,这一直是临床工作中产科医生遇到的棘手问题。创伤原因包括汽车交通事故、自杀、烧伤、枪杀、刀伤等。妊娠期创伤类型按创伤部位分为颅脑伤、胸部伤、腹部伤、肢体伤等;按皮肤的完整性分为闭合性创伤、开放性创伤。由于妊娠期腹部的特点,又可以分为腹部直接创伤(腹部闭合性创伤、腹部开放性创伤)、腹部间接创伤(跌伤、扭伤、挫伤等)。在妊娠的不同时期,创伤对母体及胎儿造成的后果不同,但无论创伤发生在妊娠何期,基本抢救原则是对母体进行复苏、建立有效通气。对于低血容量患者,在止血的同时输入晶体液和血制品；在紧急复苏后，继续检查出血部位、骨折、闭合性损伤以及子宫和胎儿损伤情况。

第二节　严重创伤的现场急救(快速创伤检查)

一、诊断

诊断创伤主要是明确患者的损伤部位、性质、程度、全身性变化及并发症，特别是原发损伤部位相邻或远处内脏器官是否损伤(及其程度)。因此，医生需要详细地了解患者的受伤史，仔细地进行全身检查，并借助辅助诊断措施等才能得出全面、正确的诊断。

(一)了解受伤史

详细的受伤史对于医生了解损伤机制和估计伤情发展有重要价值。若患者因昏迷等原因不能自述时，急救人员应在救治的同时向现场目击者、护送人员和家属了解，并进行详细记录，主要应了解患者受伤的经过、症状及既往疾病等情况。

(1)受伤情况：首先是了解致伤原因，可明确患者的创伤类型、性质和程度，如刺伤(虽伤口较小，但可伤及深部血管、神经或内脏器官)、坠落伤(不仅可造成软组织伤，还可导致一处或多处骨折，甚至内脏损伤)，应了解受伤的时间和地点，若为暴力作用致伤，还应了解暴力的大小、着力部位、作用方式(直接或间接)及作用持续时间等。患者受伤时的体位对诊断也有帮助，如坠落时的首先着地部位。若为枪弹伤时，受伤时的体位对判断伤道走行具有重要的参考意义。

(2)伤后表现及其演变过程：不同部位创伤，伤后表现不尽相同，如神经系统损伤，应了解患者是否有意识丧失和肢体瘫痪等，胸部损伤是否有呼吸困难、咳嗽及咯血等，对腹部创伤应了解最先疼痛的部位、疼痛的程度和性质及疼痛范围扩大等情况。疼痛部位有指示受伤部位或继发损伤的诊断意义；对开放性损伤失血较多者，急救人员应询问其大致的失血量、失血速度及口渴情况；此外，还应了解伤后的处理情况，包括现场急救所用的药物及采取的措施等，如使用止血带者，应计算使用时间。

(3)伤前情况：注意伤员是否饮酒，这对判断意识情况有重要意义；了解患者有无其他相关疾病，如高血压史者，应根据原有血压水平评估伤后的血压变化；若患者患有糖尿病、肝硬化、慢性尿毒症、血液病等，或长期使用皮质激素类、细胞毒性类药物等，伤后就较易并发感染或延迟愈合，应作为诊治时的参考。此外，对药物过敏史也应了解。

(二)体格检查

首先应从整体上观察患者状态，判断患者的一般情况，区分伤情轻重，对生命体征平稳者,可进行进一步仔细检查;伤情较重者,可先着手急救,在抢救中逐步检查。

(1)全身情况的检查可采取临床的一般检查步骤:应注意患者的精神(心理)状态,适当劝慰以缓解其紧张情绪,取得医患间的合作;注意患者的呼吸、脉搏、血压、体温等生命体征,以及意识状态、面容、体位姿势等情况。如发现下列任何一项或多项表现,必须进一步深入检查:体温过低、意识失常、呼吸急促或困难、脉搏微弱、脉率过快或失律、收缩压或脉压过低、面色苍白或口唇、肢端发绀等。

(2)根据受伤史或某处突出的体征,详细检查:如患者头部伤,则需检查头皮、颅骨、瞳孔、耳道、鼻腔、神经反射、肢体运动和肌张力等;如患者腹部伤,则需观察触痛、腹肌紧张、反跳痛、移动性浊音、肝区浊音和肠鸣音等;如患者胸部伤,则需注意肋骨叩痛、双侧呼吸音是否对称等;如患者四肢伤,则需检查肿胀、畸形或异常活动、骨擦音或骨导音、肢端脉搏等。

(3)对于开放性损伤,必须仔细观察伤口或创面,注意伤口形状、大小、边缘、深度及污染情况、出血的性状、外露组织、异物存留及伤道位置等。但对伤情较重者,伤口的详细检查应在手术室进行,以保障伤员安全。对投射物(如枪弹、弹片)所致的损伤,应注意寻找入口和出口,有时伤道复杂,入口和出口不在一条线上,甚至偏离入口甚远;无出口时,应注意内脏多处损伤的可能。

(三)辅助检查

辅助检查有一定的意义,对某些部位创伤也有重要的诊断价值,但应根据患者的全身情况选择必需的项目,以免增加伤员的痛苦和浪费时间、人力和物力。

1.常规检查

血常规和血细胞比容可判断失血或感染情况,尿常规可提示泌尿系统损伤和糖尿病,电解质检查可分析水、电解质和酸碱平衡紊乱的情况。疑有肾损伤时,可进行肾功能检查;疑有胰腺损伤时,应作血或尿淀粉酶测定等。

2.穿刺和导管检查

诊断性穿刺是一种简单、安全的辅助方法,可在急诊室内进行,呈阳性时能迅速确诊,但阴性时不能完全排除组织或器官损伤的可能性,还应注意区分假阳性和假阴性。如腹腔穿刺穿入腹膜后血肿,则为假阳性,可改变穿刺点,或多次穿刺。一般胸腔穿刺可明确血胸或气胸;腹腔穿刺或灌洗,可证实内脏破裂、出血。放置导尿管或灌洗可诊断尿道或膀胱的损伤,留置导尿管可观察患者每小时的尿量,以作补充液体、观察休克变化的参考;监测中心静脉压可辅助判断血容量和心功能;心包穿刺可证实心包积液和积血。

3.影像学检查

X线平片检查对骨折患者可明确骨折类型和损伤情况,以便制定治疗措施;怀疑胸部和腹腔脏器损伤者,可明确是否有气胸、血气胸、肺病变或腹腔积气等;还可确定伤处某些异物的大小、形状和位置等;对重症伤员可进行床旁 X 线平片检查。CT 可以诊断颅脑损伤和某些腹部实质器官及腹膜后的损伤。超声检查可发现胸、腹腔的积血和肝、脾的包膜内破裂等情况。选择性血管造影可帮助确定血管损伤和某些隐蔽的器官损伤。

4.其他检查

对严重创伤伤员,还可根据需要采用多种功能监护仪器和其他实验室检查方法,监测心(如心输出量)、肺(如血气)、脑(如颅内压)、肾等重要器官的功能,以利于观察病情变化,及时采取治疗措施。

值得指出的是,虽然各种辅助检查技术水平不断提高,但手术探查仍是诊断闭合性创伤的重要方法之一,不仅是为了明确诊断,更重要的是为了抢救和进一步治疗,但必须严格了解患者的手术探查指征。

（四）创伤检查的注意事项

及时正确的创伤诊断对后续治疗具有重要的意义,但对于创伤病情危重者,在诊断和救治程序上有时会出现矛盾。此时,应注意以下事项。

(1)发现危重情况,如窒息、大出血、心搏骤停等,必须立即抢救,不能单纯为了检查而耽误抢救时机。

(2)检查步骤应尽量简捷,询问病史和体格检查可同时进行;检查动作必须谨慎轻巧,切勿因检查而加重损伤。

(3)重视症状明显的部位,同时应仔细寻找比较隐蔽的损伤,例如患者左下胸部伤有肋骨骨折和脾破裂,其中肋骨骨折疼痛显著,虽然脾破裂早期症状可能被掩盖,但其后果更加严重。

(4)接收批量伤员时,不可忽视异常安静的患者,因为有窒息、深度休克或昏迷者已不可能呼唤呻吟。

(5)一时难以诊断清楚的损伤,应在对症处理过程中密切观察,争取尽早确诊。

二、早期治疗

创伤病情一般都比较危重,其处理是否及时和正确直接关系到患者的生命安全和功能恢复。因此,必须十分重视创伤的处理,特别是早期急救处理。不同的创伤处理方法有所不同,但基本原则是一致的。平时创伤多为交通事故伤、工伤和生活中意外损伤;战时则多为枪弹伤、爆炸(震)伤。

（一）急救的目的

急救的目的是挽救生命,在处理复杂伤情时,应优先解除危及伤员生命的情况,使伤情得到初步控制,然后再进行后续处理,并尽可能稳定伤情,为转送和后续确定性治疗创造条件。急救人员必须优先抢救的急症主要包括心跳、呼吸骤停,窒息,大出血,张力性气胸,休克等,有些必须在受伤现场进行急救。常用的急救技术主要有复苏、通气、止血、包扎、固定和搬运等。

1.复苏

患者心跳、呼吸骤停时,急救员应从现场开始进行体外心脏按压及口对口人工呼吸,接着在急诊室(车)用呼吸面罩及手法加压给氧,或进行气管插管接呼吸机支持呼吸,并在心电监测下进行电除颤,开胸心脏按压,也可进行药物除颤,并兼顾脑复苏。

2.通气

呼吸道发生阻塞可在很短时间内使伤员窒息死亡,故急救人员抢救时必须争分夺秒地解除各种阻塞原因,维持呼吸道的通畅。对呼吸道阻塞的伤员,急救人员必须果断地以最简单、最迅速有效的方式予以通气,常用的方法有:

(1)手指掏出:适用于颌面部伤所致的口腔内呼吸道阻塞,有条件时(急诊室)可用吸引管吸出,呼吸道通畅后应将伤员头偏向一侧或取侧卧位。

(2)抬起下颌:适用于颅脑损伤舌根后坠及伤员深度昏迷而窒息者,用双手抬起伤员两侧下颌角,即可解除呼吸道阻塞;如仍有呼吸异常音,应迅速用手指掰开下颌,掏出或吸出口内分泌物和血液、血凝块等;呼吸道通畅后应将伤员头偏向一侧或取侧卧位;必要时可将舌拉出,用别针或丝线穿过舌尖固定于衣扣上或用口咽通气管。

(3)环甲膜穿刺或切开:在情况特别紧急,或上述两项措施不见效而又有一定抢救设备时(急诊室或车),可用粗针头做环甲膜穿刺;对不能满足通气需要者,可用尖刀片做环甲膜切开,然后放入导管,吸出气道内血液和分泌物;做环甲膜穿刺或切开时,注意勿用力过猛,防止损伤食管等其他组织。

(4)气管插管。

(5)气管切开:可彻底解除上呼吸道阻塞和清除下呼吸道分泌物。

3.止血

大出血可使伤员迅速陷入休克,甚至致死,所以必须及时止血。了解出血的性质有助于出血的处理,动脉出血呈鲜红色,速度快,为间歇性喷射状;静脉出血多为暗红色,持续涌出;毛细血管损伤多为渗血,呈鲜红色,自伤口缓慢流出。常用的止血方法有指压法、加压包扎法、填塞法和止血带法等。

(1)指压法:用手指压迫动脉经过骨骼表面的部位,达到止血目的。如头颈部大出血,可压迫一侧颈总动脉、颈外动脉或颈内动脉;上臂出血可根据伤部压迫腋动脉或肱动脉;下肢出血可压迫股动脉等。指压法止血是应急措施,因四肢动脉有侧支循环,故其效果有限,且难以持久。因此,应根据情况适时改用其他止血方法。

(2)加压包扎法:最为常用,一般小动脉和静脉损伤出血均可用此法止血,方法是先将灭菌纱布或敷料填塞或置于伤口,外加纱布垫压,再以绷带加压包扎。包扎的压力要均匀,范围应够大,包扎后将伤肢抬高,以增加静脉回流和减少出血。

(3)填塞法:用于肌肉、骨端等渗血,先用1～2层的无菌纱布铺盖伤口,以纱布条或绷带充填其中,再加压包扎。但此法止血不够彻底,且可能增加感染机会。另外,在清创去除填塞物时,可能由于凝血块随同填塞物同时被取出,又造成较大出血。

(4)止血带法:一般用于四肢伤大出血,且加压包扎无法止血的情况。使用止血带时,接触面积应较大,以免造成神经损伤,止血带的位置应靠近伤口的最近端。止血带中以局部充气式止血带最好,在紧急情况下,也可使用橡皮管、三角巾或绷带等代替,但应在下方放好衬垫物,禁用细绳索或电线等充当止血带。急救人员使用止血带应注意以下事项:①不必缚扎过紧,以能止住出血为度;②应每隔1小时放松1～2分钟,且使用时间一般不应超过4小时;③使用止血带的伤员必须有显著标志,并注明启用时间,优先转运;④松解止血带之前,应先输液或输血,以补充血容量,打开伤口时应准备好止血用器材,然后再松止血带;⑤若因止血带使用时间过长,远端肢体已发生坏死者,应在原止血带的近端加上新止血带,然后再行截肢术。

4.包扎

包扎目的是保护伤口、减少污染、压迫止血、固定骨折、关节和敷料并止痛。最常用的材料是绷带、三角巾和四头带,无上述物品时,可就地取材用干净毛巾、包袱布、手绢、衣服等替代。绷带有环形包扎、螺旋反折包扎、"8"字形包扎和帽式包扎等。包扎时,急救人员应要掌握"三点一走行",即绷带的起点、止点、着力点(多在伤处)和走行方向顺序。三角巾使用简单、方便、灵活,可用于身体不同部位的包扎,也可作较大面积创伤的包扎,但不便加压,也不够牢固;四头带用于胸、腹部伤包扎时较为方便,用于四肢包扎时也不易滑脱。在进行伤口包扎时,动作要轻巧,松紧要适宜、牢靠,既要保证敷料固定和压迫止血,又不影响肢体血液循环。包扎敷料应超出伤口边缘5～10 cm,若遇有外露污染的骨折断端或腹内脏器,不可轻易还纳。若患者腹腔组织脱出,应先用干净器皿保护后再包扎,不要将敷料直接包扎在脱出的组织上面。

5.固定

骨关节损伤时必须固定制动,以减轻患者疼痛,避免骨折端损伤血管和神经,并有利于防止休克和搬运。患者若有较重的软组织损伤,也应局部固定制动,固定前应尽可能牵引伤肢和矫正畸形,然后将伤肢放在适当位置,固定于夹板或其他支持物上(可就地取材如用木板、竹竿、树枝等)。固定范围一般应包括骨折处远和近端的两个关节,既要牢靠,又不可过紧。急救中如缺乏固定材料,可行自体固定法,如将上肢固定于胸廓上,受伤的下肢固定于健肢上。伤口出血者,急救人员应先止血并包扎,然后再固定。开放性骨折固定时,外露的骨折端不要还纳伤口内,以免造成污染扩散。固定的夹板不可与皮肤直接接触,应垫以衬物,尤其是夹板两端、骨突出部和悬空部位,以防止组织受压损伤。另外,急救时的固定多为临时固定,在到达救治机构经处理后,应及时进行治疗性固定。

6.搬运

患者经过初步处理后,需从现场送到医院进行进一步检查和治疗。正确的搬运可减少患者的痛苦,并使其获得及时治疗。平时急救人员多采用担架或徒手搬运,战时火线上的伤员搬运,必须防避敌方火力,且常不可能使用平时的搬运工具,而一般采用背、夹、拖、架等方法:①背:用背带加短木棍,让伤员骑在身上,然后背走。②夹:夹持伤员,侧身前进。③拖:用大衣、雨衣、布单等包裹伤员,拴绳索或皮带于其腋下,然后拖拉运走。④抬:双人徒手抬送伤员。⑤架:就地取材制成临时担架,搬运伤员。

无论平时或战时,对骨折伤员,特别是脊柱损伤的伤员,急救人员搬运时必须保持伤处稳定,切勿弯曲或扭动,以免加重损伤。对昏迷伤员,搬运时必须保持呼吸道通畅,可采用半卧位或侧卧位。

(二)进一步救治

患者经现场急救被送到一定的救治机构后,医生即应对其伤情进行判断、分类,然后采取针对性的措施进行救治,有时也需在现场或救护车上对患者的伤情进行判断。

(1)判断伤情:可根据前述创伤分类方法及指标进行伤情判断和分类,以便把需要进行紧急手术和心肺监护的患者与一般患者区分开来。通常可以简单地分为三类:①第一类:致命性创伤,如危及生命的大出血、窒息、开放性或张力性气胸。对这类伤员,只能进行短时的紧急复苏,之后就应进行手术治疗。②第二类:生命体征尚属平稳的患者,如不会立即影响生命的刺伤、火器伤或胸腹部伤,可观察或复苏 1～2 小时,争取时间进行好交叉配血及必要的检查,并同时进行手术准备。③第三类:潜在性创伤,性质尚未明确,有可能需要手术治疗的患者,应继续密切观察,并进行进一步检查。

(2)呼吸支持:维持呼吸道通畅,必要时行气管插管或气管切开;张力性气胸穿刺排气或闭式引流,开放性气胸封闭伤口后行闭式引流;如有多根肋骨骨折引起反常呼吸时,先用加垫包扎或肋骨牵引限制部分胸廓浮动,再行肋骨固定;发生外伤性膈疝时,可先插入气管导管进行人工呼吸,再行手术整复;另外,应保持足够有效的氧供。

(3)循环支持:主要是积极抗休克,对循环不稳定或休克的患者应建立一条以上静脉输液通道,必要时可考虑进行锁骨下静脉或颈内静脉穿刺,或周围静脉切开插管;应尽快恢复有效循环血容量,维持循环的稳定;在扩充血容量的基础上,可酌情使用血管活性药物;髂静脉或下腔静脉损伤以及腹膜后血肿者,禁止经下肢静脉输血或输液,以免伤处出血增加;对心搏骤停者,应立即胸外心脏按压,药物或电除颤起搏;心脏压塞者应立即行心包穿刺抽血。

(4)镇静止痛和心理治疗:剧烈疼痛可诱发或加重休克,故在不影响病情观察的情况下选用药物镇静止痛;对于无昏迷和瘫痪的患者可皮下或肌注哌替啶(杜冷丁)75～100 mg 或盐酸吗啡 5～10 mg 止痛;由于患者可有恐惧、焦虑等情绪,甚至个别可发生伤后精神病,故心理治疗很重要。

（5）防治感染：遵循无菌术操作原则，使用抗菌药物；开放性创伤需对患者加用破伤风抗毒素，抗菌药在伤后 2～6 小时内使用可起预防作用，延迟用药起治疗作用，并需延长持续用药时间；对抗感染能力低下的患者，用药时间也需延长，且常需调整药物品种。

（6）密切观察：严密注视患者的伤情变化，特别是对严重创伤怀疑有潜在性损伤的患者，必要时应进行生命体征的监测和进一步的检查。

（7）支持治疗：主要是维持患者的水、电解质和酸碱平衡，保护重要脏器功能，并给予营养、支持。

（三）急救程序

在创伤的急救过程中，急救人员遵循一定的程序，可提高工作效率，防止漏诊。其基本原则是先救命，后治伤，可分为五个步骤进行：①把握呼吸、血压、心率、意识和瞳孔等生命体征，视察伤部，迅速评估伤情；②对生命体征的重要改变迅速进行反应，如心肺复苏、抗休克及外出血的紧急止血等；③重点询问受伤史，分析受伤情况，仔细体格检查；④实施各种诊断性穿刺或安排必要的辅助检查；⑤进行确定性治疗，如各种手术等。

（四）批量伤员的救治

平时的自然灾害（如地震、滑坡、泥石流等）和重大交通事故可发生成批伤员，需急救人员现场急救时，重要的是分清轻、重伤员，对一般轻伤者，就地医疗处理后，即可归队或转有关部门照料，使主要救治力量用以抢救重伤员；重伤员中确定急需优先救治者，给予必要的紧急处理后，按轻重缓急顺序，及时组织后送；在后送前或后送途中要向有关救治机构报告伤情如初步的诊断及已进行的处理，密切注意伤情变化，进行相应的应急处理；救治机构在接收成批伤员后，应进行迅速检伤分类，组织救治力量进行抢救。

（五）闭合性创伤的治疗

临床上多见的闭合性创伤如浅部软组织挫伤、扭伤等，浅部软组织挫伤多因钝性外力碰撞或打击导致部分组织细胞受损，微血管破裂出血，继而发生炎症。其临床表现为局部疼痛、肿胀、触痛，或有皮肤发红，继而转为皮下青紫瘀斑。

常用物理疗法，如伤后初期局部可用冷敷，12 小时后改用热敷或红外线治疗，或包扎制动，还可服用云南白药等。少数挫伤后有血肿形成时，可加压包扎。如浅部挫伤系由强大暴力所致，应检查深部组织器官有无损伤，以免因漏诊和延误治疗而造成严重后果。闭合性骨折和脱位应先予以复位，然后根据情况选用各种外固定或内固定的方法制动。头部、颈部、胸部、腹部等的闭合性创伤，都可能造成深部组织器官的损伤，甚至危及生命，必须仔细检查诊断和采取相应的治疗措施。

（六）开放性创伤的处理

擦伤、表浅的小刺伤和小切割伤，可用非手术疗法；其他的开放性创伤均需手术处理，目的是修复断裂的组织，但必须根据具体的伤情选择方式方法。例如伤口可分清洁伤口（无菌手术切口）、污染伤口（有细菌污染而尚未构成感染）和感染伤口，其中清洁伤口可以直接缝合。

开放性创伤早期为污染伤口可行清创术，直接缝合或者延期缝合；感染伤口先要引流，然后再作其他处理；较深入体内的创伤在手术中必须仔细探查和修复。伤口或组织内存有异物，应尽量取出以利于组织修复；但如果异物数量多，或者摘取可能造成严重的再次损伤，处理时必须衡量利弊。另外，开放性创伤者应注射破伤风抗毒素治疗，在伤后12小时内应用可起到预防作用，污染和感染伤口还要根据伤情和感染程度考虑使用抗菌药。

临床上多见的浅部开放性创伤，如浅部的小刺伤，多由庄稼刺条、木刺、缝针等误伤造成。小刺伤因带有细菌污染，可能引起感染（如手指发炎等），有的还可能造成异物存留，因此不应忽视。小刺伤的伤口出血，直接压迫3～5分钟即可止血；止血后可用70%酒精或碘伏原液涂擦，包以无菌敷料，保持局部干燥24～48小时。伤口内若有异物存留，应设法拔出，然后消毒和包扎。

浅部切割伤，多为刀刃、玻璃片、铁片等造成，伤口的长度和深度可不相同，关系到组织损伤范围。伤口边缘一般比较平整，仅少数伤口的边缘组织因有破碎而比较粗糙。出血可呈渗溢状或涌溢状，个别因有小动脉破裂出血呈喷射状。经过处理，伤口可止血和闭合，但局部组织会发生炎症反应，故有轻度疼痛和红肿。如果并发感染，局部的红肿和疼痛就加重，还可有发热等情况；如有化脓性病变，即不能顺利愈合。浅部切割伤要根据伤口的具体情况施行清创和修复。

1.浅表小伤口的处理

长径1 cm左右的皮肤、皮下浅层组织伤口，先用等渗盐水棉球蘸干净组织裂隙，再用70%酒精或碘伏消毒外周皮肤；可用一条小的蝶形胶布固定创缘使皮肤完全对合，再在皮肤上涂碘伏，外加包扎；一周内每日涂碘伏一次，10日左右除去胶布；仅有皮肤层裂口，也可用市售的绊创膏（如"创可贴"之类），但仍应注意皮肤消毒。

2.一般伤口的处理

开放性伤口常有污染，应行清创术，目的是将污染伤口变成清洁伤口，为组织愈合创造良好条件；清创时间越早越好，伤后6～8小时内清创一般都可达到一期愈合。清创步骤如下：

（1）先用无菌敷料覆盖伤口，用无菌刷和肥皂液清洗周围皮肤。

（2）去除伤口敷料后可取出明显可见的异物、血块及脱落的组织碎片，用生理盐水反复冲洗。

(3)使用常规消毒铺巾。

(4)沿原伤口切除创缘皮肤 1～2 mm,必要时可扩大伤口,但肢体部位应沿纵轴切开,经关节的切口应做"S"形切开。

(5)由浅至深,切除失活的组织,清除血肿、凝血块和异物,对损伤的肌腱和神经可酌情进行修复或仅用周围组织掩盖。

(6)进行彻底止血。

(7)再次用生理盐水反复冲洗伤腔,污染重者可用 3％过氧化氢溶液清洗后再以生理盐水冲洗。

(8)彻底清创后,伤后时间短和污染轻的伤口可予缝合,但缝合不宜过密、过紧,以伤口边缘对合为度;缝合后消毒皮肤,外加包扎,必要时固定制动。

如果伤口污染较重或处理时间已超过伤后 8～12 小时,但尚未发生明显的感染,皮肤的缝线暂不结扎,伤口内留置盐水纱条引流;24～48 小时后伤口仍无明显感染者,可将缝线结扎使创缘对合。如果伤口已感染,则取下缝线按感染伤口处理。

3.感染伤口的处理

用等渗盐水或呋喃西林等药液纱布条敷在伤口内,引流脓液促使肉芽组织生长。肉芽生长较好时,脓液较少,表面呈粉红色、颗粒状突起,擦之可渗血;同时创缘皮肤有新生,伤口可渐收缩。如肉芽有水肿,可用高渗盐水湿敷;如肉芽生长过多,超过创缘平面而有碍创缘上皮生长,可用 10％硝酸银溶液棉签涂肉芽面,随即用等渗盐水棉签擦去。

(七)康复治疗

康复治疗主要包括物理治疗和功能练习,特别是对骨折和神经损伤者更属必要。

第三节　严重创伤的现场救治程序

现场伤情评估包括快速检诊、快速处理和快速通过。"黄金小时"的概念要求尽量缩短受伤到确定性手术的时间,速度是院内创伤早期救治的灵魂,首先是快速评估伤情,包括生命体征、CRASHPLAN 检诊措施;实施紧急救命操作,包括 BLS 和高级生命支持(ALS)。应强调的是,严重创伤伤情汇报要求在 1 分钟之内,内容包括受伤机制、发现或怀疑的损伤、生命体征和已给予的治疗。

一、快速评估要点

快速评估要求急救人员应准确地分拣出重伤员和轻伤员,应快速了解伤者的生命体征,并进行严重度评分。

(1)意识状况:通过呼唤患者,观察瞳孔变化、眼球运动及神经系统的反射情况评估了解伤者意识状况;意识障碍一般分为嗜睡、昏睡、朦胧状态、意识模糊、昏迷,其中昏迷又分为轻、中、重三度。

(2)呼吸状况:应进行两肺尤其是肺底部的听诊;重点了解伤者有无呼吸道梗阻,评估呼吸的频率、节律,有无异常呼吸音,呼吸交换量是否足够;注意发绀是缺氧的典型表现,动脉血氧饱和度低于85%时,可在口唇、指甲、颜面等出现发绀。

(3)循环状况:了解伤者脉搏的频率、节律,听诊心音是否响亮,血压是否正常,尤其应迅速判断患者有无心跳骤停。

(4)院前评分:包括 PHI、CRAMS 评分法和创伤计分法等。

二、病史采集

急救人员应向患者或知情人员收集全面的病史,包括患者的一般情况,注意听取主诉,询问主要症状,如起病时间、症状持续时间等;此外还应了解以下五点:①过去的慢性疾病史;②估计出血量;③有无过敏史;④以往的用药史;⑤住院史及手术史。

三、查体要点

现场查体注意有步骤地系统检查,有利于节约时间,避免遗漏。

(一)重点部位

普遍倡导采用 CRASHPLAN 的检查方法,即根据 9 个字母代表的器官或部位逐一进行检查:①C(cardiac)为心脏及循环系统;②R(respiration)为胸部及呼吸系统;③A(abdomen)为腹部脏器;④S(spine)为脊柱和脊髓;⑤H(head)为颅脑;⑥P(pelvis)为骨盆;⑦L(limbs)为四肢;⑧A(arteries)为动脉;⑨N(nerves)神经。

(二)其他部位

在病情允许的情况下,急救人员可进行以下检查:

(1)泌尿系统损伤:有无血尿、腰痛,有无伤口漏尿、排尿困难等。

(2)眼损伤:瞳孔大小、对光反射,眼球有无异物、穿孔等。

(3)颌面部损伤:口腔有无异物、出血、呼吸道梗阻等。

(4)颈部损伤:有无窒息、声嘶、出血、颈部压痛等。

(5)如有烧伤,注意烧伤的部位、程度,有无呼吸道损伤。

一方面,由于现阶段我国院前急救模式尚不统一,缺乏规范可循,多数情况下院前急救限于将患者转运到医院,故院内早期救治是提高严重创伤救治成功率的关键。另一方面,严重创伤伤情危重、复杂,涉及多学科、多专业问题,常有延误处理、漏诊、并发症发生率高、死亡率高等情况。做好院内早期救治,有效整合院内医疗资源,缩短伤员得到确定性治疗的时间和空间,做到快速、准确和高效是提高创伤救治水平的前提。

第四节　严重创伤的现场救治技术与流程

一、概述

院前急救的主要工作是现场患者伤情评估、有限生命拯救和快速安全后送,主要原则包括:将伤员转移到安全区域;紧急救命处理,即 ABC 法则[保持气道通畅(airway)、呼吸(breathing)和循环(circulation)功能维持];其他处理,包括神经系统损伤和功能评估、全身检查等;联系医疗单位;快速转运。

二、现场急救

(一)基础生命支持

基础生命支持(BLS)包括采用非侵入性干预,如 ABC 法则、包扎伤口、压迫止血、固定、骨折夹板固定及给氧等。

1.保持呼吸道通畅

创伤后气道阻塞可使患者于数分钟内因窒息而导致呼吸及心搏停止,所以保持气道通畅和防止误吸是创伤患者救治的首要措施。急救人员应对患者快速开放气道仰头举颌,将昏迷患者向外牵拉舌,防止舌后坠,清理呼吸道异物,用手抠除或吸引器清除口腔异物、血凝块及分泌物,保持呼吸道通畅,必要时应及时进行快速环甲膜切开置管或作气管切开。

2.维持呼吸功能

对有呼吸功能障碍的患者,急救人员应及时寻找原因予以排除,可进行口对口人工呼吸,有条件时也可给予患者吸氧:

(1)用手背贴近口鼻,判断患者有无自主呼吸,无自主呼吸则应立即行口对口人工呼吸。

(2)口对口人工呼吸时,抢救者应捏闭患者鼻孔,深吸气后向患者口内吹气。

(3)每次吹气量为 800~1200 mL。

(4)胸外心脏按压 30 次,吹气 2 次。

(5)如果条件许可经气囊活瓣面罩通气作为首选或行气管插管机械通气。

(6)开放性气胸应密封包扎伤口。

(7)患者有进行性呼吸困难、气管严重偏移、广泛皮下气肿、血压下降等考虑张力性气胸时,应立即用粗针穿刺抽气。

3.维持循环功能

对心脏停搏者先实施心前区叩击术(于胸骨中下 1/3 交界处用力叩击),若无效应改行胸外心脏按压,去除直接导致血液循环及呼吸衰竭的原因,待呼吸、心跳恢复后,迅速后送。

(1)判断患者心跳停止否(大动脉搏动消失、意识丧失)。

(2)置患者卧于硬板床或地上。

(3)双手重叠按压胸骨中下 1/3 交界处。

(4)按压频率为 80~100 次/分。

(5)按压深度为成年人胸廓起伏 4~5 cm。

(6)胸外按压尽量不中断。

(7)以能触及患者大动脉搏动、意识是否恢复来判断按压是否有效。

(8)建立静脉通道,液体复苏是院前救治的重要措施,应根据环境、设备、技术条件、患者情况等具体决定,可给予肾上腺素等复苏药物。

4.其他内脏损伤判断

(1)应严密观察有无脏器活动性出血。

(2)颅脑伤后要严密观察神志、瞳孔大小、肢体活动等。

(3)胸部伤后要严密观察有无心包或胸腔内积血,有条件时可行胸腔穿刺以明确诊断及判断伤情严重程度。

(4)腹部穿透伤后要特别注意有无腹部移动性浊音,有条件时可行腹腔穿刺以明确诊断及判断伤情严重程度。

(二)高级生命支持

在基础生命支持的基础上,有条件时可通过应用呼吸机、电除颤和药物等手段恢复自主循环,稳定呼吸循环系统。

1.控制气道

急救人员可采用喉罩、环甲膜穿刺、气管插管等方法控制气道。

2.人工通气

急救人员可采用简易呼吸器、麻醉机或呼吸机进行人工通气。

3.除颤

(1)若为目击的心跳骤停,急救人员可采用拳小鱼际侧用力叩击患者胸骨中部,仅限一次。

(2)有除颤器时,急救人员可立即进行心脏除颤1次。

(3)除颤电能,双相波为120～200 J或单相波为360 J。

4.药物

(1)给药途径:①静脉内给药心肺脑复苏初期一般多用静脉给药;②经气管支气管给药可快速有效地吸收,气管插管后可适用;③骨髓内给药适用于1岁以内的婴儿,可在胫骨粗隆下内1 cm穿刺骨髓内注入。

(2)药物:①肾上腺素0.5～1 mg静脉内推注,每3～5分钟一次,用于心搏骤停除颤后使用,愈早使用效果愈好。②利多卡因1 mg/kg静脉注射,继而改为静滴1～4 mg/min,是目前首选的抗心律失常药物。③碳酸氢钠,开始给1 mmol/kg。④多巴胺20～60 mg加入250 mL液体中静脉滴注,可根据血压调整滴数。⑤胺碘酮,治疗室上性和室性心律失常,3～5 mg/kg静脉注射。

（三）止血

常用止血法包括压迫止血、填塞止血、旋压式止血带等,如患者情况允许,可考虑使用氨甲环酸。

（四）包扎

1.目的

包扎可保护患者受伤的肢体,避免伤口污染,减少患者痛苦,控制出血量,并固定伤口的敷料和夹板。

2.原则

(1)动作要轻、快、准、牢。

(2)要尽可能地先用无菌敷料覆盖伤口,再进行包扎。

(3)不可过紧或过松,在四肢要露出指(趾)末端,以便随时观察肢端血液循环情况。

3.常用方法

常用绷带、三角巾及纱布等材料。

(1)绷带包扎除以下两种常用方法外,还有螺旋反折包扎、"8"字形包扎和回反包扎等:①环形包扎将绷带一端展平,两手配合均匀地由远段向近段缠绕,第二圈压住第一圈的1/2～1/3,包扎最后在同一平面环绕3圈,然后用胶布固定,或将末端撕开成两股后交叉环绕打结。②螺旋包扎先按环形法缠绕数圈,再进行单纯的斜旋上升缠绕,每周压盖前周的1/2,常用于臂、指和躯干等粗细不等的部位。

(2)三角巾包扎广泛用于身体各部位的包扎,如头顶帽式包扎、面具式包扎、单眼包扎、肩部包扎、胸(背)部包扎、腹部包扎、臀部包扎、四肢包扎。

（五）固定

外伤后的固定是与止血、包扎同样重要的基本的救护技术。过去认为，固定术是针对骨折的治疗方法，其实，固定术不仅可以固定骨折，防止骨折断端移位造成其他严重损伤，还能对关节脱位、软组织的挫裂伤起到固定、止痛的效果。

1.上臂的固定

（1）患者手臂屈肘 90°，用两块夹板固定伤处，一块放在上臂内侧，另一块放在外侧，然后用绷带固定。

（2）如果只有一块夹板，则将夹板放在外侧加以固定。

（3）固定好后，用绷带或三角巾悬吊伤肢。

（4）如果没有夹板，可先用三角巾悬吊，再用三角巾把上臂固定在身体上。

2.前臂的固定

（1）患者手臂屈肘 90°，用两块夹板固定伤处，分别放在前臂内外侧，再用绷带缠绕固定。

（2）固定好后，用绷带或三角巾悬吊伤肢。

（3）如果没有夹板，可利用三角巾加以固定，三角巾上放杂志或书本，前臂置于书本上即可。

3.大腿的固定

（1）将伤腿伸直，夹板长度上至腋窝，下过足跟，两块夹板分别放在大腿内外侧，再用绷带或三角巾固定。

（2）如无夹板，可利用另一未受伤的下肢进行固定。

4.小腿的固定

（1）将伤腿伸直，夹板长度上过膝关节，下过足跟，两块夹板分别放在小腿内外侧，再用绷带或三角巾固定。

（2）如无夹板，可利用另一未受伤的下肢进行固定。

5.脊椎的固定和搬运

（1）在患者脊椎受伤后，容易导致骨折和脱位，如果不加固定就搬动，会加重损伤。搬运时，要由医务人员负责，并指挥协调现场人员 3 人以上实施，不要使患者脊柱受牵拉、挤压和扭曲的力量。

（2）颈部的固定：用颈托固定，或用硬纸板、衣物等做成颈托而起到临时固定的作用。

（3）胸腰部的固定：胸腰部用沙袋、衣物等物放至身体两旁，再用绷带固定在担架上，防止身体移动。若怀疑患者脊椎损伤，切忌扶伤员行走或躺在软担架上。

6.注意事项

（1）对于有开放性伤口的患者，急救人员应先止血、包扎，然后固定。如有危及生命的严重情况先抢救,病情稳定后再固定。

（2）对于怀疑脊椎骨折、大腿或小腿骨折的患者,急救人员应就地固定,切忌随便移动患者。

（3）固定应力求稳定牢固,固定材料的长度应超过固定两端的上下两个关节。小腿固定,固定材料长度应超过踝关节和膝关节;大腿固定,长度应超过膝关节和髋关节;前臂固定,长度应超过腕关节和肘关节;上臂固定,长度应超过肘关节和肩关节。

（4）夹板和代替夹板的器材不要直接接触皮肤,应先用棉花、碎布、毛巾等软物垫在夹板与患者的皮肤之间,尤其在肢体弯曲处等间隙较大的地方,要适当加厚垫衬。

（六）搬运

1.目的

搬运的目的是将患者尽快撤离危险现场,并转送到有条件的医院救治。

2.原则

（1）首先应完成 BLS 和初期伤情评估。

（2）在整个搬运过程中,急救人员应继续观察伤情变化并及时处理。

（3）对于怀疑头部、下肢、上肢、骨盆骨折或背部受伤的患者,急救人员应平卧运送。

3.徒手搬运

（1）单人:①扶行法即搀扶患者行走,此法适宜清醒、没有骨折、伤势不重、能自己行走的患者。②背负法,适用于老幼、体轻、清醒的患者。救护员背朝向伤员蹲下,让患者将双臂从救护员肩上伸到胸前。③其他还有拖行法等。

（2）双人可用轿杠式、椅托式、双人拉车式、双人扶腋法等,禁用爬行法和抱持法等。

（3）3 人或 4 人平托式:适用于脊柱骨折的患者,要求急救人员同时站立,抬起患者,齐步前进,以保持伤员躯干不被扭转或弯曲。

4.担架搬运

担架搬运省力、方便,是常用的方法,适于病情较重,不宜徒手搬运,又需要转送远路途的患者。常用的担架有帆布折叠式担架、组合式（铲式）担架和自动简易担架。

（1）患者应脚在前、头在后,以便于急救人员观察。

（2）先抬头,后抬脚,担架员应步调一致,向高处抬时,患者应头朝前,足朝后,并使患者保持水平状态,下台阶时相反。

（3）搬运中急救人员应注意观察患者情况,如神志、呼吸、脉搏等。

（4）用汽车运送时,急救人员应妥善固定担架,防止在起动、刹车时碰伤。

5.几种特殊伤搬运

（1）对于脊柱骨折的患者,急救人员应防止脊椎弯曲或扭转,要求使用木板担架,严禁用一人抬胸、一人抬腿的拉车式搬运。搬运时必须托住患者的头、肩、臀和下肢,保持躯体成一直线搬。搬运颈椎骨折的患者时,要有专人牵引,固定头部,然后多人分别托肩、臀、下肢,动作一致抬放到硬板担架上,颈下垫一小垫,使头部与身体成直线位置;颈两侧用沙袋固定或用颈托,肩部略垫高,防止头部左右扭转和前屈、后伸。

(2)对于骨盆骨折的患者,急救人员应使其仰卧,两腿髋、膝关节半屈,膝下垫好衣卷,用三角巾围绕臀部和骨折处,在下腹部前面的中间打结,多人平托放在木板担架上进行搬运。

(七)其他措施

(1)对有明显疼痛或烦躁不安者,急救人员可适当应用镇静、止痛药物,使患者安静休息,避免躁动,从而防止伤部继续出血。

(2)保暖、防暑,以免诱发和加重休克的发生。

(3)注意患者的体位,对有效血容量不足的患者可采用平卧,下肢抬高 15°~20° 以促进静脉回流。

(4)预防感染,除及时包扎伤口外,应及时进行后送处理,有条件时应及时给予患者抗感染药物预防感染的发生。

三、伤员转运

(一)转运类型

1.院前转运

院前转运指创伤患者从现场到医院的转送,是院前急救的重要组成部分,是现场急救与院内救治之间的桥梁,旨在最大限度地缩短运送时间,转运的原则是"安全、快速"。院前转运的质量与患者的死亡率和伤残率密切相关。

2.院间转运

院间转运指创伤患者由基层医院向上级医院转送的院间救治全过程,包括稳定生命体征后的紧急院间转运和经过紧急手术后的院间转运。院间转运应该由转出医院、接收医院和转运队伍共同执行,综合决定最好的转运方式,并确认转运人员具有能应付患者的病情变化和可能并发症的技能和设备。

(1)适应证:医护人员依据相关法律实施创伤院间转运,应考虑两方面因素,一是患者的伤情需要,只要是基层医院不能提供确定治疗,或经处理后出现并发症的患者,应迅速转运;二是患者及家属要求,医生应仔细评估患者伤情后进行判断。

(2)禁忌证:①休克未纠正,血流动力学不稳定者。②颅脑伤疑有颅内高压,有可能发生脑疝者。③颈髓损伤有呼吸功能障碍者。④胸、腹部术后伤情不稳定,随时有生命危险者。⑤被转运人或家属依从性差者。⑥转运人和设备缺乏相应的急救能力、应变能力及处理能力等情况。

（3）随行资料：所有患者救治记录的完整文件均应同时送达，如已进行的所有治疗性和诊断性干预措施（患者及其病史记录、致伤机制和事故环境记录、已完成的处理和患者的反应）、所有的影像资料。

（二）转运原则

专业转运组一旦于现场稳定患者后，即根据优先级别将患者转运至最近、最合适的创伤中心救治。

1.顺序

（1）已经危及生命、需要立即治疗的严重创伤者优先转运。

（2）其次是需要急诊救治、可能有生命危险的患者。

（3）再次是需要医学观察的非急性损伤者。

（4）最后是不需要医疗帮助或现场已经死亡者。

2.联络

（1）调度人员在接到求救电话后，应明确联系人、联系方式、详细地址、转运路程等情况。

（2）院前转运应询问患者受伤原因、病情、现场情况等。

（3）院间转运应询问初步诊断、处理情况等。

（4）途中应与医院保持联系，需紧急检查、手术者，应通知医院相关人员和设备做好准备。

3.伤情评估

由于创伤患者病情变化快、伤势重、伤情复杂容易漏诊，应根据致伤机制、解剖和生理改变等快速评估伤情。

（1）致伤机制：根据致伤机制判断损伤严重度，以下情况需在有限的时间内转运到医院：①患者从机动车中弹出；②同车的乘客中有死亡者；③救出时间大于 20 分钟；④3 米以上的坠落伤；⑤发生车辆翻滚事故；⑥高速撞击；⑦机动车撞击行人的速度＞8 km/h；⑧摩托车撞击速度＞30 km/h 或从自行车上摔下。

（2）损伤类型：①头、颈、躯干、四肢近端穿透伤。②浮动胸壁。③2 处以上近侧长骨骨折。④烧伤＞15％体表面积，或有面部和呼吸道烧伤。⑤骨盆骨折。⑥瘫痪。⑦肢体毁损。

（3）生理学参数：①脉搏＜60 次/分或＞100 次/分。②呼吸＜10 次/分或＞29 次/分。③收缩压＜90 mmHg。④GCS＜14。⑤RTS＜12。

4.知情同意

完成转运前伤情评估后,急救人员应根据伤情、到医疗单位的距离、时间、地理、气候、伤情是否稳定和局部资源等因素综合决定转运方式,并结合转运途中可能出现的意外情况、沿途的医疗单位及救治水平等作出转运中的安全评估。如患者病情相对稳定适合转运,则急救人员应向患者及家属交代病情,告知转运的必要性和途中可能发生的危险性,并签字后实施转运。

5.安全性判断

(1)气道:再次检查气道,是否需要气管插管。

(2)呼吸系统:①开始转运前记录呼吸状态;②检查呼吸肌功能;③检查或安置鼻胃管以防止使用镇静剂或插管的患者误吸;④检查其他所有插管的位置或装置(如胸腔引流管)是否可靠固定。

(3)心血管系统:①在转运前记录心率、脉搏、氧饱和度和血压;②准备控制外出血和再评估用于控制出血的绷带;③固定大口径静脉导管;④保证足够的血液制品和液体备用;⑤侵入性通道(如动脉通道、CVP 通道、肺动脉导管)应连接于转运监测仪以便转运中持续进行血流动力学监测;⑥患者连接于心电图监测仪。

(4)中枢神经系统:①开始转运前需记录神经系统检查结果和 GCS 评分,适当给予镇静药物。②需要用固定装置固定患者的头、颈、胸、腰段脊柱。

(5)NEWS 原则:①N 为 necessary,即每一步骤是否必要? ②E 为 enough,即治疗是否充分? ③W 为 working,即治疗是否有效? ④S 为 secure,即转运是否安全?

(三)转运方式

转运人员可以是医护人员、护士的不同组合,应根据患者状态和地区政策而定。转运工具主要有救护车、救护艇和直升机等,除具有运输功能外,还应具备监护和抢救功能。

1.陆地转运

陆地转运是我国伤员转运的主要方式,包括急救车、救护车、装甲急救车等。

(1)监护型救护车设备创伤转运不仅是运输问题,更重要的是安全问题,要在转运过程中建立全程监护和有效的医疗救护,实施病情观察、生命抢救等工作,以避免在转运过程中患者病情变化而发生意外。除患者病情轻等原因外,应常规使用监护型救护车实施转运。监护型救护车应具备以下设备:①铲式担架,或多功能自动上下车担架;②供氧系统;③心肺复苏机;④便携式呼吸机;⑤多参数监护仪;⑥除颤仪;⑦负压吸引器;⑧气管插管用物;⑨包扎、固定、止血等物品;⑩各类急救药物及物品等。

(2)转运中常见问题:①呼吸障碍,包括呼吸困难、氧饱和度下降等;②心律失常;③静脉留置针滑脱或堵塞;④气管插管移位;⑤固定不当。

2.空中转运

基于朝鲜战争和越南战争的经验,空中医疗转运已经成为创伤救治的一个整体组成部分。我国限于多种因素,空中医疗转运尚属少数。毫无疑问,空中医疗转运是发展的方向,空中转运具有速度快、机动灵活、舒适安全、便于对伤员进行护理等优点,大大缩短后送时间,提高后送效率。

(1)空中转运条件:①地面运输到创伤中心超过 15 分钟;②局部无可用的救护车;③接送患者有困难;④野外救援;⑤批量伤员;⑥其他原因。

(2)安全原则:地理、后勤和其他因素决定飞行的稳定性,接受任务的最终决定应由飞行员做出,机组人员安全是第一位的。

(3)直升机转运:直升机是空中转运中使用较多的转运工具:①飞行高度在 2000～2500 米,受低气压及高空缺氧等因素影响较小。②因受垂直气流影响较大,机身颠簸、晃动大,易引起晕机症。③直升机转运较救护车转运发生病情恶化的概率更高,血气胸伤员中易出现呼吸困难。④患者的转运体位一般采用头朝前,即朝向机头方向的体位,以避免加速度对其产生的不良影响。

3.水上转运

(1)在海上、江湖水网地带,救护艇是常用的转运工具,但易受自然条件的影响,救护人员应严格把握适应证,做好转运前准备。

(2)水上转运时,救护艇、医院船等受海区地理、水文、气象等自然条件的影响,可造成:①救护人员站立不稳;②物品难以固定;③无菌区域难以保持;④生命体征难以监测;⑤护理技术操作难以完成等。

(四)转运方法

1.转运前准备

(1)患者准备:①心理准备:做好患者的心理疏导,增强其治愈的信心和决心。②伤情处理:确保伤情处于相对稳定状态。③物品准备:进行必要的物品及治疗经费的准备。

(2)医务人员的准备:①做到对伤情心中有数;②对途中可能出现的情况,要正确地估计、判断和处理;③保持良好的身体状态。

2.转运前处理

(1)按 ABC 原则完成气道通畅、呼吸和循环功能维持。

(2)镇痛、镇静:①常用哌替啶和吗啡,颅脑外伤和呼吸抑制者,以及老人、儿童应忌用,改用安定。②避免用冬眠合剂,以防途中发生体位性休克。

(3)妥善处理创面:院前转运简单包扎伤口即可,有外出血者应压迫止血,少用止血带。

(4)适当补液:①收缩压在 90 mmHg 以上时可不输液,直接送医院;②收缩压低于

90 mmHg 者应适当补液维持血压,并快速后送;③注意限制性复苏;④避免因补液导致转运延迟。

(5)合并骨折者应简单固定。

(6)合并中毒者应立即做相应处理。

(7)中、重度吸入性损伤者,应急诊气管切开或做环甲膜穿刺以防窒息。

(8)为便于了解患者的休克情况,应留置导尿管等。

3.转运中处理

(1)转运中体位:①顺车体而卧,以减少汽车运行时对患者脑部血流灌注的影响。②重度昏迷者采取侧卧位。③呕吐、咯血有窒息可能者,可取轻度头低足高位及头偏向一侧位。④胸部损伤有呼吸困难者,应取半卧位,躯体妥善外固定于平车上,以避免剧烈振荡而加重出血和再损伤。⑤颅脑损伤者将头部垫高等。⑥上下坡时要保持头高位,以避免头部充血。

(2)转运中监护和处理:一旦病情稳定,应立即开始转运,理想的转运中救治应达到接收医院的水平,但限于院外环境实际操作时很难达到。对于不稳定的患者应能提供恰当的救治,转运队伍必须有能力继续进行心肺支持和补充血容量,连续的血流动力学监测是必需的。

第十一章　常见创伤的院前急救

第一节　眼部损伤

一、概述

眼外伤是由于机械性、物理性、化学性等因素直接作用于眼部,引起眼球及眼附器的结构和功能损害。眼外伤根据外伤的致伤因素,可分为机械性眼外伤和非机械性眼外伤。机械性眼外伤又可分为开放性和闭合性两类,通常包括钝挫伤、穿通伤、破裂伤等,可能伴有眼球内异物或眼眶内异物;非机械性眼外伤包括化学烧伤、热烧伤、激光伤、辐射伤、物理伤、电击伤、毒气伤等。

二、临床表现

(一)病史

眼外伤患者通常都会有明确的外伤史,以工作或者生活中不慎受伤最为常见,大部分患者受伤后当时就会出现眼红、眼痛、视力下降等表现;但是个别类型的眼外伤也可能存在潜伏期,如电光性眼炎通常是在紫外线或强光照射眼睛后 6~8 小时才发病。

(二)症状体征

1.症状
患者可出现眼红、眼痛、畏光、流泪、视力下降等症状。

2.体征

(1)眼睑淤血、肿胀:淤血、肿胀可导致患者眼睑增厚,甚至无法正常地睁开眼睛,严重者出血可以穿过鼻梁部位的皮下组织,导致对侧眼睑也出现淤血、肿胀。患者还有可能伴有眼睑皮肤的擦伤、撕裂伤等,眼睑皮肤有损伤时,要注意观察泪道是否也受到累及,通常进行泪道冲洗检查可以明确诊断。

(2)结膜充血、出血与水肿:要注意部分隐性眼球破裂伤的患者,虽然结膜组织没有撕裂,但是巩膜已经破裂,眼内容物混合着出血堆积在结膜组织下方,容易与单纯的结膜出血与水肿相混淆,需要通过手术探查才能够明确。

(3)眼球突出或凹陷:眼眶内软组织肿胀与出血可以导致眼球突出,而眼内容物大量脱出后,则有可能导致眼球的体积缩小,引起眼球凹陷,大范围的眼眶壁骨折,会导致眼眶内容物进入周围的组织间隙,造成眼眶内容物体积的缩小,也会引起眼球凹陷。

(4)眼球形态改变:眼内容物脱出可以直接在外观上观察到,大量的果冻状玻璃体以及黑褐色的色素膜会脱出在结膜囊中甚至结膜囊外,过低的眼压会造成眼球塌陷,角膜变形。眼球内部的形态改变则包括前房消失、前房变浅、前房积血、瞳孔扩大、瞳孔撕裂、虹膜根部离断、睫状体脱离、脉络膜脱离、视网膜脱离、晶状体脱位、晶状体浑浊、玻璃体积血等。

(5)眼球运动障碍:与眼外肌受到损伤,或者是动眼神经、滑车神经、外展神经等受到损伤有关。患者的眼球转动会受到限制,如果伤眼视力没有受到太大影响的话,会出现双眼复视等表现。

(6)视力与视野改变:轻度损伤对视力与视野影响比较小,甚至不出现异常,而重度损伤随着眼球内部结构的破坏以及出血等,会导致严重的视力下降,视野缺损。视神经一旦出现挫伤或撕脱伤,会导致严重的视力下降甚至失明,可以通过视力检查以及瞳孔对光反射检查等来判断视力是否受到损害。

三、院前可进行的辅助检查

(1)视力检查:在不借助视力表的情况下,可以初步检查患者受伤眼是否有光感,能否看到手的晃动或数出手指头的数量,检查时要注意遮挡好未受伤的眼睛,以免影响检查结果的准确性。

(2)眼压检查:如果随急救车携带有便携式眼压计,可以对眼压进行测量;对于怀疑有眼球破裂伤的患者,应避免指测眼压。

(3)裂隙灯显微镜检查:如果随急救车携带有便携式裂隙灯显微镜,则可以对眼球是否出现破裂、前房内是否有积血、前房深度、晶状体是否出现损伤、虹膜是否出现撕裂等进行初步的判断,同时也可以观察患者瞳孔直接对光反射和间接对光反射是否存在;没有裂隙灯显微镜的情况下,则可以用手电做初步的检查。

四、诊断与鉴别诊断

医生应根据患者明确的外伤史以及眼部创伤所留下的典型损害表现进行诊断,一般无须进行鉴别。

五、院前急救措施

(一)病情评估

眼部的外伤通常可能会合并有颜面部、颅脑甚至全身多脏器的损伤,对于有威胁生命的其他脏器损伤应优先抢救,等到生命体征平稳后,再治疗眼部创伤。眼部的损伤则根据紧急程度分为一级急症、二级急症和三级急症,其中一级急症必须争分夺秒立即进行抢救,如角膜化学伤、热烧伤、毒气伤等;二级急症则需要在进行必要的检查后明确诊断,制定治疗方案,如眼球穿通伤、眼球钝挫伤等;三级急症则可以完善相关检查,明确诊断后择期进行手术或给予其他适当处理,例如眼眶骨折、虹膜根部离断等。

(二)现场处置要点

(1)详细的病史采集以及记录:急救人员需要明确患者受伤的时间,尤其是对于眼内容物脱出的患者,是否还纳眼内容物与受伤后的时间长短有很大的关系;需要查明致伤的物体,如为气体或液体,需明确其性质,例如为酸性或碱性,若为有毒物质则需明确其成分,如果条件具备可在转运患者时一起携带致伤物质的包装或说明书;对于固体致伤物,则应辨明是金属或非金属,若为金属异物则最好能进一步明确为磁性异物或非磁性异物,非金属异物也应尽量弄清楚其材质。

(2)眼化学伤的处理:该伤可使用中和性液体进行冲洗,去除结膜囊内的化学物质颗粒,冲洗时应转动眼球,冲洗到结膜囊内的每一个角落,冲洗时间应达到 30 分钟,如果没有中合性液体,可使用生理盐水或清水代替。

(3)眼部热烧伤的处理:急救人员应使患者尽快离开热源或除去致伤物,可立即用生理盐水冲洗降温。燃烧的凝固汽油很易黏附在衣物或身体上,不可用手扑擦,否则容易使燃烧扩散并因黏附于手上燃烧而造成手部烧伤,应将燃烧部位浸入水中或用湿物覆盖与空气隔绝的办法阻止燃烧。对白磷烧伤,应将局部浸入水中或用浸大量水的织物覆盖灭火,燃烧停止后立即用大量流水冲洗,并用镊子将剩余的磷块取下。

(4)机械性眼外伤的处理:避免使用难溶性的药物外敷伤口,以免影响到急症手术时清创,不要挤压眼部,不要贸然擦除眼部的脱出组织或拔出插在眼部的异物,对于眼部疼痛剧烈的患者可以使用止痛药物缓解症状;可以对眼部进行包扎,其目的在于保护创面不被污染,防止创面干燥,包扎时可以使用硬质眼罩,防止对眼部造成挤压,并且防止意外碰撞造成二次损害;对于眼压升高,造成剧烈眼部胀痛的患者,可以静脉输液甘露醇降低眼压。

(三)转运注意事项

(1)体位与搬运:根据患者全身情况,可采取仰卧位或坐位进行转运,搬运过程中避免眼部受到挤压和碰撞。对于晕车患者,应提前给予针对性的处理,以免转运过程中呕吐导致眼内容物脱出加重,诱发爆发性脉络膜上腔出血,甚至呕吐物污染眼部伤口。

(2)监护:应对患者的生命体征进行监护,尤其是怀疑有颅脑损伤的患者,应密切观察生命体征及意识变化情况,如有必要应建立静脉通道。

(3)急救用药:高眼压患者可使用甘露醇静脉输液降低眼压;剧烈眼痛不能耐受的患者,可使用止痛药物,如在眼部点盐酸奥布卡因滴眼液等;出血量较大的患者可以使用止血剂,并配合眼部包扎。

(四)院前院后交接

(1)急救人员应对患者全身情况进行评估,从而使眼科医生能够准确判断,应优先治疗危及生命的其他系统疾病。

(2)如携带有致伤物样本或包装及说明书等,应进行交接。

(3)注意交接患者的受伤时间、受伤环境情况、致伤物等相关信息,以及急救时所进行的眼部检查情况,如视力、眼压等。

(4)对急救及转运过程中所使用的药物种类、剂量和使用时间应进行交接。

第二节　骨关节损伤

一、概述

骨关节损伤是院前急救中比较常见的骨科急症,严重的、多发的骨关节损伤如果得不到及时、有效的院前急救干预,将会明显增加后期治疗难度,增加患者的致残率甚至影响患者的生命。因此,院前急救工作者应掌握好骨关节损伤的初期处置和转运途中的护理。

二、临床表现

(1)病史:绝大多数清醒的患者均会自述有明确的外伤史。

(2)症状体征:大多数骨关节损伤症状较局限,主要为局部的疼痛、肿胀和功能障碍,严重的、多发的骨关节损伤会导致全身表现,如休克、发热等。骨折的专有体征包括畸形(骨折端移位可使患肢外形发生改变,主要表现为短缩、成角或旋转畸形)、异常活动(正常情况下肢体不能活动的部位,骨折后出现异常的活动)、骨擦音或骨擦感(骨折后,两骨折端相互摩擦时,可产生骨擦音或骨擦感)。患者具有以上三个专有体征之一时,即可确定为骨折。

三、院前可进行的辅助检查

目前缺乏便携的辅助检查设施,对于无明显专有体征,但局部症状较明显者,可按照可疑骨折进行处理。

四、院前急救措施

（一）病情评估

到达现场后,急救人员应立即按照 A(气道)、B(呼吸)、C(循环)、D(神经功能)、E(暴露)的顺序评估患者,患者生命体征稳定后,再进行全面的检查,注意不要遗漏背部、会阴部等位置。

（二）现场处置

(1)保持患者的呼吸道通畅,必要时给予相应的气道管理措施(清理口腔、提下颏/托下颌、放置口咽或鼻咽通气道、气管插管等),期间要注意对患者颈椎的保护。

(2)患者出现呼吸异常时,急救人员应及时给予相应的呼吸管理措施(吸氧、人工通气、气胸排气减压、血胸引流等)。

(3)患者血液循环不稳定时,急救人员应及时建立两条静脉通路给予扩容,必要时给予止血药和血管活性药物等抗休克治疗。

(4)迅速止血,防止患者失血过多,通常使用加压包扎法。对于四肢中末端离断或者较大创面的出血,加压包扎效果欠佳时,可选用止血带止血,但要注明使用止血带的时间,每隔 1 小时放松一次,每次 5～10 分钟。如放松时无出血,可更换为加压包扎止血法;对于较明显的大血管出血,可暂时给予止血钳钳夹后结扎止血。

(5)在实施包扎和固定时,应注意:①对创面进行简单碘伏冲洗后再包扎。②对于穿出伤口的骨折端,未经严格的清创处理前,不要复位,避免将污染物带入深层组织。③使用各种外固定时,要保持松紧适中,固定物应超过骨折处上下关节,突起部位,要加衬垫保护。④期间适当抬高患肢,利于静脉回流;上肢可用臂托悬挂于颈部,平卧时放在胸前,并适当固定。⑤如遇到有断肢(指)的情况,离断肢体要用无菌敷料包扎好,放置塑料袋内,外围放置冰块后放置于密闭容器中,并标注姓名及时间。

（三）转运护理

患者生命体征暂时稳定后,应及时将患者转运至附近有救治能力的医院进一步治疗。

(1)体位与搬运:患者平躺在担架上,转运过程中要尽量保持车辆及担架平稳;对于存在或者可能存在脊椎和脊髓损伤的患者,搬运时要保持脊柱的中立位,防止过度伸展、弯曲和旋转,避免发生或者加重损伤。

(2)监护:转运过程中,急救人员要严密观察伤者的生命体征,保持呼吸道通畅,必要时给予吸氧,注意观察静脉通路是否通畅;另外,要注意观察敷料渗血及肢体末端血运等局部情况,对于精神紧张或者病情较重的伤员,还要进行心理护理。

(3)急救用药:静脉通道通常仅用生理盐水即可,必要时需要建立两条静脉通道;个别情况下需要建立骨髓腔补液通路,必要时可给予患者镇静、止痛药物。

（四）院前院后交接

院前院后交接重点为患者的现病史、院前处置及病情变化情况。

第三节 脊柱损伤

一、概述

脊柱和脊髓损伤常发生于工矿、交通事故,战时和自然灾害发生时,可批量发生,通常伤情严重复杂,以多发伤、复合伤较多,并发症多,合并脊髓伤时预后差,甚至可能造成患者终身残疾或危及生命。低能量损伤,尤其是老年人滑倒后臀部着地,出现腰痛时,也要考虑胸腰椎压缩骨折的可能性。院前急救工作者应早期识别可能的脊柱和脊髓损伤,并采取必要的保护措施;意识减退或昏迷患者往往不能诉说疼痛,对任何有颅脑损伤、严重面部或头皮裂伤、多发伤的患者都要考虑有脊柱和脊髓损伤的可能。

二、临床表现

（一）病史

患者有严重外伤史,如高空坠落、重物撞击头颈或腰背部、塌方事故、交通事故等。

（二）症状体征

1.脊柱骨折

患者可感受到局部疼痛,站立及翻身困难,颈椎骨折可有颈部活动障碍,腰椎骨折可有腰背部肌肉痉挛。骨折局部可扪及局限性后突畸形,腹膜后血肿刺激腹腔神经节,使肠蠕动减慢,常出现腹胀、腹痛甚至肠麻痹症状,有时需与腹腔脏器损伤相鉴别;如有瘫痪,则表现为四肢或双下肢感觉、运动障碍;同时,急救人员应该注意患者是否合并有颅脑、胸、腹和盆腔脏器的损伤。

2.合并脊髓和神经根损伤

脊髓损伤是脊柱损伤最严重的并发症,往往导致损伤节段以下肢体严重的功能障碍。患者脊髓损伤后,在损伤平面以下的运动、感觉、反射及括约肌和自主神经功能受到损害。

(1)感觉障碍:损伤平面以下所有感觉缺失,在感觉消失水平上缘可有感觉过敏区或束带样感觉异常,随病情恢复,感觉平面逐步下降,但较运动功能恢复慢。

(2)运动障碍:早期常见脊髓休克,患者表现为截瘫、肢体及张力低和腱反射消失,无病理征;恢复期肌张力逐渐增高,腱反射亢进,出现病理征,肢体肌力由远端逐渐恢复。

(3)括约肌功能障碍:脊髓休克期表现为尿潴留,系神经反射活动消失,膀胱逼尿肌麻痹形成无张力性膀胱所致。休克期过后,若脊髓损伤在骶髓平面以上,可形成自动反射膀胱(逼尿肌反射存在),排尿费力,残余尿少于 100 mL,但不能随意排尿,膀胱的排空需通过增加腹压(用手挤压腹部)或用导尿管来排空尿液。若脊髓损伤平面在圆锥部骶髓或骶神经根损伤,则患者出现尿失禁,大便也同样出现便秘或失禁。

(4)不完全性脊髓损伤:平面远侧脊髓运动或感觉仍有部分保存时称之为不完全性脊髓损伤。临床上有以下几型:①脊髓前部损伤:患者表现为损伤平面以下的自主运动和痛觉消失,由于脊髓后柱无损伤,患者的触觉、位置觉、震动觉、运动觉和深压觉完好。②脊髓中央性损伤:在颈髓损伤时多见,患者表现为上肢运动丧失,但下肢运动功能存在,或上肢运动功能丧失明显比下肢严重;损伤平面的腱反射消失而损伤平面以下的腱反射亢进。③脊髓半侧损伤综合征:患者表现损伤平面以下的对侧痛温觉消失,同侧的运动功能、位置觉、运动觉和两点辨觉丧失。④脊髓后部损伤:患者表现为损伤平面以下的深感觉、深压觉、位置觉丧失,而痛温觉和运动功能完全正常,多见于椎板骨折伤员。

三、院前可进行的辅助检查

目前缺乏脊柱损伤相对应的便携式辅助检查设备,以临床查体为主。

四、院前急救措施

(1)迅速将伤员撤离创伤现场,避免重复或加重创伤。

(2)对于有呼吸困难或昏迷的患者,急救人员应及时吸出口腔内分泌物,保持呼吸道通畅,有条件者应给氧。

(3)对于出现脊髓损伤合并有威胁患者生命的颅脑损伤(如脑疝),胸腹脏器损伤(如血气胸、肝脾破裂等)或休克时,急救人员应尽早对症处理这些合并伤。

(4)对于可疑存在颈椎损伤的患者,急救人员搬运途中必须保持头部和躯干在同一水平,防止颈椎过伸、过屈和旋转,以免造成再次损伤;专人负责托起头颈部,并沿纵轴方向略加牵引,助手放置颈托并调节至合适位置;搬动期间,要保证头颈部随躯干一同滚动,患者平卧后,用沙袋(或其他代替物)放置头部两侧,防止患者扭转;最后,将患者固定于担架上。对于胸腰段脊柱骨折的患者,在搬运过程中也应始终保持脊柱处于正中位,至少要有三个人同时搬运患者;搬运时三人都位于患者一侧,一人托住肩部,一人负责腰臀部,一人扶住伸直的双下肢,协调一致移动患者,取仰卧位,并固定于转运担架上。

(5)转运途中车辆要保持平稳,避免急刹车及颠簸路段。

第四篇

重大传染病

第十二章　禽流感

禽流感是由某些感染禽类的甲型流感病毒亚型毒株引发的急性呼吸道传染病。人感染禽流感是由禽流感病毒引起的人类疾病。由于禽流感病毒的血凝素结构等特点，一般感染禽类，但当病毒在复制过程中发生基因重配，致使结构发生改变时，会获得感染人的能力，才可能造成人感染禽流感疾病的发生。至今发现能直接感染人的禽流感病毒亚型有 H5N1、H7N1、H7N2、H7N3、H7N7、H9N2 和 H7N9。其中，高致病性 H5N1 亚型，以及 2013 年 3 月在人体上首次发现的新禽流感 H7N9 亚型尤为引人关注。

一、流行病学

研究发现，人感染禽流感的传染源为携带病毒的禽类，而传播途径仍需明确。研究认为，人感染 H5N1 亚型禽流感的主要途径是密切接触病死禽，高危行为包括宰杀、拔毛和加工被感染禽类。少数案例为儿童在散养家禽频繁出现的区域玩耍时暴露于家禽的粪便，因此这也被认为是一种传播途径。目前研究的多数证据表明存在"禽—人传播"，可能存在"环境（禽排泄物污染的环境）—人传播"，以及少数非持续的 H5N1 人间传播。目前认为，H7N9 禽流感患者是通过直接接触禽类或其排泄物污染的物品、环境而感染。人感染 H7N9 禽流感病例仍处于散发状态，虽然出现了个别家庭聚集病例，但目前未发现该病毒具有持续的人与人之间传播的能力。

二、临床表现

根据现有人感染 H7N9 和 H5N1 禽流感病例的调查结果，该病潜伏期一般为 7 天，患者发病初期表现为流感样症状，包括发热、咳嗽，可伴有头痛、肌肉酸痛和全身不适，也可以出现流涕、鼻塞、咽痛等；部分患者肺部病变较重或病情发展迅速时，出现胸闷和呼吸困难等症状。呼吸系统症状出现较早，一般在发病后 1 周内即可出现，持续时间较长，部分患者在经过治疗 1 个月后仍有较为严重的咳嗽、咳痰。患者在疾病初期即有胸闷、气短和呼吸困难的现象，常提示肺内病变进展迅速，将会迅速发展为严重缺氧状态和呼吸衰竭。重症患者病情发展迅速，多在 5～7 天出现重症肺炎，体温大多持续在 39 ℃以上，表现为呼吸困难，可伴有咯血痰，可快速进展为急性呼吸窘迫综合征、脓毒症、感染性休克，部分患者可出现纵隔气肿、胸腔积液等。有相当比例的重症患者同时合并其他多个系统或器官的损伤或衰竭，如心肌损伤导致心力衰竭，个别患者也表现有消化道出血和应急性溃疡等消化系统症状，也有的重症患者发生昏迷和意识障碍。

三、疾病检查

大部分感染禽流感的患者白细胞水平均低于正常值，其中淋巴细胞水平不高甚或降低，但如果患者出现血小板水平降低，需考虑有无因重症感染导致弥散性血管内凝血的情况，应结合凝血分析、纤维蛋白原水平等结果综合鉴别。患者血生化检查多有肌酸激酶、乳酸脱氢酶、天门冬氨酸氨基转移酶、丙氨酸氨基转移酶升高，C 反应蛋白升高，肌红蛋白也可升高；影像学检查发现，发生肺炎的患者肺内出现片状影，重症患者病变进展迅速，呈双肺多发毛玻璃影及肺实变影像，可合并少量胸腔积液，发生 ARDS 时，病变分布广泛。目前鉴定该病最为可靠的仍是病原学检测。在抗病毒治疗之前，有条件的医疗单位应尽可能采集患者呼吸道的标本送检（如鼻咽分泌物、口腔含漱液、气管吸出物或呼吸道上皮细胞），进行病毒核酸检测（荧光实时定量 PCR 检测）和病毒分离。人感染禽流感患者除了禽流感病毒感染之外，往往在早期即合并或继发细菌感染，在较长时间或较大剂量使用抗菌药物和不适当使用糖皮质激素之后，也可合并真菌感染。因此，临床上应多次进行痰培养、呼吸道吸取物培养，检查细菌和（或）真菌的类型，及其敏感或耐药类型，以便合理选择抗生素，指导临床治疗。

四、疾病诊断

按照 2008 年 5 月发布的《人感染禽流感诊疗方案（2008 版）》和 2013 年 4 月发布的《人感染 H7N9 禽流感诊疗方案（2013 年第 2 版）》中的标准，医生可根据患者的流行病学接触史、临床表现和实验室检查结果，进行人感染 H5N1 或 H7N9 禽流感的诊断。在患者流行病学史不详的情况下，应根据临床表现、辅助检查和实验室检测结果，如呼吸道分泌物标本分离出禽流感病毒、禽流感病毒核酸检测呈阳性、动态检测双份血清禽流感病毒特异性抗体呈阳转或呈 4 倍以上升高等，进行人感染禽流感的诊断。医生主要依靠病原学检测将该症与其他不明原因肺炎进行鉴别，如与季节性流感（含甲型 H1N1 流感）、细菌性肺炎、严重急性呼吸综合征（SARS）、新型冠状病毒肺炎、腺病毒肺炎、衣原体肺炎、支原体肺炎等疾病进行鉴别。

五、疾病治疗

人感染禽流感治疗策略主要是在适当隔离的条件下，给予对症维持、抗感染、保证组织供氧、维持脏器功能等方面。对症维持主要包括卧床休息、动态监测生命体征、物理或药物降温。抗感染治疗包括抗病毒（如奥司他韦、扎那米韦、帕拉米韦等）和抗细菌及真菌，但强调临床的治疗时机要"早、快、准"。尤其要注意的是，抗病毒药物在使用之前应留取呼吸道标本，并应尽量在发病 48 小时内使用，对于临床认为需要使用抗病毒药物的病例，发病超过 48 小时亦可使用。保证组织氧合是维持重症和急危重症患者重要器官正常功能的核心，可通过选择鼻管、口/鼻面罩、无创通气和有创通气等序贯方式进行。

六、疾病预防

结合禽流感病毒的特点和现有研究发现，目前认为携带病毒的禽类是人感染禽流感的主要传染源，减少和控制禽类，尤其是家禽间的禽流感病毒传播尤为重要。要做好动物和人的流感监测，及时发现动物感染或发病疫情，以及环境中病毒循环的状态，尽早地采取动物免疫、扑杀、休市等消灭传染源、阻断病毒禽间传播的措施。早发现、早诊断禽流感患者，及时、有效、合理地实施病例隔离和诊治，做好疾病的流行病调查和病毒学监测，不断增进对禽流感的科学认识，及时发现聚集性病例和病毒变异，进而采取相应的干预和应对措施，并且在做好科学防控的同时，认真开展流感大流行的应对准备。

第十三章 霍乱

霍乱是因摄入的食物或水被霍乱弧菌污染而引起的一种急性腹泻性传染病。全球每年估计有 300 万～500 万霍乱病例,另有 10 万～12 万人死于霍乱。发病高峰期在夏季,能在数小时内造成腹泻脱水甚至死亡。霍乱是由霍乱弧菌引起的,O1 和 O139 这两种血清型的霍乱弧菌能够引起疾病暴发。大多数的疾病暴发由 O1 型霍乱弧菌引起,而 1992 年首次在孟加拉国确定的 O139 型仅限于东南亚一带。非 O1 非 O139 霍乱弧菌可引起轻度腹泻,但不会造成疾病流行。最近,在亚洲和非洲的一些地区发现了新的变异菌株,据观察认为,这些菌株可引起更为严重的霍乱疾病,且死亡率更高。霍乱弧菌存在于水中,最常见的感染原因是饮用被患者粪便污染过的水。霍乱弧菌能产生霍乱毒素,造成分泌性腹泻,患者排出洗米水状的粪便,即使不再进食也会不断腹泻。

一、分型

根据患者的临床表现常可将霍乱患者分为典型病例(中、重型)、非典型病例(轻型)及中毒型病例(干性霍乱),分述如下:

(1)典型病例(中、重型):患者有典型的腹泻和呕吐症状,其中中型霍乱患者腹泻每日达 10～20 次,为水样或"米泔水"样便,量多,有明显失水体征;血压下降,收缩压在 70～90 mmHg,尿量减少,24 小时尿量为 500 mL 以下;重型患者除有典型腹泻(20 次/天以上)和呕吐症状外,存在严重失水,因而出现循环衰竭,表现为脉搏细速或不能触及,血压明显下降,收缩压低于70 mmHg 或不能测出,24 小时尿量为 50 mL 以下。

(2)非典型病例(轻型):患者起病缓慢,腹泻每日不超过 10 次,为稀便或稀水样便,一般不伴呕吐,持续腹泻 3～5 天后恢复,无明显脱水表现。

(3)中毒型病例(干性霍乱):其特点是起病很急,尚未见泻吐即已死于循环衰竭,故又称干性霍乱。

霍乱病程不长,轻型无并发症者,平均 3～7 天内恢复,个别病例腹泻可持续 1 周左右,并发尿毒症患者恢复期可延至 2 周以上。

二、发病原因

霍乱弧菌长 $1\sim3~\mu m$,宽 $0.3\sim0.6~\mu m$,菌体弯曲呈弧形或逗点状,新鲜标本涂片镜检,排列如"鱼群"样,革兰氏染色阴性,无芽孢和荚膜,菌体一端有单鞭毛,运动活泼,培养需氧,耐碱但不耐酸,在 pH 值为 $8.8\sim9.0$ 的碱性蛋白胨水或碱性琼脂平板上生长良好。各群弧菌的鞭毛抗原(H)大多相同,仅菌体抗原(O)不同,根据菌体抗原将弧菌分成 O1~O6 群(现已增至 72 群)。霍乱弧菌的两个生物型能与抗菌体抗原的血清抗体产生凝集,均属于 O1 群。凡不属 O1 群的其他弧菌皆不凝集,统称非 O1 群弧菌。1980 年,世界卫生组织将霍乱弧菌分为 O1 群霍乱弧菌、O1 群不典型霍乱弧菌及非 O1 群霍乱弧菌,此后多依此命名。学者们对霍乱弧菌菌体抗原进行分析研究得知,O1 群霍乱弧菌含有共同的特异性抗原 A 和不同的特异性抗原 B、C,据此将其分为三型,即稻叶型(Inaba,原型),含抗原 A、C;小川型(Ogawa,异型),含抗原 A、B;彦岛型(Hikojima,中间型),含抗原 A、B 和 C。1992 年在印度等地发生由非 O1 群霍乱弧菌引起的典型霍乱样疾病的流行,分离出新血清型霍乱弧菌,定名为 O139 霍乱弧菌。

霍乱弧菌产生三种(Ⅰ~Ⅲ型)毒素,Ⅰ型毒素为内毒素,耐热、不能透析、系多糖体,存在菌体内部,能引起豚鼠、小白鼠死亡,对鸡胚及组织细胞具毒性,是制作菌苗引起抗菌免疫的主要成分;Ⅱ型毒素为外毒素,即霍乱肠毒素或称霍乱原,不耐热,在 56 ℃ 的环境下,30 分钟可灭活,不耐酸、有抗原性,可激发机体产生中和抗体,经甲醛作用后产生类毒素。霍乱肠毒素使机体水和电解质从肠腺大量分泌,形成霍乱腹泻症状,是霍乱弧菌在体内繁殖中的代谢产物。

霍乱弧菌对温热干燥抵抗力不强,耐碱但不耐酸,在正常胃酸中仅存活 4 分钟,在 0.5% 石炭酸中数分钟即可死亡;处于含 1 mg/L 余氯的水中,15 分钟可死亡,对常用浓度的肠道传染病消毒剂均敏感;在 1% 漂白粉液内,10 分钟可致死;对多西环素、链霉素、四环素、复方新诺明、诺氟沙星及氧氟沙星等药物均敏感。

三、发病机制

霍乱患者具有特征性水样腹泻,从而导致脱水和代谢性酸中毒等系列变化。霍乱弧菌黏附并定居于小肠中,分泌的外毒素是产生这些变化的主要因素。近年来的研究,使原有的理论更深入了一步,现在认为在小肠黏膜上皮细胞的刷状缘存在霍乱肠毒素的受体 GM1,已证明其为神经节苷脂,是细胞膜内的水溶性脂质。GM1 的化学结构包括亲水性基团与疏水性神经节苷脂两部分,前者为亲水糖链,后者为疏水长链烷基。脂溶性长链的烃基嵌在细胞膜中,糖链则暴露于细胞表面,可与霍乱肠毒素(CT)迅速紧密而不可逆地结合在一起。CT 的亚单位 B 与 GM1 结合后,亚单位 A 得以穿入细胞膜。CT 作为第一信使,引起前列腺素(PGE 等,第二信使)的合成与释放增加。PGE 使腺苷酸环化酶

(AC)活性增高,催化 ATP 使之转化为环腺苷酸(cAMP,第三信使),从而使细胞膜内 cAMP 大量增加,促进细胞内一系列酶反应的进行,促使细胞分泌功能增强,细胞内水及电解质大量分泌。cAMP 浓度增加抑制了肠绒对钠的吸收并主动分泌氯化钠,导致水及电解质大量丧失。CT 一旦与 GM1 结合,则上述反应不可逆转,其作用的自然持续时间(腹泻时间)在临床上可短至数小时或长至 7～8 天。现认为另一种 O1 群霍乱毒素(无 CT 的基因)以及埃托生物型产生的可溶素,可能也是致病因子。此外,弧菌的动力鞭毛及菌体趋化因子受体与黏膜上皮中趋化因子形成的趋化性,是弧菌穿通黏液凝胶的先决条件。毒素共调菌毛(TCP)即是霍乱弧菌特有的定居因子,在致病性方面具有重要作用。

患者由于腹泻丢失大量肠液,产生严重脱水与电解质紊乱现象,出现血液浓缩,微循环衰竭;肌肉痉挛及低钠、低钾、低钙等是由伴随腹泻丢失了大量电解质所致;碳酸氢根的丧失,导致代谢性酸中毒;胆汁分泌的减少,使吐泻物呈"米泔水样";由于循环衰竭、肾血流量不足、低钾及毒素的影响,可使肾功能严重受损;死亡的主要原因是低血容量性循环衰竭和代谢性酸中毒。霍乱患者的液体丧失发生于整个小肠,按单位长度丧失液体量估计,以十二指肠最多,回肠最少,但没有胃液过度分泌的证据,肠道吸收功能依然正常。

四、流行病学

(1)传染源:霍乱的传染源是患者和带菌者,轻型患者、隐性感染者和恢复期带菌者所起的作用更大,隐性感染者占比可多达 59％～75％。

(2)传播途径:霍乱的两个生物型均可经水、食物、苍蝇和日常生活接触而传播。水型传播是最重要的途径,因为水最易受到感染者排泄物的污染,而霍乱弧菌在水中存活的时间较长(一般 5 天以上,可长达数十天),被污染的水可使许多生冷食品受到污染;食物传播的作用仅次于水,霍乱弧菌在食品上的存活时间可达 1～2 周或更长;日常生活接触及苍蝇的传播作用也不可忽视,但其传播能力远不及前两个因素。

(3)易感人群:人们不分种族、性别和年龄,对霍乱普遍易感,病后可获得一定免疫力,但再感染的可能性也存在。1963 年孟加拉国的报告,患者每年再感染率为 0.22％,两次感染的间隔为 1.5～60 个月,说明病后免疫力持续时间短暂。原有的霍乱菌苗(每毫升中含小川型和稻叶型各 40 亿个死菌的菌苗)只能引起抗菌抗体而并不产生抗毒素抗体,因而免疫效果不够理想,新的人工免疫制剂正在不断研制之中。

五、临床表现

除少数患者有短暂(1～2 天)的前驱症状,如头昏、疲倦、腹胀和轻度腹泻外,其他患者为突然起病,病情轻重不一,其中轻型占有相当数量(埃托型约有 75％的隐性感染者和 18％的轻型病例)。

（一）潜伏期

绝大多数患者的潜伏期为 1～2 天，可短至数小时或长达 5～6 天。

（二）泻吐期

泻吐期的大多数患者为突然发生剧烈腹泻，继而呕吐，个别病例为先吐后泻；腹泻为无痛性，亦无里急后重，每日大便可自数次至十数次，甚至频频不可计数；大便性质初为色稀水便，量多，转而变为"米泔水样"，少数病例出现血水样便；呕吐为喷射状，次数不多，也渐呈"米泔水样"，部分病例伴有恶心；肛温可达 37.2～38.5 ℃。此期持续数小时，多不超过 2 日。此外，有 O139 弧菌侵入血流，引起菌血症/败血症的报道，尚未能排除是否为偶然现象。

（三）脱水虚脱期

脱水虚脱期由于患者严重泻吐可引起水及电解质丧失，产生以下临床表现：

（1）一般表现：神态不安，表情恐慌或淡漠，眼窝深陷，声音嘶哑，口渴，唇舌极干，皮肤皱缩、湿冷且弹性消失，指纹皱瘪，腹下陷呈舟状，体表温度下降。

（2）循环衰竭：由于中度或重度脱水，血容量显著下降及血液极度浓缩，因而导致循环衰竭。患者极度软弱无力、神志不清、血压下降、脉搏细弱而速、心音弱且心率快，严重患者脉搏消失、血压不能测出、呼吸浅促、皮肤口唇黏膜发绀；血液检查可有红细胞、血红蛋白、血浆蛋白及血浆比重等的增高，血液黏稠度增加，由于脱水及循环衰竭，肾血流量减少及肾小球滤过压下降，而出现少尿或无尿，尿比重增高（1.020 以上）；如每日尿量少于 400 mL，则体内有机酸及氮素产物排泄受到障碍，因而血液中尿素氮或非蛋白氮、肌酐增高，二氧化碳结合力下降，产生肾前性高氮质血症。

（3）电解质平衡紊乱及代谢性酸中毒：严重泻吐丢失大量水分及电解质后，患者可产生血液电解质的严重丧失。患者粪便中钠离子及氯离子的浓度稍低于血浆，而钾离子和碳酸氢根离子则高于血浆，但粪便中阳离子的总和及阴离子总和与血浆相等，故脱水性质属等渗性。在输液前，由于血液浓缩，患者血浆钠、钾、氯的离子浓度常表现正常或接近正常水平，钾离子甚至可以升高，但实际上患者体内缺钠、缺钾已很严重，如治疗中继续输入不含电解质的溶液，则可立即使血液稀释产生低血钠及低血钾症。缺钠可引起肌肉痉挛（以腓肠肌及腹直肌最常见）、低血压、脉压小、脉搏微弱；缺钾可引起低钾综合征，患者表现为全身肌肉张力减小，甚至肌肉麻痹、肌腱反射消失、鼓肠、心动过速、心音减弱、心律不齐和心电图异常（QT 时限延长、T 波平坦或倒置、出现 U 波等），还可引起肾脏损害。由于碳酸氢根离子的大量丧失，产生代谢性酸中毒，尿少及循环衰竭又可使酸中毒加重，严重酸中毒时患者可出现神志不清，呼吸深长，血压下降。

（四）反应期及恢复期

脱水纠正后，大多数患者症状消失，逐渐恢复正常，病程平均 3～7 日，少数可长达 10 日以上（多为老年患者或有严重合并症者）。部分患者可出现发热性反应，以儿童为多，这可能是循环改善后大量肠毒素吸收所致，体温可升高至 38～39 ℃，一般持续 1～3 日后自行消退。

六、辅助检查

（一）血常规及生化检查

失水可引起患者红细胞、血红蛋白及红细胞压积增高，白细胞计数为（10～20）× 10^9/L 或更高，中性粒细胞及大单核细胞增多；血清钾、钠、氯化物和碳酸盐均降低，血 pH 值下降，尿素氮、肌酐升高。治疗前由于细胞内钾离子外溢，血清钾可在正常范围内，当酸中毒纠正后，钾离子移入细胞内而出现低钾血症。

（二）尿常规

尿常规可有蛋白、红白细胞及管型，尿比重为 1.010～1.025。

（三）血清学检查

在患者发病第 1～3 日及第 10～15 日各取 1 份血清，若第 2 份血清的抗体效价比第 1 份增高 4 倍或 4 倍以上，则有诊断参考价值。

（四）病原菌检查

(1)涂片染色：取粪便或早期培养物涂片进行革兰染色镜检，可见革兰阴性、稍弯曲的弧菌。

(2)悬滴检查：将新鲜粪便作悬滴或暗视野显微镜检，可见运动活泼呈穿梭状的弧菌。

(3)制动试验：取急性期患者的水样粪便或碱性胨水增菌培养 6 小时左右的表层生长物，先进行暗视野显微镜检，观察动力；如有穿梭样运动物时，则加入 O1 群多价血清一滴，若是 O1 群霍乱弧菌，由于抗原抗体作用凝集成块，弧菌运动即停止；如加 O1 群血清后不能制止运动，应再用 O139 血清重复试验。

(4)增菌培养：所有怀疑霍乱患者的粪便，除进行显微镜检外，均应作增菌培养；留取使用抗菌药物之前粪便，尽快送到实验室培养；培养基一般用 pH 值 8.4 的碱性蛋白胨水，在 36～37 ℃条件下培养 6～8 小时后表面能形成菌膜；此时应进一步进行分离培养，并进行动力观察和制动试验,这将有助于提高检出率和早期诊断。

(5)分离培养:用庆大霉素琼脂平皿或碱性琼脂平板,前者为强选择性培养基,在36~37 ℃条件下培养 8~10 小时霍乱弧菌即可长成小菌落;后者则需培养 10~20 小时;选择可疑或典型菌落,应用霍乱弧菌 O 抗原的抗血清做玻片凝集试验。核酸检测通过PCR 技术检测霍乱弧菌毒素基因亚单位(ctxA)和毒素协同菌毛基因(tcpA)来区别霍乱菌株和非霍乱弧菌,然后根据 tcpA 基因的不同 DNA 序列来区别古典生物型和埃尔托生物型霍乱弧菌。

七、诊断要点

医生应依据患者的流行病学史、临床表现及实验室检测结果进行综合判断。

(一)流行病学史

医生应询问患者是否生活在霍乱流行区,5 天内是否到过霍乱流行区,或发病前 5 天内是否有饮用生水、进食海(水)产品或其他不洁食物和饮料史,是否与霍乱患者或带菌者有密切接触史或共同暴露史。

(二)带菌者

带菌者指无霍乱临床表现,但粪便、呕吐物或肛拭子细菌培养分离到 O1 群和(或)O139 群霍乱弧菌。

(三)疑似病例

(1)与霍乱患者或带菌者有密切接触史或共同暴露史,并出现霍乱轻症病例临床表现者。

(2)具备霍乱轻症病例临床表现并且粪便、呕吐物或肛拭子标本霍乱毒素基因 PCR检测呈阳性。

(3)具备霍乱轻症病例临床表现并且粪便、呕吐物或肛拭子标本霍乱弧菌快速辅助检测试验(胶体金快速检测)呈阳性。

(4)具备中毒型病例临床表现并且粪便、呕吐物或肛拭子标本霍乱毒素基因 PCR 检测呈阳性。

(5)具备中毒型病例临床表现并且粪便、呕吐物或肛拭子标本霍乱弧菌快速辅助检测试验(胶体金快速检测)呈阳性。

(6)具备中、重型病例临床表现者。

(四)临床诊断病例

(1)患者具备各型霍乱临床表现之一,并且在腹泻病患者日常生活用品或家居环境中检出 O1 群和(或)O139 群霍乱弧菌。

(2)在确认的霍乱暴发疫情中,暴露人群中出现任一型霍乱临床表现者。

(五)确诊病例

(1)患者具备任一型霍乱临床表现,并且粪便、呕吐物或肛拭子细菌培养分离到 O1 群和(或)O139 群霍乱弧菌。

(2)在疫源检索中,粪便培养检出 O1 群和(或)O139 群霍乱弧菌前后各 5 天内有腹泻症状者。

八、鉴别诊断

(1)急性胃肠炎:包括产肠毒素的副溶血性弧菌(致病性嗜盐菌)、O139 群以外的非 O1 群霍乱弧菌、金黄色葡萄球菌、变形杆菌、梭状杆菌等,均可引起食物中毒性感染。患者多数有食用不洁食物史,同餐者往往集体发病,起病急骤,早期常有发热和其他中毒症状;先有呕吐而后腹泻,排便前往往有肠鸣、阵发性腹部剧痛,大便不是"米泔水样",常为水样或类似痢疾样脓血便,个别重型患者大便可有清水样或"洗肉水样"(特别是副溶血性弧菌所致者),很少发生肌肉痉挛、虚脱和高氮质血症。

(2)急性细菌性痢疾:痢疾杆菌侵袭肠黏膜,引起肠黏膜炎症及溃疡,并由此排出炎性渗出物。患者临床上常见有发热,大便为黏液、脓血便,量少,有腹痛及里急后重,大便镜检有大量的脓细胞;也有以水泻为主、里急后重不明显的不典型患者,大便培养痢疾杆菌阳性。

(3)大肠杆菌性肠炎:产肠毒素性大肠杆菌(ETEC)性肠炎,潜伏期为 4~24 小时。患者有发热、恶心呕吐及腹部绞痛,每日腹泻 10 次左右,呈黄水或清水样便,无脓血便;严重腹泻者亦可产生重度脱水,婴幼患儿常因此而危及生命。肠致病性大肠杆菌(EPEC)性肠炎患者的大便为水样或蛋花汤样,重者也会有脱水及全身症状。两者粪便培养均可获得相应的大肠杆菌。

(4)鼠伤寒沙门氏菌感染:侵犯各年龄组,6 个月以内婴儿易罹患,新生儿发病尤为严重;多发生于 5~8 月份,可有发热、腹泻或败血症,腹泻每日 2~20 次,大便为稀水便,亦可有脓血便,常引起不同程度脱水,大便培养可获得鼠伤寒沙门氏菌。

(5)空肠弯曲菌肠炎:可侵袭空肠及结肠引起病变,现已证实其亦可产生肠毒素而致病,潜伏期为 3~5 日。患者起病初期有发热或有乏力、头痛及肌痛等症状,继而腹痛腹泻,大便为水样、黏液状、胆汁样或呈血性;严重病例可有重度脱水及循环衰竭,个别患者还可表现为急腹症。一般典型病例不难与霍乱鉴别,大便培养可有弯曲菌阳性。

(6)有时也需与耶尔森氏菌、气单胞菌及其他寄生虫性肠炎进行鉴别。

(7)病毒性肠炎:常见病原为人轮状病毒,侵犯各年龄组,多见于婴幼儿,好发于秋冬季,可呈流行性。

九、急救措施

(1)尽早诊断,危重患者应先在现场抢救,中、重型脱水患者需立即进行输液抢救,病情稳定后可改为口服补液。

(2)合并代谢性酸中毒的重型患者,应立即给予碱性药物注射。在估计患者体重后,可快速静脉滴入 5%碳酸氢钠 5 mL/kg 或11.2%乳酸钠 3 mL/kg,上述剂量可提高血浆二氧化碳结合力 1.8 mmol/L 左右(4~5 mEq/L 或 10vol%)。患者情况若有初步改善,如神志好转、呼吸幅度减低和频率减慢、血压回升等,则继续按前述的输液计划即可;如情况无改善,1~2 小时后再给上述用量的一半或全量,或根据血浆二氧化碳结合力测定结果计算用量。

(3)合并急性肾功能衰竭患者,如有严重高血容量表现,如全身浮肿及肺水肿,可行连续肾脏代替疗法(CRRT)治疗。

第十四章 登革热

登革热是登革病毒经蚊媒传播引起的急性虫媒传染病,感染后可导致隐性感染、登革热、登革出血热(我国少见),临床表现为起病急骤、高热、头痛等;部分患者可出现皮疹、出血倾向、淋巴结肿大等。本病主要在热带和亚热带地区流行,我国广东、香港、澳门等地是登革热流行区。由于本病系由伊蚊传播,故流行有一定的季节性,一般在每年的5~11月份,高峰在7~9月份。在新流行区,人群普遍易感,但发病以成人为主;在地方性流行区,发病以儿童为主。登革病毒对寒冷的抵抗力强,在人血清中贮存于普通冰箱可保持传染性数周,在−70 ℃的环境下可存活8年之久;但不耐热,在50 ℃的环境下30分钟或在100 ℃的环境下2分钟均可灭活;不耐酸、不耐醚,用乙醚、紫外线或0.05%福尔马林可以灭活。

此病传播迅速,发病率高,可通过现代化交通工具远距离传播,故多发生在交通沿线及对外开放的城镇,病死率为0.016%~0.13%。但有报告称,严重且致命的登革出血热(DHF)或登革休克综合征(DSS),其病死率可达12%~44%,是一种具有严重危害性的传染病。

一、发病机制

登革病毒通过伊蚊叮咬进入人体,在单核—巨噬细胞系统和淋巴组织中复制至一定数量后,即进入血循环(第一次病毒血症),然后再定位于单核吞噬系统和淋巴组织之中,在外周血液中的大单核细胞、组织中的巨噬细胞、组织细胞和肝脏的Kupffer氏细胞内再复制至一定程度,释出于血流中,引起第二次病毒血症。体液中的抗登革病毒抗体,可促进病毒在上述细胞内复制,并可与登革病毒形成免疫复合物,激活补体系统,导致血管通透性增加,同时抑制骨髓中的白细胞和血小板系统,导致白细胞、血小板减少和出血倾向。

登革出血热的发病原理有两个学说。一个是抗体依赖增强学说,登革病毒表面有两种抗原决定簇,分别为群抗原决定簇和型抗原决定簇。群抗原决定簇产生的抗体有助于登革病毒感染的发展,称为增强性抗体;型抗原决定簇产生的抗体具有较强的中和作用,称中和抗体,能中和同型登革病毒的感染,对异型病毒的感染也有一定的中和作用。当再次感染同型病毒时,中和抗体可中和同型病毒,阻断感染而不发病。如果再次感染为异型病毒感染,增强性抗体可促进病毒在单核—巨噬细胞系统中大量复制,出现抗体依赖性感染增强现象(ADE),形成免疫复合物,与单核—巨噬细胞表面 Fc 受体结合,激活这些细胞释放可裂解补体 C3 的蛋白酶、凝血活酶和血管通透因子。这些酶和因子再激活补体系统和凝血系统,导致血管通透性增加、血浆蛋白及血液有形成分渗出,引起血液浓缩、出血和休克等病理生理改变。活化凝血系统可导致 DIC,加重休克。抗体还可与血小板上的病毒抗原结合,导致血小板聚集、破坏,引起血小板减少而出血加重,临床表现为登革出血热。有人发现Ⅱ型病毒有多个与抗体依赖性感染增强现象有关的抗原决定簇,故Ⅱ型病毒较其他型病毒更易引起登革出血热。第二个学说认为发病机理与感染病毒的毒力、变异有关,流行病学发现不少初次感染的患者也出现登革出血热临床经过,因此认为与病毒的变异和毒力有关,病毒基因变异后导致毒力增强,一般Ⅱ型病毒较其他型病毒更易引起登革出血热。

二、病理改变

患者出现肝、肾、心和脑的退行性变,心内膜、心包、胸膜、胃肠黏膜、肌肉、皮肤及中枢神经系统不同程度的出血,皮疹内小血管内皮肿胀,血管周围水肿及单核细胞浸润。重症患者可有肝小叶中央坏死及淤胆、小叶性肺炎、肺小脓肿形成等情况。登革出血热病理变化为全身微血管损害,会导致血浆蛋白渗出及出血,如消化道、心内膜下、皮下、肝包膜下、肺及软组织均有渗出和出血,内脏小血管及微血管周围有水肿、出血和淋巴细胞浸润。脑型患者尸检可见蛛网膜下腔及脑实质灶性出血,脑水肿及脑软化。

三、临床表现

(1)患者潜伏期为 2～15 天,平均 6 天左右,潜伏期长短与侵入病毒的量有关。

(2)患者起病急,先寒战,随之体温迅速升高,24 小时内可达 40 ℃,一般持续 2～7 天,然后骤降至正常,热型多不规则,部分病例于第 3～5 天体温降至正常,1 日后又再升高,称为双峰热或鞍型热。儿童病例起病较缓,热度也较低。患者发热时伴全身症状,如头痛、腰痛,尤其骨、关节疼痛剧烈,似骨折样或碎骨样,严重者影响活动,但外观无红肿;消化道症状可有食欲下降、恶心、呕吐、腹痛、腹泻;颜面及眼结膜出血,颈和上胸部皮肤潮红;脉搏早期加快,可出现相对缓脉,严重者疲乏无力,呈衰竭状态。

(3)皮疹于病程第 2～5 天出现,初见掌心、脚底或躯干及腹部,渐延及颈部及四肢,可为斑丘疹或麻疹样皮疹,也有猩红热样皮疹、红色斑疹,重者变为出血性皮疹。皮疹分布于全身、四肢、躯干和头面部,稍有痒感,皮疹持续 3～4 天,一般与发热同时消退,但也有热退皮疹明显者,疹退后无脱屑及色素沉着。

(4)出血出现于患者发病后第5～8天,25％～50％的病例有不同部位、不同程度的出血,如牙龈出血、鼻衄、消化道出血、咯血、血尿及阴道出血等。

(5)患者全身淋巴结可有轻度肿大及触痛。

(6)其他可有肝脏肿大、脾大(不常见)、ALT升高,个别患者可出现黄疸,束臂试验呈阳性。重型登革热患者于病程第3～5天出现头痛、呕吐、谵妄、昏迷、抽搐、大汗、血压骤降、颈强直、瞳孔散大等症状,呈脑膜脑炎表现,或有消化道出血及出血性休克,病情发展迅速,常因呼吸衰竭或出血性休克死亡;轻型登革热表现类似流行性感冒,短期发热,表现为全身疼痛较轻,皮疹稀少或无疹,常有表浅淋巴结肿大,因症状不典型,容易误诊或漏诊。

(7)登革出血热:开始表现为典型登革热,如发热、肌痛、腰痛,骨、关节痛不显著,但出血倾向严重,如鼻衄、呕血、咯血、尿血、便血等,在热退前后的1～2天突然病情加重,出现:①休克(在病程第2～5天),或退热后,病情突然加重,有明显出血倾向伴周围循环衰竭,表现为皮肤湿冷、脉快而弱、脉压差进行性缩小、血压下降甚至测不到、烦躁不安、昏睡、昏迷等,病情凶险,如不及时抢险,患者可于4～10小时内死亡。②出血倾向严重,有皮肤大片瘀斑、鼻出血、呕血、便血、咯血、血尿,甚至颅内出血,常为两个以上器官出血,出血量大于100 mL;有的患者出血量虽小,但出血部位位于脑、心脏、肾上腺等重要脏器从而危及生命。

四、实验室检查

(1)血常规:患者出现血象病后白细胞即减少,第4～5天降至低点($2×10^9$个/L),退热后1周恢复正常,中性粒细胞减少,淋巴细胞相对增高,可见中毒颗粒及核左移;1/4～3/4患者出现血小板减少,最低可达$10×10^9$个/L。

(2)血清学检查:有补体结合试验、红细胞凝集抑制试验和中和试验。单份血清补体结合试验效价超过1∶32,红细胞凝集抑制试验效价超过1∶1280者有诊断意义;双份血清恢复期抗体效价比急性期高4倍以上者可以确诊。中和试验的特异性高。

(3)病毒分离:将急性期患者血清接种于新生(1～3日龄)小白鼠脑内、猴肾细胞株或白纹伊蚊胸肌内分离病毒,第1病日阳性率可达40％,以后逐渐减低,在病程第12天仍可分离出病毒。采用白纹伊蚊细胞株C6/36进行病毒分离,阳性率高达70％;用C6/36细胞培养第二代分离材料作为病毒红细胞凝集素进行病毒分型的红细胞凝集抑制试验,或作为补体结合抗原进行补体结合试验分型,可达到快速诊断的目的。

(4)可用荧光定量PCR方法检测登革病毒RNA,在患者感染病毒后5～6小时即可诊断,在病毒感染2天内可进行病毒分型,具有敏感性高、特异性强、检测时间短等优点,但易出现假阳性,未在临床广泛应用。

五、诊断标准

(1)流行病学资料显示,在登革热流行季节,凡是疫区或有外地传入可能的港口和旅游地区,发生大量高热病例时,应想到本病。

(2)典型症状:凡遇发热、皮疹、骨及关节剧痛和淋巴结肿大者应考虑本病;有明显出血倾向,如出血点、紫斑、鼻衄、便血等,束臂试验呈阳性,血液浓缩,血小板减少者,或退热后,病情加重,明显出血倾向,同时伴周围循环衰竭患者,应考虑为本病。

(3)实验室检查:登革热患者的白细胞总数起病时即有减少,至出疹期尤为明显,中性粒细胞百分比也见降低,并有明显核左移现象,有异常淋巴细胞,退热后1周血象恢复正常;血小板减少,最低可达10000个/mm³以下;尿常规可有少量蛋白、红细胞、白细胞,有时有管型;取早期患者血液,分离病毒,取双份血清进行补体结合试验、中和试验或血凝抑制试验,以血凝抑制试验的灵敏性较高,而以补结合试验最具特异性;恢复期单份标本补体结合抗体效价达到1∶32以上有诊断意义,双份血清效价递升4倍以上可确诊。在登革出血热病例中尚可血液浓缩,出血、凝血时间延长,血清谷草转氨酶升高,凝血酶原时间延长,电解质紊乱,血白蛋白降低,代谢性酸中毒等,以及各种凝血因子轻度降低,纤维蛋白原减少,纤维蛋白原降解物轻至中度增加。

六、鉴别诊断

登革热应与流行性感冒、麻疹、猩红热、药疹相鉴别,登革出血热应与黄疸出血型的钩端螺旋体病、流行性出血热、败血症、流行性脑脊髓膜炎等相鉴别。

七、疾病治疗

本病尚无特效治疗方法,治疗中应注意以下几点:

(一)一般治疗

急性期应卧床休息,给予患者流质或半流质饮食,保持皮肤和口腔清洁,在有防蚊设备的病室中隔离到完全退热为止,不宜过早下地活动,防止病情加重。

(二)对症治疗

(1)高热:应以物理降温为主,对出血症状明显的患者,应避免酒精擦浴,解热镇痛剂对本病退热不理想,且可诱发G-6-PD缺乏的患者发生溶血,应谨慎使用,对中毒症状严重的患者,可短期使用小剂量肾上腺皮质激素,如口服强的松5 mg(3次/日)。

(2)维持水电平衡:对于大汗或腹泻者应鼓励患者口服补液,对频繁呕吐、不能进食或有脱水、血容量不足的患者,应及时静脉输液,但应高度警惕输液反应致使病情加重的情况,并应注意脑水肿发生。

(3)有出血倾向者可选用安络血、酚磺乙胺、维生素 C 及维生素 K 等止血药物;对大出血病例,应输入新鲜全血或血小板、大剂量维生素 K_1(静脉滴注),以及口服云南白药等;严重上消化道出血者可口服甲氰咪胍。

(4)休克患者应快速输液以扩充血容量,并加用血浆和代血浆,合并 DIC 的患者,不宜输全血,避免血液浓缩。

(5)脑型患者应及时选用 20%的甘露醇 250～500 mL,快速静脉注入,同时静脉滴注地塞米松,以降低颅内压,防止发生脑疝。

八、疾病预后

登革热为一自限性疾病,预后良好,病死率低于 1%,但有动脉硬化的老年人及严重出血者,预后差。登革出血热有较高的病死率,可达 10%～40%,如出血和休克处理得当,病死率可降至 5%～10%。

九、疾病护理

登革热在治疗上没有特效药,主要是支持和对症治疗,因此护理工作显得非常重要。主要护理措施如下:

(1)心理指导:本病发病突然,重型患者症状明显,患者及家属对疾病认识不足,担心预后,从而产生紧张、焦虑的情绪,医生可介绍疾病的基本知识,如主要临床表现、治疗措施,并告知本病普遍预后良好等,以消除患者的顾虑,安心配合治疗;医护人员在施行医疗、护理措施时,应表现沉着、冷静,以增强患者治愈疾病的信心。

(2)指导休息与活动:早期患者宜卧床休息,恢复期的患者也不宜过早活动,待体温恢复正常、血小板计数恢复正常、无出血倾向后方可适当活动。

(3)医护人员应密切观察患者生命体征,严密观察心率、血压、体温及出血情况等。

(4)发热的护理:高热以物理降温为主,不宜全身使用冰袋,以防受凉发生并发症,但可头置冰袋或冰槽,以保护脑细胞;对出血症状明显者应避免酒精擦浴,必要时用药物降温,降温速度不宜过快,一般降至 38 ℃时不再采取降温措施。

(5)皮肤护理:出现瘀斑、皮疹时常伴有瘙痒、灼热感,提醒患者勿搔抓,以免抓破皮肤引起感染,可采用冰敷或冷毛巾湿敷,使局部血管收缩,减轻不适,避免其穿紧身衣;有出血倾向者,静脉穿刺选用小号针头,并选择粗、直的静脉,力求一次成功,注射结束后局部按压至少 5 分钟;患者有液体外渗时禁止热敷。

(6)饮食护理:给予高蛋白、高维生素、高糖、易消化吸收的流质或半流质饮食,如牛奶、肉汤、鸡汤等,嘱患者多饮水,对腹泻、频繁呕吐、不能进食、潜在血容量不足的患者,可进行静脉补液。

(7)疼痛的护理:卧床休息,保持环境安静舒适,加强宣教,向患者解释疼痛的原因,必要时遵医嘱使用止痛药。

十、并发症

(1)急性血管内溶血:较为常见,多见于6-磷酸葡萄糖脱氢酶缺乏的患者,可出现黄疸和血红蛋白尿,发生率1%。

(2)精神异常:个别患者病程中出现烦躁不安、妄想等精神症状,在病情恢复后,多恢复正常。

(3)急性肝炎:部分患者可出现肝脏肿大,血清肝酶升高,胆红素多正常,病情恢复后,肝功可正常。

(4)其他并发症:有心肌炎、尿毒症、吉兰-巴雷综合征及眼部病变等。

第十五章　重症急性呼吸综合征

重症急性呼吸综合征(SARS)为一种由SARS冠状病毒(SARS-CoV)引起的急性呼吸道传染病。2003年4月16日,世界卫生组织宣布重症急性呼吸综合征的病因是一种新型的冠状病毒,称为SARS冠状病毒。本病为呼吸道传染性疾病,主要传播方式为近距离飞沫传播或接触患者呼吸道分泌物。

一、临床表现

(1)患者的潜伏期为1~16天,常见为3~5天,表现为起病急、传染性强,以发热为首发症状,可伴有畏寒,体温常超过38℃,呈不规则热或弛张热、稽留热等,热程多为1~2周,还会出现头痛、肌肉酸痛、全身乏力和腹泻的现象;起病3~7天后出现干咳、少痰,偶有血丝痰,肺部体征不明显;病情于10~14天达到高峰,发热、乏力等感染中毒症状加重,并出现频繁咳嗽、气促和呼吸困难,略有活动则可出现气喘、心悸,这个时期易发生呼吸道的继发感染。

(2)患者病程进入2~3周后,发热渐退,其他症状与体征减轻乃至消失;肺部炎症的改变和恢复则较为缓慢,体温正常后仍需2周左右才能完全恢复,轻型患者临床症状轻;重症患者病情重,易出现呼吸窘迫综合征;儿童患者的病情似较成人轻;有少数患者,尤其是有近期手术史或有基础疾病的患者,不以发热为首发症状。

二、疾病检查

(1)血常规:患者在病程初期到中期白细胞计数通常正常或下降,淋巴细胞则常见减少,部分患者血小板亦减少,T细胞亚群中CD3、CD4及CD8 T细胞均显著减少。

(2)血液生化检查:丙氨酸氨基转移酶(ALT)、乳酸脱氢酶(LDH)及其同工酶等均可不同程度升高,血气分析可发现血氧饱和度降低。

(3)血清学检测:国内已建立间接荧光抗体法(IFA)和酶联免疫吸附试验(ELISA)来检测血清中SARS病毒特异性抗体;IgG型抗体在起病后第一周检出率低或检不出,第二周末检出率在 80％ 以上,第三周末在 95％ 以上,且效价持续升高,在病后第三个月仍保持很高的滴度。

(4)分子生物学检测:以反转录聚合酶链反应(RT-PCR)法检查患者血液、呼吸道分泌物、大便等标本中 SARS 冠状病毒的 RNA。

(5)细胞培养分离病毒:将患者标本接种到细胞中进行培养,分离到病毒后,还应以 RT-PCR 法来鉴定是否为 SARS 病毒。

(6)影像学检查:绝大部分患者在起病早期即有胸部 X 线检查异常,多呈斑片状或网状改变;起病初期常呈单灶病变,短期内病灶迅速增多,常累及双肺或单肺多叶;部分患者进展迅速,呈大片状阴影,双肺周边区域累及较为常见;对于胸片无病变而临床又怀疑为本病的患者,1~2 天内要复查胸部 X 线检查;胸部 CT 检查以玻璃样改变最多见,肺部阴影吸收、消散较慢,阴影改变与临床症状体征有时可不一致。

三、鉴别诊断

重症急性呼吸综合征的诊断必须排除其他可以解释患者流行病学史和临床经过的疾病;临床上要注意排除上呼吸道感染、流行性感冒、细菌性或真菌性肺炎、获得性免疫缺陷综合征(AIDS)合并肺部感染、军团菌病、肺结核、流行性出血热、非感染性间质性肺疾病、肺嗜酸粒细胞浸润症、肺血管炎等呼吸系统疾患。

四、治疗方法

(1)一般治疗:包括让患者卧床休息;咳痰者给予祛痰药;发热超过 38.5 ℃者,可使用解热镇痛药,儿童忌用阿司匹林(因可能引起 Reye 综合征),或给予冰敷、酒精擦浴等物理降温;有心、肝、肾等器官功能损害者,应该进行相应的处理。

(2)患者出现气促时,应对其给氧:①鼻导管或鼻塞给氧是常用方法,适用于低浓度给氧,患者易于接受;②给氧的面罩上有调节装置,可调节罩内氧浓度,不需湿化,耗氧量较少;③气管插管、切开经插管或切开处射流给氧效果好,且有利于呼吸道分泌物的排出和保持气道通畅;④呼吸机给氧是最佳的氧疗途径和方法,常用于重症患者的抢救。

(3)应用糖皮质激素的治疗应有以下指征之一:①有严重中毒症状,高热持续 3 天不退;②48 小时内肺部阴影面积扩大超过 50％;③有急性肺损伤(ALI)或出现 ARDS。

(4)抗菌药物的应用:原则上不用抗菌药物,如患者高度疑似或确诊合并细菌感染,应使用抗生素覆盖社区获得性肺炎的常见病原体,临床上可选用大环内酯类(如阿奇霉素等)、氟喹诺酮类、β-内酰胺类、四环素类等,应结合患者的结合痰培养结果合理选用抗菌药物。

(5)抗病毒药物:至今尚无肯定有效抗病毒药物治疗,治疗时可选择试用抗病毒药物。

(6)重症病例的处理:①加强对患者的动态监护,尽可能收入重症监护病房;②使用无创伤正压机械通气(NPPV);③NPPV治疗后,若氧饱和度改善不满意,应及时进行有创正压机械通气治疗;④对出现ARDS患者,宜直接应用有创正压机械通气治疗;出现休克或MODS,应予相应支持治疗。

五、预防方法

(一)控制传染源

(1)中国已将重症急性呼吸综合征列入2004年12月1日施行的《中华人民共和国传染病防治法》法定传染病乙类首位,并规定按甲类传染病进行报告、隔离治疗和管理。若患者被发现或怀疑为本病时,应尽快向卫生防疫机构报告,做到早发现、早隔离、早治疗。

(2)隔离治疗患者:对临床诊断病例和疑似诊断病例应在指定的医院,按呼吸道传染病的处理方法分别进行隔离观察和治疗。

(3)隔离观察密切接触者:对医学观察病例和密切接触者,如条件许可应在指定地点接受隔离观察,为期14天;病例在家中接受隔离观察时应注意通风,避免与家人密切接触,并由卫生防疫部门进行医学观察,每天测量体温。

(二)切断传播途径

(1)社区综合性预防:减少大型群众性集会或活动,保持公共场所通风换气、空气流通;排除住宅建筑污水排放系统淤阻隐患。

(2)保持良好的个人卫生习惯:不随地吐痰,避免在人前打喷嚏、咳嗽、清洁鼻腔,且事后应洗手;确保住所或活动场所通风;勤洗手;避免去人多或相对密闭的地方;出门时应注意戴口罩。

(3)医院应设立发热门诊,以及建立本病的专门通道。

(三)提高人群抵抗力

保持乐观稳定的心态、均衡饮食、多饮水、注意保暖、避免疲劳以及在空旷场所做适量运动良好的生活习惯,有助于提高人体对重症急性呼吸综合征的抵抗能力。

第五篇

院前急救防护及护理

第十六章　院前急救防护

任何职业都存在一定的风险,急救医疗服务人员的职业风险包括公路灾害、火灾、掉落的电线、有毒物质、现场安全问题和被感染等,如在救治和护理患者过程中可能感染血液或其他传染性疾病。幸运的是,只要采取预防措施,就可以显著减少这些风险,并且疫苗和免疫接种能大大降低感染疾病的概率。

第一节　患者侧隔离防护

当一种疾病的传播方式被识别时,就会有特定的方法来防止传播,这些方法被称为以防止传播为基础的预防措施。现有三种传播方式的注意事项,它们是接触、飞沫和空气传播。需要注意的是,这些注意事项应与标准预防措施结合使用。

一、接触传播预防措施

接触传播预防措施是为了降低与生物体直接或间接接触而感染的风险,可以此为途径传播的疾病包括胃肠道疾病(病毒)、多重耐药菌感染、皮肤及伤口感染和头上的虱子传播等。除标准预防措施,具体接触预防措施如下:

(1)戴手套。

(2)在暴露的环境中接触人或物体表面时,穿防护服。

(3)清洁和消毒所有可重复使用的设备仪器,如血压袖带和听诊器。

(4)严格执行车辆及担架表面的清洁操作,使用适当的清洁剂。

二、飞沫传播预防措施

某些疾病可通过飞沫传播,如流感、百日咳和脑膜炎球菌病等。除标准预防措施以外,飞沫传播还有如下预防措施:

（1）当距离患者（患有或疑似飞沫传播疾病）一米以内时，应戴口罩。

（2）如果飞沫传播患者不停地咳嗽或者打喷嚏，应给患者戴上外科口罩（如果患者不能这样做，那么自己应戴上口罩）。

（3）患者咳嗽或打喷嚏时应注意礼仪。

三、空气传播预防措施

当空气中含有已知或疑似的传播颗粒（如肺结核、麻疹、水痘等）时，所有人都应戴N95防护口罩，并应使用护目镜或面罩防护。

第二节　现场医护人员的个体防护

急救现场最容易让急救人员受到伤害的因素是血液或其他潜在可传染物质，所以个人防护装备在急救现场一直是必不可少的。个人防护装备是指在创伤现场，急救医疗服务救援人员穿上用于保护自己免遭各种危险的设备。急救人员至少需要戴防护手套，此外，在严重情况下可能需要穿上防化隔离服并佩戴呼吸装置。

一、不同防护级别的穿脱顺序

（一）穿脱一级防护顺序

（1）穿：先进行洗手或手消毒，之后再穿工作服，戴一次性工作帽和外科口罩。

（2）脱：先进行洗手或手消毒，之后再脱外科口罩；再次洗手或手消毒，脱一次性工作帽；重复洗手或手消毒，脱工作服；最后再进行一遍洗手或手消毒。

（二）穿脱二级防护顺序

（1）穿：先进行洗手或手消毒，之后再穿洗手衣裤，戴一次性工作帽，戴医用防护口罩，戴内层手套，穿医用防护服，戴外层手套，穿一次性鞋套，穿胶靴（靴口置于防护服裤管内），穿靴套，戴防护眼罩或面屏，穿鞋套或防护靴和戴外层手套。

（2）脱：全身喷洒消毒剂，清除防护服外污物；洗手或手消毒，脱外层手套；洗手或手消毒，摘防护眼罩或面屏；洗手或手消毒，解防护服胶条和拉链；洗手或手消毒，脱防护服连同外层手套及靴套；洗手或手消毒，脱鞋套或防护靴；洗手或手消毒，摘医用防护口罩；洗手或手消毒，脱一次性工作帽；洗手或手消毒，脱内层手套；洗手或手消毒，脱胶靴及鞋套；洗手或手消毒，清洁耳道、鼻腔及口腔，沐浴后进入清洁区。

（三）穿脱三级防护顺序

（1）穿：穿二级防护，戴正压呼吸器主机，开启电源，戴全面型头套。

（2）脱：洗手或手消毒，取下正压呼吸器主机，关闭电源，脱全面型头套；洗手或手消毒，脱二级防护。

二、个体防护注意事项

（1）如果要接触血液或其他潜在可传染物质时，应事先戴上手套。

（2）在广泛接触血液或体液前，穿一次性隔离衣，戴口罩、护目镜，建议在进行可能通过空气传播血液或体液的操作时，也要采取这样的预防措施（如气管插管、插入气道装置、阴道分娩、大创伤）。

（3）在治疗呼吸系统疾病患者时，给患者戴口罩或非循环式氧气面罩是非常必要的。

（4）在进行心肺复苏时不提倡直接的口对口人工呼吸，在需要人工呼吸时应选用一次性用具。

第十七章　院前急救护理

第一节　概述

护理学是自然科学和社会科学相互渗透的一门综合性的应用学科。急诊护理学始于急诊医学同步成长的一门新学科,也是护理学专业化的产物,主要研究各种急性疾病、急性创伤、慢性病急性发作和急危重症患者的抢救护理等,其目的是挽救患者生命,减轻患者痛苦,促进患者康复,减少伤残率,提高抢救成功率及生命质量。

院前急救护理学是急诊护理学在院前急救中的应用,是一门结合各系统急症抢救、监测、护理与管理的综合性应用学科。院前急救专业是现代医学的一大进步,将医疗救护送到急危重症患者身边。随着"5G医疗"的开展,院前急救做到"急救即会诊,上车即入院",不仅体现了现代医学"尊重生命,生命至上"的理念,更重要的是做到了第一时间对患者进行正确处理,为患者后期器官功能的恢复、提高生存质量奠定了基础。

院前急救既要求速度更要求质量,而院前急救护理人员是院前急救团队的重要力量。2005年,《中国护理事业发展规划纲要(2005—2010年)》提到,护理在急危重症、疑难症患者的救治方面发挥着重要作用。因此,院前急救应加强"医护司"的配合程度,建设训练有素、快速反应的精英团队,提升团队整体战斗力。

一、院前急救护理人员的设置

院前急救常用急救车型有普通型和监护型两种。院前急救护理人员配置原则为每辆普通型急救车护士配编比例(车护比)为1∶4.5,每辆监护型救护车护士配编比例(车护比)可达1∶5,按照每护理单元10人以上的要求设置护士长一名。

二、院前急救护理人员的专业素质

院前急救护理岗位作为特殊护理岗位,人员应具有专科及以上学历,取得护士执业证书并按照规定注册,经培训考核后获得院前急救证,方可独立从事院前急救专科护理工作。工作人员应热爱院前急救护理工作,具备良好的护士素质;具备熟练的急救技术,具有良好的心理素质,掌握全科的知识和技能,能够应对各科院前急救患者,能够在较短时间内对现场的患者作出初步评估,配合医生进行现场急救。院前急救现场多种多样,护理人员需携带急救包、除颤仪、监护仪、转运担架等急救物资,且要指挥配合转运,所以需有强健的体魄。此外,院前急救护士要有极强的责任感、临场应变能力和专业判断力,迅速将患者进行分类、救护与转运,合理分流,并与现场消防、公安、交通等部门密切配合,保障患者及医护人员的安全。

三、院前急救护士的主要工作

(1)为院外呼救的患者提供院前急救护理:现场急救分工明确,进行院外心脏按压、除颤、器官插管、建立输液通道、生命体征监测、静脉给药等急救工作,同时做好抢救护理记录。

(2)协助完善院前急救信息化网络,开放畅通的生命绿色通道:院前急救出诊组需配备专用的通信系统,设立组间及对外的通信联系,协助安排现场急救及患者的转运,及时联系目标医院急诊科,做好接诊准备。

(3)急救药物、物品的配备与管理:包括药品的数量品种、定位放置、定岗保管、定期消毒灭菌、定期性能检测,并及时检查维修、及时清点补充;此外,还要负责各种仪器定期检查维修,专人管理,处于完好备用状态。

(4)定期培训演练:组织安排业务学习,定期进行急救技能培训,进行模拟演练,提高护理应急能力。

(5)普及急救知识和技能:加强急救知识宣传,提高民众的急救意识,积极组织参与急救知识技能普及工作;加强民众的急救基本技术培训,着眼于重大灾害事故、心脏病突发及交通事故等方面,重点技术培训为心肺复苏、创伤止血、包扎、骨折固定及转运患者等;加强特定人群急救知识的普及,如消防、公安、司机、教师、在校学生等,他们在院前急救中发挥着第一目击者和第一反应人的作用。

(6)院前急救护理质量控制:通过患者身份识别正确率、出诊护士反应达标率、重点环节交接正确率、急救物品完好率等质控指标的控制,提高院前急救护理质量。

(7)承担护理教学及科研任务。

四、院前急救护理人员的培训与教育

(1)院前急救护理人员上岗前必须要经过急诊医学知识和技能的专业培训,上岗时应经过至少3个月的岗前培训。

(2)每年按要求参加急救中心相关的知识、技能的再培训及考核。

（3）每年接受本岗位相关知识、技能的培训及考核，按期完成院级、科级年度培训计划，并进行理论、技能操作及相应层级床边综合能力考核。

（4）参加院内相应层级护理人员的轮转，轮转科室包括（不限于）急诊内科、急诊外科、NICU、EICU、ICU、麻醉科、产科、新生儿科等。

（5）参加突发事件的紧急医疗救援演练，增加突发事件的应急救援经验。

（6）休假大于 3 个月时，需参加 1～2 周的返岗培训，经考核合格后方能独立值班。

第二节　护理措施

一、常用护理措施

（一）患者体位的放置

对于轻症或中重度患者，在不影响急救处理的情况下，急救人员应将患者放置成安全舒适的体位，即平卧位头偏向一侧或屈膝侧卧位。这种体位可以使患者最大限度地放松，且可以保持呼吸道通畅，防止发生误吸；尤其在处理成批患者时，对轻症或中重度患者不能照顾周全时，这种体位具有最大的安全性。急救人员将患者放置到合适的体位后，应注意对其进行保暖；对清醒患者不要反复提问，要尽量使患者安静休息并减轻其心理压力。

（二）开放静脉通路

抢救患者使用的静脉穿刺针管径要大，以保证在短时间内能快速输入液体和药物。静脉穿刺部位的选择一般选用前臂静脉或肘正中静脉，尤其在进行心肺复苏抢救时，选择上肢静脉穿刺明显优于下肢静脉。对于需要开放静脉的院前急救患者，急救人员应尽量选择留置套管针开放静脉通道，并以输液贴牢固固定，要做到即使患者躁动、体位改变，在转运中也不易脱出血管外或刺破血管。而且，套管针可保证快速而通畅的液体流速，对抢救创伤出血、休克等危重患者在短时间内扩充血容量极为有利。

（三）脱去患者衣服的技巧

对于猝死、创伤、烧伤等患者，急救人员为便于抢救和治疗，有时需要适当地脱去患者某些部位的衣服。尤其对创伤、烧伤患者，衣服不仅掩盖了真实的伤口或出血，且会造成直接的污染。脱去衣服需要掌握一定的技巧，以免因操作不当加重伤情，具体方法如下：

（1）脱上衣法：解开衣扣，将衣服尽量向肩部方向推，背部衣服向上平拉；提起一侧手臂，使其屈曲，将肘关节和前臂及手部的衣服，从腋窝处拉出；脱下一侧衣袖后，将扣子包在里面，可以卷成一卷，将衣服从颈后平推至对侧；然后拉出衣袖，使衣服从另一侧上臂脱下来。若患者有一侧上肢受伤，脱衣袖时，应先脱健侧，后脱患侧；若患者生命垂危，情况紧急，或患者穿的是套头式衣服较难脱下时，可直接使用剪刀剪开衣袖。

（2）脱长裤法：患者呈平卧位，解开腰带及扣子，从腰部将长裤推至髋下，保持双下肢平直，将长裤向下平拉脱出。注意不要随意将下肢抬高或屈曲；若确知患者无下肢骨折，可以下肢屈曲小腿抬高，拉下长裤。

（3）脱鞋袜法：托起并固定住踝部，以减少震动，解开鞋带，顺脚形方向向下再向前脱下鞋袜。

（4）脱除头盔法：若患者有头部创伤，且头盔妨碍呼吸时，应及时去除头盔，但对于疑有颈椎创伤者，脱头盔时应十分谨慎，必要时与医生合作处理，其方法是用力将头盔的边向外侧扳开，解除夹头的压力，再将头盔向后上方托起，即可去除。

二、转运途中监护

患者进入救护车，救护人员要充分利用车上设备对患者实施生命支持与监护，具体内容包括：

（1）心电监测：使用心电监护仪对患者进行持续心电监测。

（2）给氧或机械通气：应用鼻导管或面罩给氧，并注意保持气道通畅；自主呼吸微弱者，可应用面罩加压给氧，或使用机械通气；如患者呼吸已停止或自主呼吸无效，应在转运前或途中迅速给患者进行气管插管，并固定牢固，以保证转运途中插管的正确位置；在途中应密切观察患者的呼吸状况，有无呼吸困难或呼吸骤停。

（3）建立或维持有效的静脉通路：病情需要时应迅速建立静脉通路，输液过程中，要注意观察，保持输液通畅。院前急救的用药中，医生只下口头医嘱，要求护士执行三清（听清、问清、看清）一复核（药物名称、剂量、浓度与医生复核）的原则，切忌出现用药差错，对药物的空安瓿应暂时保留，以便核对。一般在院前抢救患者时，很少使用深静脉插管；如患者需要很长距离转运，且外周静脉不能应用时，才考虑应用深静脉插管，因院前护理技术操作及维护中不易保持穿刺环境和穿刺部位的清洁，故在必要时也要慎用。

（4）正确实施院前急救护理技术：院前急救护士必须熟练掌握基本的生命抢救技术，包括心肺复苏术、体外除颤术、气管插管术、静脉穿刺术、导尿术等。同时，还要熟练掌握院前常见急症患者的抢救配合技术，各种常用药物应用和观察技术，各种创伤抢救和包扎技术，以及院前常用医疗仪器设备的应用技术。

（5）院前无菌操作技术：无菌技术操作的首要原则是必须在清洁的环境中进行，这在急救现场和家庭中是不易做到的。因此，在实际操作中，护士要注意维护抢救治疗环境，疏散人群,减少人员走动和禁止人员靠近无菌治疗区。进行无菌操作前,无洗手条件时,护士应用快速手消毒剂消毒手,而其他的无菌操作原则均应严格遵守。

三、不同转运工具的途中护理

转运患者的工具归纳起来有担架、汽车、列车、轮船、飞机等,不同的转运工具途中的护理有一定的要求。

(一)担架转运伤病员护理

(1)保持担架行进途中的平稳:担架员的步调力求一致、平稳,防止前后、左右摆动及上下颠簸,最好在担架上捆两条约束带,将患者胸部和下肢与担架固定在一起,以防患者摔下。

(2)注意防雨、防暑、防寒:必要时应备有雨布、棉被、热水袋等,以便对患者进行冬季保暖防冻,夏季应注意防雨。

(3)途中的观察护理:护送带有输液管、气管插管及其他引流管的患者时,应保证管道通畅,为防止伤病员及担架员疲劳,在途中应定时休息,并利用休息时间观察伤情,测生命体征,松解止血带,以及进行必要的护理,如更换绷带纱布、给予药物、调整体位等。

(二)汽车转运伤病员护理

(1)合理安排伤病员乘坐车辆:对于危重伤员及路途中需要输液、输氧、抢救的患者,原则上应安排救护车或带有急救设备的客车进行运送,对于轻症患者或途中不需要实施治疗的患者可用其他车辆运送。

(2)合理放置伤病员体位:对于重伤员、颅脑损伤后有呕吐症状的患者均取头偏向一侧的平卧位;对于胸部伤伴呼吸困难者应取半坐卧位并给予吸氧;对于长骨骨折伤员应将上肢放在合适位置,背部及两侧用棉垫或被褥垫好,固定牢固,防止汽车行进中的颠簸、摩擦撞击产生疼痛及再次损伤血管神经。

(3)严密观察伤情:护理人员应勤问、勤查,发现异常情况及时处理。

(三)列车转运伤病员护理

当大批患者使用列车转运时,每节车厢伤员的病情轻重应加以调配,转运护理人员对重伤员必须重点护理。

(1)对挂红卡的重伤员做出明显标志:由于车厢中患者多,给转运途中的观察治疗及护理带来困难。因此,对出血、昏迷截瘫等危重伤病员,必须在其身旁挂上易于识别的标记,以便将其作为重点观察护理对象。

(2)做到查体勤、询问勤、处理勤:这样才能及时发现病情变化,及时给予处理。若本节车厢组处理抢救困难,应立即报告请求他组救援,以保证患者安全顺利到达目的地。

(3)全面观察,重点监护:列车在行进途中,患者的病情是会发生变化的,危重患者可因及时救治而转危为安,轻症患者也可因护理不周而病情恶化。因此,对列车上所有患者,无论病情轻重,医护人员都有责任认真仔细地观察、照顾,及时发现病情变化。

（四）飞机转运伤病员护理

(1)伤员在飞机中摆放的位置:若是大型运输机,可将患者横放两排,中间为过道,便于医护人员巡视治疗;休克患者因血容量不足,头部应朝向机尾,以免飞行中引起脑缺血。

(2)空中血压检测:在飞机中,血压的检测非常困难,医护人员可用简易办法来估计血压的范围值,即用手指摸足背动脉,能感到波动时其收缩压在 $10.7\sim12$ kPa,但最为理想的是在舱内使用多功能心电监护仪来监测血压值。

(3)空中吸氧流量计算:随着飞行高度的上升,空气中氧含量减少,氧分压下降,所以空中吸氧流量应是地面供氧流量余与空中补偿氧流量之和。

(4)高空中人工气道的护理:高空中温度、湿度较低,气管切开及插管患者应定时雾化、湿化气道,防止气管内分泌物黏稠结痂,阻塞气道;对于闭式气管插管的气囊,在空中为避免气压降低引起膨胀,压迫气管黏膜,造成缺血坏死,气囊内空气应适当减少,待飞机着陆后再适当补充。

(5)空中输液的特殊护理:在使用输液瓶或袋时,该液面上的空气因高空气压降低而膨胀,可出现液体沿排气管外流现象,此时应立即将排气管用止血钳夹紧;当飞机降落时,外界压力增大,则可打开排气管的夹子,输液可正常进行;要经常注意瓶内液体量,在未用完之前给予更换,以免空气进入血管而发生空气栓塞。

(6)其他护理:有脑脊液外漏者,因空气中气压降低会增加漏出量,要用多层无菌纱布加以保护,以防逆行感染。如头颅面部外伤波及中耳及鼻窦时,空气可由此进入颅腔引起颅内压增高,可在鼻道内滴入麻黄碱、肾上腺素等血管收缩药,以保护中耳腔、鼻窦与外界相通。

（五）轮船转运伤病员护理

(1)上船前应详细了解患者有无晕船史:无论救援人员还是患者,晕船者一律服用茶苯海明片加以预防。

(2)昏迷、晕船呕吐者头偏向一侧平卧位,以防止呕吐物吸入气管引起窒息。

(3)随时清除呕吐物、垃圾,保持船舱清洁,防止传染病发生。

第三节　院前急救心理护理

一、院前急救心理护理对护理人员的基本要求

(1)较高的沟通艺术:院前急救科作为急救工作的第一窗口,其服务质量的优劣直接关系到患者的生命,而护患沟通作为急救服务的重要组成部分,贯穿于整个急诊急救服务的全过程,良好的医患沟通是构建和谐医患关系的前提和基础。

(2)过硬的急救业务能力:在患者的急救与转运中配合协调、紧张有序、忙而不乱,娴熟的技术、果断的处理、沉着的举止、忙碌的身影可以消除患者及家属的焦虑,给人以安全感、信任感。

(3)耐心倾听患者及家属的诉求:耐心听取患者的诉说,对于患者心理上来说是一种释放和安慰。

(4)真诚的关怀:真诚的关怀可以让人感到温暖、亲切、踏实。

(5)尊重患者的知情权等各项权益:随着医疗服务理念的不断发展,患者不仅仅是被动地接受医疗行为,也是医疗行为的共同参与者;患者应合理行使自己的知情权和选择权,这也能有效保护医护人员的医疗行为,保障医疗安全。

(6)尊重患者的主观意愿和个人习惯:考虑患者原有的社会角色,选择合适的场合,采用适宜的方式为患者实施心理护理。

二、心理问题的评估

急救人员应正确评估院前急救患者的心理问题,观察患者具有典型意义的情绪状态,进行原因分析,确定患者心理问题;评估患者的心理问题,需确定患者主要的心理反应性质、心理反应强度和引起患者主要心理反应的个体原因。

三、院前急救患者的心理特点

(1)焦虑、恐惧心理:院前急救患者常起病急、病情重,或是遭遇了突然事故等,迫切希望获得最佳和及时救治,精神压力大,也可因突然的刺激出现心理失衡、心理异常。

(2)被重视心理:患者希望在院前急救过程中自己的病情被重视,医护人员能耐心认真倾听自己病情,并尽快进行全面细致的检查,做出正确的判断,进行迅速有效的治疗。

(3)敏感、多疑、易激惹心理:多见于慢性病急性发作或病情恶化中的患者,通过观察急救人员的言行来猜测自己病情的严重性。

(4)抑郁、悲观心理:患者因长期患病,因而悲观失望,甚至绝望,表现为查体、急救治

疗时不配合。

四、护理措施

（1）急救人员应衣着规范，举止稳重。

（2）患者诉说病情时要认真聆听，不要随意插话，尽量做到判断准确，简化工作流程，缩短不必要的时间。

（3）查体、治疗及给药等操作时，需提前告知患者，让患者放松，有心理准备，起到积极安抚作用。

（4）利用语言交流等方法，转移患者注意力，减轻疼痛。

（5）尽快脱离事故现场等嘈杂的场所，急救车医疗舱是院前急救理想的救治环境。

（6）外伤的患者多有伤口及出血，使其感到不安、焦虑甚至惊恐，可嘱患者不直视伤口，以免增加恐惧心理；急救人员在进行止血、包扎、固定等治疗中，应操作准确，动作轻柔，并主动与患者交谈，使患者产生亲近感及信任感，尽量满足患者提出的合理要求；同时安慰家属，提醒家属勿在患者面前流露悲伤、焦急、埋怨的表情和态度。

（7）急性中毒患者：①自服毒物的患者多处于狭隘心理状态，心理变化极为复杂，急救人员要用温和、体贴、同情的语言去感化患者、配合治疗，争取有利的抢救时间；家属的安慰对患者很重要，所以应加强与患者家属的沟通。②误服毒物的患者多具有焦虑、担心、害怕的心理，应向患者耐心解释所服毒物的毒性反应，使患者有一定的思想准备，减少恐慌，积极配合治疗。

参考文献

1.陈灏珠,林果为,王东耀.实用内科学[M].14版.北京:人民卫生出版社,2013.

2.陈孝平,汪建平,赵继宗.外科学[M].9版.北京:人民卫生出版社,2018.

3.陈新,黄宛.临床心电图学[M].6版.北京:人民卫生出版社,2009.

4.葛均波,徐永健,王辰.内科学[M].9版.北京:人民卫生出版社,2018.

5.罗伊·L.艾尔森,韩克依,约翰·E.坎贝尔.国际创伤生命支持教程[M].9版.陈志,等译.北京:科学出版社,2021.

6.美国心脏协会.高级心血管生命支持实施人员手册[M].杭州:浙江大学出版社,2017.

7.吴阶平,裘法祖.黄家驷外科学[M].6版.北京:人民卫生出版社,2000.

8.敬杰,李晓飞.院前急救护理路径在脑卒中患者急救中的应用[J].中国现代药物应用,2015,9(1):2.

9.王红军.急性脑卒中院前救治措施相关问题讨论(附74例报道)[J].中国急救医学,2008,28(2):2.

10.中国医师协会急诊医师分会.急性百草枯中毒诊治专家共识(2013)[J].中国急救医学,2013,33(6):484-489.

11.中国医师协会急诊医师分会,中国毒理学会中毒与救治专业委员会.急性中毒诊断与治疗中国专家共识[J].中华急诊医学杂志,2016,25(11):1361-1375.

12.中华医学会呼吸病学分会呼吸急危重症医学学组.急性呼吸窘迫综合征患者机械通气指南(试行)[J].中华医学杂志,2016,96(6):404-424.

13.中华医学会神经病学分会,中华医学会神经病学分会脑血管病学组.中国急性缺血性脑卒中诊治指南2014[C]//2015年湖北省神经康复学术会议,2015.